LEÇONS

D'ANATOMIE COMPARÉE.

On a déposé, conformément à la Loi, deux exemplaires à la Bibliothèque Impériale.

LEÇONS

D'ANATOMIE COMPARÉE

DE G. CUVIER,

SECRÉTAIRE PERPÉTUEL DE L'INSTITUT NATIONAL,
Professeur au Collége de France et au Muséum d'Histoire naturelle, etc.

Recueillies et publiées sous ses yeux par C. L. DUVERNOY, D. M., *membre-adjoint de la Société de l'École de Médecine de Paris, membre de la Société philomatique, etc.*

TOME III.

CONTENANT LA PREMIERE PARTIE DES ORGANES DE LA DIGESTION.

BIBLIOTHEQUE ROYALE

PARIS.
CROCHARD, Libraire, rue de l'École de Médecine, n° 8.
FANTIN, Libraire, quai des Augustins, n° 55.

BAUDOUIN, IMPRIMEUR DE L'INSTITUT.

AN XIV. — 1805.

TABLE
DES MATIÈRES
Contenues dans ce troisième volume.

FIN DE LA TABLE.

LETTRE

DE M. CUVIER,

A M. DE LA CÉPÈDE,

Sénateur, Grand-Chancelier de la Légion d'honneur, Membre de l'Institut national, Professeur de Zoologie au Muséum d'Histoire naturelle.

MON CHER ET ILLUSTRE CONFRÈRE,

VOUS avez montré tant d'indulgence pour les premiers volumes de mes Leçons, et vous en avez dit tant de bien dans vos Ouvrages, que c'est à la fois un devoir et un plaisir pour moi de faire paroître les autres sous vos auspices.

Peut-être porterez-vous l'intérêt au point de me demander les raisons de la lenteur que j'ai mise à les publier; et en effet, je sens que j'ai besoin à cet égard de quelque justification, et que l'accueil honorable que le public avoit fait au commencement de ce livre sembloit exiger que je me hâtasse davantage d'en faire paroître la fin.

Les occupations multipliées dont nous avons

été chargés M. Duméril et moi, ont seules causé ce retard; celles de mon ami sur-tout ont été si nombreuses, qu'il s'est vu obligé de renoncer à un travail que son intérêt pour les sciences et son attachement pour moi lui rendoient doublement cher.

Occupé, comme je le suis moi-même sans relâche, par mes fonctions publiques et par le soin de préparer les matériaux en tout genre de mon grand ouvrage sur l'anatomie comparée, je n'aurois pu achever celui-ci, qu'avec beaucoup plus de lenteur encore que je n'y en ai mis, sans la complaisance de l'habile anatomiste qui a bien voulu remplacer M. Duméril.

M. Duvernoy, mon parent et mon ami, qui porte un nom déja célèbre dans les fastes de l'anatomie, et qui s'est fait connoître lui-même depuis six ans par des considérations sur les corps organisés, et par d'autres écrits pleins de vues élevées et de faits neufs et intéressans, ayant suivi mes cours pendant plusieurs années, ayant réuni à ses notes celles qu'avoit précédemment recueillies M. Duméril, et ayant fait, soit avec moi, soit seul, mais d'après le plan et les vues de mon ouvrage, un très-grand nombre de dissections d'animaux de tous les genres, s'est vu parfaitement en état de rédiger la suite de mes leçons.

Je lui ai remis, comme je l'avois fait à M. Duméril, tous les cannevas de ces leçons; je lui ai communiqué toutes les préparations que j'ai rassemblées, tous les dessins, toutes les descriptions qui serviront de matériaux à mon grand ouvrage; nous en avons extrait ensemble ce qui nous a paru le plus propre à entrer dans celui-ci; j'ai revu son manuscrit partout; j'ai rédigé moi-même quelques leçons en entier, et j'ai inséré des morceaux de moi dans presque toutes; en un mot, j'avoue cet ouvrage comme le mien, tout en reconnoissant qu'il appartient aussi à M. Duvernoy, non seulement par la rédaction, mais encore par beaucoup de faits curieux dont je lui dois la connoissance, et qui m'auroient probablement échappé sans les dissections pénibles dont il a bien voulu se charger, et sans les indications qu'il m'a souvent suggérées à mesure qu'elles se présentoient à son esprit dans le cours de son travail.

M. Duméril, en renonçant à la coopération principale, ne nous en a pas moins aidés de ses conseils et de sa main; il a travaillé avec nous à plusieurs dissections majeures, et nous a communiqué divers faits qu'il a observés de son côté.

Au reste, le retard occasionné par ce changement de rédacteur, a eu cet avantage, que pendant les cinq années qui se sont écoulées depuis l'impression des deux premiers volumes, les occasions de disséquer des animaux rares et de découvrir des faits nouveaux ont été fort fréquentes, et que nos volumes actuels eussent été bien éloignés d'être aussi complets si nous les avions fait paroître à la même époque que les deux premiers.

C'est une chose véritablement admirable que le concours d'objets précieux d'histoire naturelle dont notre établissement s'enrichit chaque jour, et l'on peut dire qu'il n'est nulle part au monde une position plus favorable à celui qui désire étendre le domaine de cette belle science.

Depuis le court intervalle dont je viens de parler, j'ai eu le bonheur d'avoir à disséquer de la ménagerie du Muséum ou des envois faits par ses correspondans ou par les naturalistes voyageurs, deux éléphans, un tigre, plusieurs lions ou lionnes de tous les âges, des ours, des panthères, beaucoup d'espèces de singes, trois espèces de Kanguroos, le phascolome, l'ornithorinque et l'échidné, animaux à peine connus des naturalistes, sans parler d'une infinité d'autres espèces rares dont plusieurs n'avoient jamais été disséquées.

S. M. l'Impératrice a daigné me faire remettre tous les animaux qui ont péri dans son bel établissement de Malmaison, et parmi lesquels je ne citerai qu'un très-grand kanguroo, et un jeune lama, deux espèces également dignes de l'attention des anatomistes par leur rareté et par les singularités de leur organisation.

Je me trouve heureux d'avoir à exprimer ici la reconnoissance respectueuse des naturalistes pour l'intérêt noble et si digne de son rang avec lequel cette princesse seconde leurs efforts pour l'agrandissement de la science qu'ils cultivent.

Les soins que notre ami et collègue M. Geoffroy s'est donnés pendant l'expédition d'Egypte pour recueillir dans la liqueur tous les animaux du pays, ainsi que ceux du Nil et de la Mer Rouge, et la générosité qu'il a mise à me communiquer ses collections, ont soumis à mon scalpel des poissons de tous les genres, dont plusieurs, comme les *Mormyres*, n'avoient pas encore été vus en Europe, et dont quelques-uns, comme le *Bichir*, n'étoient pas même connus de nom par les naturalistes.

Pendant la même expédition, M. *Savigny* recueilloit les coquillages avec leurs animaux, et m'a fait connoître ainsi un grand nombre de ces derniers, qui ne l'étoient pas même à l'extérieur.

M. *Péron*, envoyé par l'Institut national avec le capitaine *Baudin* dans la mer des Indes et à la Nouvelle-Hollande, en a rapporté la plus belle collection d'animaux marins sans vertèbres, tant mollusques que vers et zoophytes, qui ait jamais été faite, et m'a encore mis à même de connoître les structures intérieures d'une foule d'espèces nouvelles, sans parler de celles qui, connues à l'extérieur par les naturalistes, n'avoient point été disséquées.

J'ai observé ou recueilli moi-même, à Marseille, une partie des poissons et des mollusques, crustacés, ou zoophytes de la Méditerranée ; pendant qu'un ami savant et zélé, que je viens d'avoir le malheur de perdre, M. *Théodore Homberg*, du Hâvre, me rassembloit ceux de la Manche, et que M. *Fleuriau de Bellevue*, de la Rochelle, vouloit bien m'en envoyer quelques-uns des côtes de l'Océan.

Les recherches dont je m'occupe sur les os fossiles, et dans lesquelles je dois dire que je suis secondé avec le zèle le plus noble par tous les naturalistes de l'Europe, m'ont donné occasion de reconnoître beaucoup de faits nouveaux relatifs à la dentition, qui sont entrés dans ce volume.

Enfin, M. *Humboldt*, qui vient, comme savent tous les amis des sciences, de terminer avec M. *Bonpland*, l'un des voyages les plus courageux, et les plus riches en résultats précieux, a bien voulu aussi contribuer à mon travail ; et outre les belles observations qu'il a faites par lui-même, et qu'il publie dans son ouvrage, il a rapporté pour mon examen et pour la collection du Muséum, diverses préparations importantes qu'il a faites sur les lieux.

Ces secours matériels n'ont pas été les seuls. Il a paru sur l'Anatomie comparée plusieurs ouvrages, dont nous avons cherché à profiter, comme nous l'avions fait dans les premiers volumes, non pas en employant dans le nôtre, sans autre examen, les faits qu'ils contiennent, mais en les vérifiant auparavant, autant qu'il nous a été possible.

Je n'ai presque pas besoin de vous dire combien nous a été utile en ce genre le beau travail de notre respectable confrère M. *Tenon*, sur les dents du cheval.

Nous avons cherché à l'étendre à toutes les classes, en consultant aussi les travaux de MM. *Blake* et *Everard Home*, sur le même sujet.

Nous avons employé de même les idées fécondes et ingénieuses de notre confrère *Pinel*, sur l'articulation de la mâchoire inférieure.

Les observations de MM. *Hedwig* et *Rudolphi* sur les *papilles des intestins*, celles de M. *Moreschi* sur la rate, celles de MM. *Townson* et *Rafn*, sur la respiration des reptiles, ont servi en partie de base à nos recherches sur ces matières.

En général nous avons parcouru avec soin

les divers mémoires de MM. *Wiedemann*, *Blumenbach*, *Everard Home*, *Albers*, *Fischer*, *Rosenmuller*, *Lordat*, et de tous les autres anatomistes qui ont pu parvenir à notre connoissance, et nous avons profité de leurs remarques toutes les fois que nous les avons jugées importantes, ou que nous avons pu les vérifier.

Nous avons également consulté les observations ajoutées à notre ouvrage par nos divers traducteurs, et les remarques des journalistes tant sur l'édition originale que sur les traductions, et toutes les fois qu'elles nous ont paru justes, nous nous y sommes conformés.

Il est encore de notre devoir de dire que la physiologie de M. *Autenrieth* nous a fourni des vues nouvelles et importantes, qui nous ont dirigés dans plusieurs de nos dissections.

Le Manuel d'Anatomie comparée de M. *Blumenbach* est le secours le plus nouveau, et l'un des plus intéressans que nous ayons eus; malheureusement cet ouvrage n'a paru que lorsque presque tout le nôtre étoit imprimé, et nous n'avons pu le consulter que relativement à nos dernières Leçons.

Si l'on compare nos résultats avec ceux des auteurs estimables que nous venons de citer, et des auteurs plus anciens, dont j'ai parlé à la tête de mon premier volume, on pourra mieux juger encore de l'importance des moyens matériels que j'ai mentionnés d'abord. Nous osons affirmer en effet, que malgré les travaux de tous ces hommes célèbres, une partie considérable des faits particuliers que nous rapportons est encore nouvelle pour la science, et c'est uniquement au bonheur de notre position que nous devons cet avantage.

Je ne puis me rappeler tous les secours dont nous avons joui, sans être pénétré de la reconnoissance la plus vive pour un gouvernement, qui n'a pas cessé, dans des temps si orageux, et parmi tant de révolutions et de guerres, de protéger les sciences plus qu'aucun autre ne l'a fait aux époques les plus prospères; et sans me croire obligé de rendre une justice éclatante aux administrateurs de tous les ordres, qui ont toujours rempli ses vues avec autant de zèle que d'intelligence.

Mais je ne puis m'empêcher aussi d'être pénétré d'un sentiment profond de crainte, et de prévoir le reproche de n'avoir point tiré encore de moyens aussi abondans, tout ce que la science avoit droit d'en attendre.

J'espère du moins que l'on rendra justice à mes efforts, et que si l'on trouve que mes forces personnelles n'ont pas répondu à mon zèle, on me pardonnera de n'avoir pu tout faire, en considération de ce que j'ai réussi à effectuer.

Sans avoir entièrement fait connoître la structure propre à chacun des animaux, je crois avoir peu laissé à désirer pour un système général. On peut voir maintenant quel ordre de dégradations suit la nature dans toutes les classes, dans toutes les familles, et par rapport à tous les organes. Il y a des détails à ajouter, mais des détails seulement : le fond du tableau est dessiné avec sûreté.

Sans prétendre non plus avoir apporté de grandes lumières à la physiologie, je crois du moins l'avoir servie, en restreignant plusieurs de ses propositions, en montrant que beaucoup de fonctions peuvent s'exercer sans tout l'appareil d'organes qui leur est consacré dans l'homme et les animaux voisins de l'homme, en déduisant delà des notions plus précises sur les parties véritablement essentielles des organes.

Je ne puis douter que la physiologie ne prenne bientôt une marche plus élevée, en essayant d'embrasser la théorie de tous les corps vivans, en s'attachant sur-tout à chercher dans les plus simples de ces corps la solution de ses principaux problèmes, portés à leur expression la plus générale.

J'espère aussi, et c'est un autre service non moins grand que je crois avoir rendu à la physiologie, j'espère aussi, dis-je, que la facilité de méditer sur des faits positifs, et celle d'en découvrir de nouveaux en partant de ceux qui sont connus, détourneront les bons esprits de cette méthode bizarre de philosopher, qui consiste à vouloir tout créer par le raisonnement, à produire à *priori*, et à faire sortir toute armée de son cerveau une science qui ne peut nous arriver que par les sens extérieurs puisqu'elle ne peut avoir de réalité que dans l'expérience, méthode qui n'a mené jusqu'à présent ses sectateurs qu'à des résultats inutiles lorsqu'ils n'ont pas été absurdes : car je veux bien ne pas mettre ces derniers sur le compte de la méthode elle-même, qui, toute insuffisante qu'elle est, ne doit pas absolument répondre des rêveries de ceux qui ont essayé d'aller plus loin qu'elle ne pouvoit les conduire.

Mais j'ose me flatter d'avoir été plus utile encore à l'Histoire naturelle qu'à la Physiologie, en donnant à la première de ces sciences les moyens d'arriver à son véritable but, et ceux de perfectionner toute sa marche; en lui prouvant sur-tout, malgré la résistance intéressée d'une partie de ceux qui la cultivent, que ces perfectionnemens lui sont d'une nécessité indispensable.

Permettez-moi, mon cher et illustre confrère, d'entrer à cet égard dans quelques détails avec vous. A qui exposerois-je mes idées avec plus de confiance, qu'à celui qui les a toujours accueillies avec tant d'indulgence dans nos conversations particulières, et dans les ouvrages duquel j'en ai puisé une partie, ainsi que dans ceux du grand homme dont il est le digne successeur?

En effet, *Buffon*, à l'aide de *Daubenton*, est le premier qui ait uni d'une manière continue l'Anatomie à l'Histoire naturelle. *Pallas* a suivi son exemple, mais il n'a point été imité par les naturalistes de l'école linnéenne.

Linnaeus, si grand, si plein de génie, si capable de sentir la nécessité de la connoissance intérieure des animaux, a cependant été involontairement cause qu'elle a été négligée par ses élèves; parce que n'ayant point eu pour objet d'écrire une Histoire naturelle complette, mais s'étant attaché seulement à réformer la partie de la science qui en avoit le plus besoin alors, la nomenclature, l'Anatomie n'étoit en effet point absolument nécessaire à son but.

Mais c'est contre son intention expresse, et manifestée en plusieurs endroits, que ses imitateurs, se bornant pendant long-temps à marcher servilement sur ses traces, ne se sont occupés que de descriptions et de caractères extérieurs.

Je crois que leur négligence a tenu souvent à ce qu'ils avoient commencé leurs études par la botanique, et à ce que les végétaux doivent en effet être étudiés principalement à l'extérieur, attendu que presque tous leurs organes sont extérieurs; et cependant les belles observations de M. *Desfontaines*, et l'utile emploi fait par M. *de Jussieu* de la structure interne de la semence, prouvent combien l'anatomie des plantes peut encore apporter de lumière dans leur histoire.

Mais, quoi qu'il en soit par rapport aux végétaux, cette anatomie est indispensable dans l'histoire des animaux, où les organes les plus importans sont à l'intérieur, et où ceux mêmes que l'on aperçoit au-dehors, sont essentiellement gouvernés et modifiés par leurs rapports avec ceux du dedans.

Il y a d'abord une branche de la science, à l'égard de laquelle mon assertion paroîtra sans doute évidente à tout le monde; c'est l'explication des phénomènes que les animaux nous présentent. Comment prendre une connoissance rationnelle des degrés de leurs forces, des variétés de leurs adresses, de l'espèce de mouvement propre à aucun d'eux, de l'énergie, de la délicatesse de chacun de leurs sens, du caractère particulier de leur tempérament, sans une étude approfondie, très-détaillée même, de leur structure intime?

Pourquoi tel animal ne se nourrit-il que de chair, tel autre que de végétaux? D'où celui-ci tire-t-il la finesse de son odorat ou celle de son ouie? Quelle est la source de la force prodigieuse des muscles des oiseaux? Comment cette force est-elle employée à produire ce mouvement si étonnant du vol? D'où vient que l'oiseau voit également bien à des distances si différentes? Quelles sont les causes de l'étendue et de la variété de sa voix? Pourquoi tel reptile est-il si engourdi? Pourquoi tel ver conserve-t-il de la vie long-temps après être divisé? Pourquoi tel zoophyte peut-il vivre également bien, quelque partie de son corps que l'on en retranche? Suppose-t-on qu'il puisse exister une histoire naturelle, sans que ces questions, et des milliers d'autres semblables, y soient traitées, et croit-on pouvoir y répondre sans une Anatomie comparée profonde? L'histoire naturelle d'un animal est la connoissance de tout l'animal. Sa structure interne est à lui autant, et peut-être plus, que sa forme extérieure. Ainsi je ne pense pas qu'on cherche à me contester la nécessité de l'anatomie dans l'histoire détaillée d'une espèce.

Mais je vais plus loin; j'affirme que le simple échafaudage de l'Histoire naturelle, ce que l'on nomme ses méthodes, ne peut se passer d'anatomie, pour peu qu'on veuille donner à ces méthodes toute l'utilité dont elles sont susceptibles.

Sans doute on peut, à la rigueur, arriver à la détermination particulière du nom de chaque espèce, par les méthodes les plus arbitraires, dans quelque partie du corps qu'on en prenne les bases.

Mais notre science seroit-elle donc condamnée à faire de ses méthodes un usage aussi borné, tandis que, dans toutes les autres, ce nom de méthode ne s'accorde qu'à l'ordonnance la plus rigoureuse et la plus féconde; tandis qu'on y exige que la méthode réduise la science à son expression la plus briève et la plus générale, et qu'elle en développe toutes les propositions dans leur liaison naturelle, et en donnant à chacune toute l'étendue qui lui appartient?

Comment obtenir un pareil résultat, si l'on ne prend les bases de sa méthode dans la nature intime des êtres, et cette nature n'est-elle pas déterminée par leur organisation entière? Que dire de général sur une famille, sur une classe formée au hasard, et d'après quelque caractère arbitrairement choisi, dans quelque partie qui n'exerce aucune influence sur les autres? Et où sera la science, si les classes et les familles n'ont de commun que leur caractère, et si l'on ne peut s'élever au-dessus des faits individuels?

Ces raisonnemens, qu'il seroit aisé de développer bien davantage, sont complettement confirmés par l'expérience; elle nous montre que les seules bonnes divisions d'histoire naturelle sont celles qui s'accordent avec l'anatomie, soit que leurs auteurs aient connu cet accord, soit qu'ils n'aient été conduits que par un heureux tâtonnement.

On divise depuis *Aristote* les animaux vertébrés à-peu-près en quadrupèdes, oiseaux, reptiles et poissons, et cependant ce n'est que *Linnaeus* qui a trouvé, par ce tact délicat qui le caractérisoit, les limites rigoureuses et la juste définition nominale de ces quatre classes; mais leur définition réale et génétique, les véritables causes de toutes les différences que l'on remarque entre elles, c'est l'anatomie seule qui les fait connoître; c'est de la quantité respective de leurs respirations que toutes leurs qualités dérivent, et que l'on peut les déduire par un raisonnement presque mathématique.

Si les dents ont été si utiles pour diviser les quadrupèdes, c'est par leur accord nécessaire avec les organes intérieurs de la digestion, et par les rapports de ceux-ci avec tout le système de l'économie; et si *Linnaeus* n'a pas été exempt d'erreurs dans l'emploi qu'il a fait de cette partie, c'est uniquement pour avoir voulu s'en tenir aux incisives, comme plus extérieures : les molaires, plus profondes, sont aussi plus importantes; si le grand naturaliste dont je parle les eût prises en considération, il n'auroit pas réuni la chauve-souris à l'homme, le rhinocéros et l'éléphant au fourmilier, le morse au lamantin.

Mais c'est sur-tout dans la disposition des classes d'animaux sans vertèbres, que l'anatomie

tomie me semble avoir le mieux prouvé dans ces derniers temps son utilité en histoire naturelle : *Aristote*, ce génie, l'un des plus étonnans dont s'honore l'humanité, avoit aussi entrevu la vraie division de ces animaux ; seulement l'enveloppe pierreuse des coquillages lui avoit fait illusion, et aux quatre classes naturelles des mollusques, des crustacés, des insectes et des zoophytes, il avoit ajouté mal-à-propos celle des testacés. *Linnaeus*, embarrassé de trouver à ces classes de bons caractères extérieurs, les réunit en deux, et confondit sur-tout dans celle des vers les animaux les plus étrangement disparates.

L'ascendant naturel d'un si grand homme a retenu pendant cinquante années la science dans une espèce d'enfance à l'égard de cette partie du règne animal, et j'ose dire que la liberté que j'ai prise de m'affranchir des entraves d'une autorité d'ailleurs si respectable, me paroît un des plus grands services que l'anatomie ait pu rendre à l'histoire naturelle.

Les limites que j'ai fixées à la classe des mollusques, la réunion des mollusques nuds aux testacés, le placement des uns et des autres à la tête des animaux sans vertèbres, et immédiatement après les poissons, leur séparation complette des zoophytes, les limites tracées à ceux-ci, leur rélégation à la fin du règne animal, enfin la définition particulière de la petite classe des vers à sang rouge, sont des bases désormais inébranlables, qui attesteront à jamais l'importance des considérations anatomiques; et le bonheur d'y avoir attaché mon nom, me paroît une récompense plus que suffisante des peines qu'elles m'ont coûté depuis quinze ans.

Je jouis d'un bonheur non moins rare; celui de les voir adoptées généralement par mes compatriotes, de les voir employées par les plus habiles naturalistes comme fondement de leurs travaux sur ces animaux.

Notre respectable confrère, M. *de Lamarck*, a établi en grande partie sur elles son système des animaux sans vertèbres; feu *Draparnaud* a écrit, sous le titre de *mollusques*, l'histoire particulière des espèces de cette classe qui se trouvent en France. M. de *Roissy* l'emploie également dans sa continuation de *Buffon*. Quelques-uns ont fait même à mes divisions le plus grand honneur que puissent recevoir des découvertes nouvelles, car ils les ont traitées comme déja vulgaires, comme si connues et si répandues, qu'il devenoit inutile d'en rappeler l'auteur.

Quelques étrangers, et, ce qui est plus singulier, des anatomistes, n'ayant peut-être pas eu d'occasions suffisantes d'étudier ces animaux, ont encore conservé cette classe générale des vers dans des ouvrages tout récens ; mais les embarras où ils se sont jetés suffiront pour les ramener bientôt à la véritable méthode, ou du moins pour détourner les autres de suivre la leur. Ils n'ont rien pu dire de général qui ne soit faux, ni rien de particulier à certains genres qui ne soit opposé à ce qu'ils ont eu à dire des genres différens. Autant eût valu ne point faire de classes du tout.

Tout s'accorde donc, et les raisonnemens généraux, et les exemples des divisions anciennement établies, et ceux des divisions nouvelles, pour montrer qu'il est impossible d'obtenir une bonne méthode dans l'histoire naturelle des animaux, sans consulter, sans étudier profondément leur structure intérieure.

Pardonnez-moi, mon cher et illustre confrère, d'avoir insisté si long-temps sur une doctrine qui devroit paroître si évidente ; mais il faut bien qu'elle ait encore besoin d'être rappelée, puisqu'elle est si peu suivie dans les ouvrages qui paroissent encore dans certaines parties de l'Europe ; et comment pourrois-je mieux la soutenir, qu'en l'appuyant de votre autorité, et en vous montrant pour ainsi dire en tête de ceux qui en défendent les principes ?

Je me trouve heureux d'ailleurs que vous

m'ayez bien voulu accorder cette occasion de vous rendre un témoignage public de mon tendre dévouement, et de ma vive reconnoissance pour l'amitié dont vous m'avez donné tant de sensibles preuves.

Au jardin des Plantes, le 30 messidor an 13.

LEÇONS

D'ANATOMIE COMPARÉE.

Des organes de la digestion.

Dans notre premier volume nous avons considéré l'animal comme une machine composée de divers leviers, et susceptible de divers mouvemens; c'est-à-dire, que nous y avons traité de l'ostéologie et de la myologie. Dans le second, nous avons examiné les organes des sensations, ressorts ou agens primitifs sans lesquels nul mouvement n'auroit lieu dans l'être animé.

Ces deux ordres d'organes et les fonctions qui en dérivent constituent proprement l'animal dans tout ce qui est essentiel à sa nature, et suffiroient à son existence momentanée; mais l'exercice de ces fonctions entraîne un transport continuel de particules du dedans au dehors, et l'état des organes est sans cesse altéré par leur action même, puisque cette action n'est pas une simple impulsion, mais qu'elle consiste essentiellement dans un changement chimique de composition, ainsi que nous l'avons suffisamment prouvé en traitant des muscles et des nerfs en général. Il falloit donc que l'animal eût des moyens de reprendre, dans les corps qui l'environnent, ce qu'il perd par l'exercice de la vie; et de rétablir dans chacun de ses organes la composition de repos que l'action altère, et qui est cependant nécessaire pour fournir de nouveau à cette action.

Ce rétablissement de masse et de composition devoit être tout aussi continuel que les causes qui le nécessitent, c'est-à-dire, que les sensations et le mouvement; c'est lui que l'on nomme la *nutrition*, et qui forme une fonction très-générale, laquelle, dans les animaux élevés dans l'échelle, se complique d'un grand nombre de fonctions particulières.

Nous allons jeter ici un coup d'œil général sur les matériaux de la nutrition, et sur les fonctions particulières dont elle se compose.

Les matériaux de la nutrition des animaux sont l'air et les divers fluides élastiques qui s'y trouvent mêlés, l'eau et une partie des substances qui s'y trouvent dissoutes, mais sur-tout les corps déja organisés, soit animaux, soit végétaux, lesquels sont eux-mêmes composés, dans leur plus grande partie, de substances susceptibles de prendre la forme de fluides élastiques, soit en se dégageant de certaines combinaisons, soit en y entrant.

On sait aujourd'hui, par les découvertes de la chimie moderne, avec quelle facilité ces diverses substances s'unissent ou se séparent, et quelle prodigieuse variété offrent les propriétés des différens composés qu'elles forment. Cette connoissance nous donne une idée générale de tout le jeu de la nutrition, et nous fait concevoir comment, avec si peu d'élémens, cette fonction peut sans cesse reproduire et entretenir des organes dont la composition est si différente.

Cependant son pouvoir n'est pas indéfini, et il est resserré dans des bornes dont il est difficile de concevoir la raison; il semble qu'il n'y ait que la matière qui a déja été organisée qui puisse servir de base à la nourriture d'une autre organisation. Les végétaux eux-mêmes ne se nourrissent guère que de substance végétale décomposée, et il n'y en a que très-peu qui puissent prospérer, par exemple, dans du sable pur et arrosé seulement avec de l'eau pure, c'est-à-dire, qui puissent former de toutes pièces leurs matériaux immédiats, en absorbant séparément du dehors le carbone, l'hydrogène et les autres matériaux dont ils ont besoin. Les autres doivent recevoir ces matières déja en partie combinées et préparées à entrer dans cette nouvelle économie, et il leur faut ce que les agriculteurs nomment du fumier ou de l'humus.

Cette condition est encore plus absolue pour les animaux : tous ceux dont nous connoissons les alimens, vivent ou de végétaux, ou d'animaux, ou des sucs, ou du détritus des uns et des autres. Si quelques-uns prennent des matières minérales, c'est ou comme simple assaisonnement, ainsi que nous fesons du sel, ou parce qu'elles sont mêlées de matière qui a été organique, comme, par exemple, lorsque les vers de terre avalent de l'humus.

On conçoit en général que l'animal herbivore a besoin de plus de force digestive que le carnivore, puisqu'il a plus de changemens à opérer dans la matière de ses alimens, avant de la convertir dans la sienne propre ; mais aucun aliment, eût-il fait partie d'un animal de même espèce que celui dans lequel il passe, n'est employé en entier à la nutrition de celui-ci, et il y a toujours un résidu qui se transmet hors du corps après la digestion. Les substances particulières ne passent pas non plus telles qu'elles sont pour se réunir et s'intercaler avec les substances de même nature. Ainsi ce ne sont pas des parcelles de chair qui vont nourrir la chair, ni des parcelles d'os qui vont nourrir les os ; mais tous les alimens se décomposent et se confondent, par l'acte de la digestion, en un fluide homogène, d'où chaque partie reçoit les élémens qui doivent la nourrir, les attire à elle par une espèce de choix, et les combine entre eux dans les proportions convenables.

C'est l'emploi de ce fluide nourricier qui constitue la *nutrition proprement dite* ; les opérations qui ne servent qu'à le préparer constituent la *digestion*.

La *digestion* et la *nutrition* sont donc les deux parties essentielles, les deux termes de la grande fonction générale du renouvellement de l'animal ; aucune espèce ne manque ni de l'une ni de l'autre ;

mais il y a entre elles deux quelques autres opérations moins essentielles à l'animalité, quoique fort importantes dans les animaux qui les ont. Il s'agit de l'absorption du chyle, de la production du sang, de la circulation et de la respiration, c'est-à-dire, de sa combinaison avec l'oxigène. Ces diverses fonctions n'ont lieu que dans les animaux supérieurs, et disparaissent successivement dans ceux des dernières classes.

Nous n'avons à nous occuper dans ce volume que de la *digestion* proprement dite, c'est-à-dire, de tout ce qui est nécessaire pour changer les alimens en fluide nourricier; et la multitude des opérations qui se rapportent à ce changement est encore assez considérable pour donner lieu à des recherches aussi étendues que celles qui ont les sens ou les mouvemens pour objet.

Ainsi, un grand nombre d'animaux prend des alimens solides, et doit les diviser et les réduire en une espèce de pâte avant de les faire pénétrer dans ses intestins; il leur faut des organes de mastication et d'insalivation appropriés à ces alimens; les premiers sont aussi variables que les espèces d'alimens elles-mêmes, et cela tant par rapport à la force des mâchoires, qu'au nombre et à la forme des dents dont elles sont armées.

D'autres animaux avalent leur nourriture, quoique solide, sans la mâcher aucunement: ils n'ont donc que les organes de la déglutition, qui, dans l'ordre précédent se trouvent reportés au second rang.

D'autres animaux encore ne vivent que de matière liquide ; il leur faut des suçoirs pour la pomper, qui sont de vrais organes de déglutition, mais qui varient encore considérablement selon que l'animal pompe simplement des liquides à nud, ou bien qu'il est obligé d'entam[illegible] vaisseaux des animaux ou des plantes d[illegible] tirer les sucs. Dans ce dernier cas, la [illegible] à son suçoir des instrumens trancha[illegible] formes.

La déglutition, ou le [illegible] dans l'estomac de la pâte alimentaire pro[illegible] par la mastication, s'opère par le concours de plusieurs organes musculaires : la langue, l'os hyoïde, le voile du palais, le pharynx, l'épiglotte y jouent chacun un rôle différent dans les quadrupèdes, et outre les variations que chacune de ces parties subit dans cette première classe, leur disparition successive dans les autres classes donne lieu à des considérations importantes.

De la bouche à l'anus s'étend un long canal formé des mêmes tuniques que la peau extérieure, et qui dans la plupart des zoophytes est remplacé par un simple sac. C'est le réceptacle dans lequel les alimens sont contenus pendant tout le temps qu'ils peuvent fournir des élémens propres à la nutrition.

On doit considérer ce canal, par rapport à son étendue proportionnelle, qui détermine la quantité d'alimens que l'animal peut prendre à-la-fois, et par suite l'espèce de ces alimens ; par rapport à ses replis, qui accélèrent ou ralentissent la marche des alimens ; par rapport aux dilatations de quelques-unes de ses parties, ou aux culs-de-sacs qui communiquent avec lui, et qui sont autant de lieux de séjour, où les alimens résident plus long-temps que dans le reste de sa longueur, et où ils peuvent être soumis à l'action particulière de certains agens ; enfin, par rapport à la composition de ses parois, au plus ou moins de force de chacune de ses tuniques et aux variations de leur structure, soit dans tout le canal, soit dans quelques endroits seulement : car toutes ces circonstances influent sur l'action du canal, dont les causes principales résident évidemment dans la nature organique de ses parois.

Cette action, que le canal intestinal fait subir aux matières alimentaires, consiste : dans leur séjour plus ou moins long en un lieu chaud et humide ;

Dans le mouvement doux que leur imprime l'irritabilité de la tunique charnue ;

Dans la pression plus ou moins forte qu'ils éprouvent de cette même tunique ;

Dans l'imbibition et l'action chimique des sucs qui sont versés sur eux, soit par le tissu secrétoire des parois mêmes du canal, soit par des glandes dont les canaux excréteurs y aboutissent ;

Enfin, dans la succion des petites racines des vaisseaux chylifères, qui prennent naissance de la paroi interne des intestins.

Il faut donc examiner le canal sous tous ces points de vue ; il faut considérer les glandes extérieures qui y versent les fluides qu'elles produisent, telles que le foie et le pancréas, leurs annexes comme la rate, leur système vasculaire et particulièrement la veine-porte ; il faut remarquer par quels moyens l'animal expulse le résidu des alimens, la position de l'anus, ses combinaisons variées avec les autres voies excrémentitielles ; il faut enfin traiter des moyens par lesquels la nature protège le canal intestinal contre les accidens, c'est-à-dire, de sa suspension et de ses enveloppes, ou des tégumens de l'abdomen.

Il n'est pas une de ces choses qui ne varie considérablement dans les diverses classes, et dont les variations n'influent plus ou moins sur toute l'économie des espèces où elles se trouvent.

Les animaux où la nutrition se fait de la manière la plus simple, sont sans contredit les polypes ; ils avalent simplement une nourriture solide, qui se fond et s'identifie en peu de temps à la pulpe gélatineuse qui forme leur corps.

Dans les méduses et les rhizostomes on voit quelque chose de plus ; une nourriture pompée par une ou plusieurs bouches, passe dans un estomac qui se divise en une multitude de canaux, lesquels portent le fluide produit par la digestion à tous les points du corps.

Les échinodermes ont encore quelque chose de plus : un véritable intestin, non, comme les précédens, creusé dans la masse du corps, mais flottant dans une cavité intérieure, et devant faire transsuder le fluide nourricier de ses parois, pour le laisser ensuite baigner cette cavité et imbiber toutes les parties ; quelques-uns d'entre eux ont toute leur surface garnie de suçoirs qui attirent sans doute le fluide ambiant, et le font pénétrer dans l'intérieur pour qu'il s'y combine avec le fluide nourricier. C'est un premier commencement de respiration, et voilà déja la nutrition compliquée de deux fonctions.

Elle les a aussi dans les insectes : même forme de l'intestin, même transsudation du fluide, même pénétration de l'élément ambiant par des ouvertures extérieures ; seulement c'est de l'air et non de l'eau qui y est conduit, et les vaisseaux aériens sont si ramifiés, qu'il n'est aucun point du corps où il n'en aboutisse quelques branches. On commence aussi à y observer des organes secrétoires situés hors du canal digestif, mais qui versent dans son intérieur quelques liqueurs excitantes ou dissolvantes.

Les crustacés ont aussi des organes secrétoires, mais ils ont de plus une absorption du chyle une fois préparé par la digestion, dans un système vasculaire, gouverné par un cœur musculeux et portant par-tout le fluide nourricier. Là commence encore l'existence particulière d'un organe respiratoire isolé, mais qui paroît seulement absorber quelque élément du dehors.

Les mollusques ont leurs systêmes de circulation et de respiration plus complets encore et plus absolus dans leurs effets que les crustacés, et rien ne manque à leur nutrition pour égaler en complication celle des animaux vertébrés, si ce n'est peut-être qu'ils n'ont pas autant de glandes extérieures qui versent leur liqueur dans le canal : le pancréas leur manque, mais ils sont amplement dédommagés par la grandeur de leurs glandes salivaires ; il ne paroît pas non plus qu'ils aient des vaisseaux lymphatiques distincts des sanguins.

Enfin, c'est dans les animaux vertébrés que la nutrition se compose de plus de fonctions particulières, et s'opère par plus d'organes : leurs quatre classes ne diffèrent en rien à ces deux égards ; elles ont toutes une complication parfaitement la même ; parmi les classes d'animaux sans vertèbres, il n'en est presque point dont une partie ne manque, par exemple, des instrumens de la mastication, tandis que l'autre partie en est amplement pourvue.

Nous allons donc faire des organes des animaux vertébrés, le type d'après lequel nous traiterons des organes des autres, lorsqu'ils offriront quelque analogie.

Nous parlerons des différentes fonctions partielles selon l'ordre qu'elles suivent dans leur activité : la mastication, l'insalivation, la déglutition, la digestion stomachale, le passage au travers de l'intestin, la production des fluides qui y pénètrent pour agir sur les alimens, l'action des muscles de l'abdomen, et des autres enveloppes et annexes des intestins, feront le sujet des différentes leçons de ce volume.

SEIZIÈME LEÇON.

Des mâchoires et de leurs mouvemens dans les animaux vertébrés.

Tous les animaux vertébrés ont deux mâchoires; aucun n'en est dépourvu, et aucun n'en a plus de deux; elles sont dans tous placées l'une au-dessus de l'autre. L'inférieure est seule mobile dans les mammifères; la supérieure l'est plus ou moins dans la plupart des genres des autres classes.

Les choses ne sont pas aussi constantes dans les animaux sans vertèbres.

Parmi les mollusques, les céphalopodes ont deux mâchoires mobiles, situées dans l'axe du corps, et dont la position n'est point fixe par rapport au dos et au ventre.

Quelques gastéropodes, comme le limaçon, n'ont qu'une mâchoire supérieure; d'autres, comme la tritonie, en ont deux latérales; d'autres en manquent tout-à-fait, comme le buccin, etc.

Tous les acéphales, sans exception, en sont absolument dépourvus.

Une partie des vers en a de latérales, tels sont les néréïdes; une autre partie en a trois, les sangsues; le plus grand nombre en manque, comme les lombrics. Les crustacés en ont tous plusieurs paires de latérales.

Une moitié environ des insectes en a deux paires

de latérales ; ce sont les gnathoptères, les névroptères, les coléoptères, les orthoptères, et les hyménoptères ; l'autre moitié, savoir, les lépidoptères, les hémiptères, les diptères, et les aptères, en manque absolument.

Quelques échinodermes ont cinq mâchoires placées en rayons ; ce sont les oursins et les astéries ; les autres en manquent, ainsi que tous les zoophytes sans exception.

Nous avons suffisamment parlé de la forme générale de la mâchoire supérieure, et de sa composition, lorsque nous avons traité de la face dans notre VIIIe leçon, et nous pouvons passer immédiatement à celles de la mâchoire inférieure.

ARTICLE PREMIER.

De la forme et de la composition de la mâchoire inférieure.

La mâchoire inférieure des animaux vertébrés a généralement la forme d'un arc, ou de deux branches plus ou moins épaisses, réunies à angle aigu, dont le contour ou le bord supérieur est ordinairement semblable, dans sa plus grande étendue, au bord inférieur de la mâchoire opposée : sa longueur, relativement à celle-ci, est beaucoup plus grande dans les oiseaux, et la plupart des reptiles, où elle s'articule très en arrière, et se prolonge même au-delà de son articulation, que dans les mammifères et les poissons où cette articulation se fait plus en avant. Elle s'alonge d'ailleurs ou se raccourcit avec le museau, et son épaisseur dépend beaucoup du nombre, de la forme et de la grandeur des dents qu'elle supporte, ou de l'absence de celles-ci. La mâchoire inférieure de l'*échidna*, des *fourmiliers* proprement dits, et des *phatagins*, qui manquent de dents, est très-grêle, tandis que dans l'éléphant son épaisseur devient énorme aux endroits où elle loge les molaires.

A. *Du nombre d'os qui la composent.*

Celle de l'homme, composée de deux pièces dans le fœtus et dans l'enfance, ne présente plus, dans l'adulte, qu'un seul os, formant une lame épaisse, courbée en arc dans son milieu, et dont les extrémités sont repliées de bas en haut. Chaque moitié de cet arc est parfaitement semblable à l'autre : ce sont proprement les branches de la mâchoire, quoique l'on donne aussi ce nom à la portion montante de celle-ci. Chacune de ces branches n'est jamais formée, dans les autres mammifères, que d'une seule pièce; elles restent presque constamment distinctes dans la plupart d'entr'eux, tels que les *makis*, tous les *carnassiers* (les chauve-souris exceptées), les *rongeurs*, la plupart des *édentés*, les *ruminans*; les *phoques*, le *dugon*, parmi les *amphibies*, les *cétacés*; et l'on y voit facilement la suture qui unit leurs extrémités antérieures. Cette suture s'efface de très-bonne heure dans les *singes*, les *chauve-souris*, et particulièrement les *roussettes*, les *phatagins* parmi les *édentés*, les *éléphans*, chez lesquels les deux moitiés se confondent aussitôt que dans l'homme. Elles se soudent aussi de bonne heure dans les *pachydermes*, les *solipèdes*, le *morse* et le *lamantin* parmi les *amphibies*; de sorte que l'on ne peut assigner de rapport physiologique entre l'une ou l'autre de ces circonstances et la forme particulière de la mâchoire inférieure.

Les branches de cette mâchoire se prolongeant en arrière, dans les *oiseaux*, beaucoup au-delà de la supérieure, présentent ordinairement des sutures vis-à-vis de la base de cette dernière, mais elles n'en ont point à l'angle de leur réunion. Leur ensemble est donc composé de trois pièces, une moyenne et deux latérales, qui alongent en arrière les branches de l'arc ou les côtés de l'angle que forme la première. Dans la plupart des *passereaux*, dans les *pics*, la plupart des oiseaux de proie diurnes, on ne voit aucune trace de suture, et la mâchoire inférieure ne paroît formée que d'une pièce.

Nulle part sa composition ne paroît aussi compliquée que dans les *reptiles*. Celle de la *tortue-franche* a sept pièces distinctes; une moyenne qui forme l'arc, et trois autres de chaque côté ajoutées à ses branches, dont la plus reculée s'engrène comme un coin entre les deux autres et forme en grande partie la cavité articulaire.

Ce nombre augmente encore dans beaucoup de *sauriens*. On compte dans la mâchoire inférieure du *crocodile du Nil*, et dans celle du *caïman*, jusqu'à douze pièces osseuses, dont voici la disposition. Les deux branches sont distinctes et réunies seulement par une suture; chacune est composée conséquemment de six pièces; 1°. une formant toute la portion dans laquelle les dents sont implantées; 2°. une autre doublant la face interne de la première, sans s'étendre jusqu'à son extrémité antérieure; 3°. et 4°. deux autres articulées avec les premières, dont une inférieure se prolonge jusques à l'extrémité postérieure de chaque branche, l'autre supérieure aussi étendue en arrière que la première, dans le *crocodile* du *Nil*, ou moins reculée qu'elle dans le *caïman*. La plus grande partie de la cavité articulaire est creusée dans une cinquième pièce qui est en dedans des deux précédentes, et forme la partie interne et supérieure de la portion qui est au-delà de cette cavité. Enfin une sixième pièce borde en avant et en dedans l'orifice du canal dentaire. La mâchoire inférieure des tupinambis est composée de même de douze pièces, dont deux pour les apophyses coronoïdes, et les dix autres analogues à celles décrites dans les crocodiles, excepté celle indiquée la dernière. Nous en avons trouvé huit ou dix dans la plupart des autres sauriens. Il y en a quatre à chaque branche, dans les *orvets*, dont une antérieure unie par son extrémité antérieure à sa pareille, et trois autres postérieures à la première. On n'en compte que quatre en tout dans les *amphisbènes*. Ce sont, avec les précédens, les seuls ophidiens dont les branches ne soient pas séparées pardevant. Dans tous les autres où cette séparation a lieu, chaque branche n'a que deux pièces distinctes; une antérieure, dans laquelle les dents sont implantées, et l'autre postérieure, jointes toutes deux par des sutures, et dont la longueur relative varie suivant le nombre des dents.

L'arc très-ouvert que forme la mâchoire inférieure des *batraciens* est composé de six pièces, dont les deux moyennes sont les plus grêles.

Celle d'un assez grand nombre de poissons n'a qu'une seule pièce pour chaque branche; c'est ce qu'on observe dans les *raies*, les *squales*, les *balistes*, les *syngnates*, les *tetrodons*, les *murènes*, les *clupés*, les *saumons*. Dans plusieurs cartilagineux, tels que la *baudroie*, dans les *thorachiques*, les *jugulaires*, et beaucoup d'abdominaux, les deux branches ont chacune deux pièces réunies par suture. Il y en a même trois dans le *polyptère bichir*, une pour les dents, une seconde doublant celle-ci en dedans et formant une apophyse coronoïde, et une troisième postérieure, ayant la fossette articulaire.

B. *De l'angle antérieur formé par les deux branches.*

La forme de cet angle dépend jusques à un certain point de l'alongement du museau en général, et des branches de la mâchoire inférieure, en particulier : elle provient aussi du nombre et de la grandeur des incisives, et même des canines, ou de l'absence

sence d'une partie ou de la totalité de ces dents. Elle peut encore varier suivant que les deux branches sont unies dans un long espace, ou ne sont rapprochées que par leur bout.

Dans l'homme l'angle des deux branches, ou l'arc du menton, est absolument arrondi ; son bord inférieur, plus avancé que le bord alvéolaire, présente dans le milieu de sa face externe une éminence triangulaire, qui contribue, avec la saillie de ce bord, à faire celle du menton particulière à l'homme, et qui le distingue de tous les autres mammifères. Cette saillie, plus marquée dans les individus de la race caucasique, que dans ceux des autres races, commence à s'effacer dans le nègre, chez lequel le bord alvéolaire plus développé forme et grossit le museau.

Ce bord est oblique en avant dans les *orangs*, ainsi que les dents qui y sont implantées, et la face externe de l'arc du menton va en fuyant en arrière de haut en bas, sans présenter la moindre éminence. A mesure que l'on descend l'échelle des *quadrumanes*, ces caractères semblent devenir plus frappans ; en même temps l'arc du menton se ferme, et les branches de la mâchoire inférieure forment un angle plus aigu et plus alongé. La même chose s'observe en parcourant la série des *carnassiers*, de la plupart des *pachydermes*, des *ruminans*, des *solipèdes*, et des *rongeurs*. Dans ces derniers l'angle du menton semble tiré en deux prolongemens demi-cylindriques accolés l'un à l'autre, de l'extrémité desquels sortent les deux incisives, de manière que le bord inférieur de cet angle est plutôt postérieur et très-loin du bord alvéolaire, et que sa face externe regarde presque entièrement en bas; elle a absolument cette dernière direction dans les *solipèdes*, où le bord de l'angle des branches, qui répond au bord inférieur chez l'homme, est dans le même plan que le bord alvéolaire. Les fortes défenses du *sanglier* de *Madagascar*, celles du *sanglier d'Éthiopie*, en déterminant un plus grand développement du bord alvéolaire, élargissent un peu l'angle des branches de la mâchoire inférieure. Les deux grosses incisives de cette mâchoire produisent un effet semblable dans le *rhinocéros*. Dans l'*hippopotame*, cet angle est tout-à-fait tronqué; la mâchoire présente en avant un large bord, d'où s'avancent, dans une direction très-oblique et presque horizontale, les quatre incisives, et qui est terminé, de chaque côté, par deux grosses boursoufflures encore plus saillantes que le reste, où sont logées les canines. Le défaut de ces deux sortes de dents permet, dans les *éléphans*, une conformation tout-à-fait contraire. Les branches de la mâchoire, très-épaisses dans la plus grande partie de leur étendue, s'amincissent beaucoup vers leur angle de réunion, où elles forment une espèce de canal en dessus, et se terminent par une pointe aiguë. Dans le paresseux *didactyle*, cet angle fait une saillie analogue, tandis qu'il est tronqué dans le tridactyle. Il est très-aigu, et creusé en canal, en dessus, dans les *tatous* et les *phatagins*, chez lesquels les branches de la mâchoire se rapprochent dans un assez long espace. Elles présentent dans ceux-ci, un peu en-deça, et de chaque côté de leur extrémité, une apophyse aiguë, qui donne une figure de fer de lance à l'angle de leur mâchoire. Dans les *fourmiliers*, les deux branches, qui ne se réunissent que par leur bout, forment un angle plus ouvert que dans les précédens. Leur réunion se fait au contraire en-deça de leurs extrémités, dans l'*ornithorinque*, et celles-ci s'écartent au-delà de ce point et bifurquent en avant la mâchoire inférieure. Ces extrémités se joignent de nouveau dans l'*echidina*; elles sont minces, applaties, arrondies, et donnent à l'angle de la mâchoire la forme d'une spatule.

Les *phoques* ont cet angle conformé comme les autres carnassiers. Il est aigu dans le *morse*, et son bord postérieur ou inférieur est presque aussi reculé que dans les rongeurs. Il est de même assez étroit dans le *lamantin*, et présente en dessus une surface, creusée légèrement en canal, qui va un peu en s'abaissant d'arrière en avant, et recouvre postérieurement une fosse arrondie, située derrière cet angle. Sa conformation est bien singulière dans le *dugon*. La mâchoire supérieure de cet animal est repliée de haut en bas, à peu-près dans son milieu, et forme un angle presque droit, dont la branche ascendante se place au-devant de la mâchoire inférieure. L'angle de celle-ci lui oppose une surface applatie, qui descend dans une direction très-peu oblique, et fait un angle obtus, semblable au précédent, avec le bord alvéolaire des branches.

Dans les *cétacés* l'angle de réunion des branches de la mâchoire inférieure est d'autant plus aigu qu'elles sont plus longues et rapprochées dans un plus grand espace; il l'est moins dans l'*épaulard* que dans le *marsouin* et le *dauphin*. On le trouve extrêmement alongé dans les *cachalots*, chez lesquels ses branches sont rapprochées dans la plus grande partie de leur étendue. Il est par contre obtus et arrondi dans les *baleines*, et forme l'extrémité d'un ovale, que tracent les deux branches de la mâchoire, semblables à deux énormes côtes, et rapprochées seulement par leur bout.

L'angle de la mandibule inférieure des oiseaux varie avec la forme du bec, et présente toujours une figure semblable, puisque c'est sur lui que se moule la moitié inférieure de la substance cornée que forme celui-ci. Il est trop bien connu des naturalistes pour nous arrêter à le décrire.

Cet angle est arrondi et très-ouvert dans les *reptiles chéloniens;* il l'est encore plus dans les *batraciens;* il change de figure dans les *ophidiens*, qui ont les branches des mâchoires mobiles, suivant que leur extrémité se rapproche ou s'écarte: on sent même qu'il n'existe proprement que dans le premier cas. On le trouve arrondi dans les *amphisbènes;* un peu plus formé dans les *orvets;* encore très-obtus dans les *geckos*, dont les mâchoires sont larges, et les branches de l'inférieure courbées seulement dans le sens horizontal; il l'est déja moins dans les *caméléons* et les *stellions*, les *scinques* et les *lézards*, quoique dans tous, les deux branches ne soient réunies que par leur bout. Il est aigu dans les *tupinambis* et les *iguanes*, chez lesquels ces branches, un peu courbées dans le sens vertical, se rapprochent l'une de l'autre dans un plus long espace. Le *crocodile* du *Nil*, et celui du *Gange*, diffèrent beaucoup l'un de l'autre à cet égard. Dans le dernier ces deux branches sont réunies dans la plus grande partie de leur étendue, comme dans les cachalots, et forment par conséquent un long bec, sur les bords duquel sont implantés les deux séries de dents. Au contraire ces branches restent écartées dans le premier, et ne se rapprochent que vers leur extrémité en augmentant un peu d'épaisseur à l'endroit de leur symphise.

Les branches de la mâchoire s'amincissent ordinairement dans les *poissons*, à mesure qu'elles se rapprochent, et forment un arc ordinairement très-ouvert. Il l'est extrêmement dans les *raies* et la plupart des squales, tandis qu'on le trouve très-fermé dans l'*alose*, et les autres espèces de ce genre, le *saumon* (*salmo salar*), où il est recourbé en une espèce de crochet, etc. Dans l'*orphie* (*esox bellone*) et l'*espadon* (*esox brasiliensis*), les deux branches de la mâchoire inférieure sont extrêmement alongées et rapprochées l'une de l'autre, et forment un long bec aigu, à-peu-près comme celles du *gavial* ou des *cachalots*.

C. *De la branche montante.*

Dans la plupart des *mammifères*, les branches de la mâchoire inférieure se recourbent de bas en haut, pour aller chercher leur point d'appui à la base du crâne, et présentent une portion verticale ou oblique, que nous appelons ici *branche montante*, et une portion horizontale, dans laquelle sont implantées les dents. C'est à la première que viennent se fixer les muscles releveurs de la mâchoire. Elle est généralement comprimée sur les côtés, et surmontée par deux apophyses, dont l'une antérieure, terminée en pointe, porte le nom de coronoïde, et l'autre plus ou moins épaisse, grossissant vers le bout, présente une surface articulaire : c'est le condyle de la mâchoire.

La branche montante est d'autant plus haute que la portion de la base du crâne, où elle doit arriver, est plus élevée au-dessus de la voûte du palais. Beaucoup plus longue dans l'*homme*, dans les *singes*, et sur-tout dans l'*alouate*, que dans les *carnassiers*; elle est presque nulle dans quelques *rongeurs*, tels que le *paca*, le *castor*, le *porc-épic*, et dans les *tatous*, parmi les édentés; mais dans le *lièvre*, l'*écureuil*, le *phascolome*, et plus encore les *kanguroos*, dans l'*éléphant*, les *pachydermes*, le *lamantin*, le *morse*, le *dugon*, sa hauteur excède celle qu'elle a dans les carnassiers; les *ruminans* et les *solipèdes* l'ont à-peu-près égale à celle de l'*alouate*. Au reste cette circonstance influe peu sur la mastication. Il n'en est pas de même de sa largeur. Cette branche est d'autant plus large, et son apophyse coronoïde plus étendue, que les muscles qui s'y fixent sont plus gros, et que les puissances, en général, qui produisent la mastication doivent être plus énergiques. Dans les *carnassiers*, si remarquables par la grande force des muscles releveurs de la mâchoire inférieure, l'apophyse coronoïde forme une grande partie de la branche montante; cette branche présente à sa face externe une fosse profonde, où se loge la portion inférieure du *zygomato-maxillaire*, et dont on ne retrouve presque plus de traces dans les autres mammifères; car celle qui se voit dans quelques *rongeurs*, tels que le *phascolome* et les *kanguroos*, n'est pas destinée au même usage.

L'angle que fait la branche ascendante avec la portion horizontale n'est pas toujours droit, ou à-peu-près, comme dans l'homme adulte. Il est très-ouvert dans les *carnassiers*, et dans quelques *rongeurs*, tels que le *lièvre*, l'*écureuil*, ce qui facilite l'action du masséter, dont la direction, relativement au levier qu'elle doit mouvoir, est alors plus perpendiculaire. Arrondi en arrière dans l'*homme*, les *singes*, la plupart des *pachydermes*, l'*éléphant*, les *ruminans*, les *solipèdes*, les *amphibies*, cet angle présente dans les *makis*, les *carnassiers*, la plupart des *rongeurs*, les *tardigrades*, une apophyse plus ou moins étendue, faisant une saillie très-remarquable, à laquelle se fixe le *digastrique*. Dans les *kanguroos*, où il forme un tubercule, creux en dedans, l'apophyse est beaucoup plus interne que le condyle; il en est de même dans le *phascolome*, chez lequel la mâchoire inférieure présente dans le même endroit une large surface, plate, au lieu d'un bord étroit. On voit quelque chose de semblable dans le *sarigue*, où la même surface est à la vérité beaucoup moins large, et l'apophyse plus petite.

Dans les carnassiers, chez lesquels la branche montante et le condyle sont très-obliques, cette branche semble terminée par trois apophyses, dirigées en arrière; celle de l'angle, l'apophyse coronoïde, et le condyle. Dans l'*hippopotame*, le *morse* et le *dugon*, l'angle de la branche montante descend plus bas que le bord inférieur de la branche horizontale, et présente une saillie en avant.

Il n'existe pas de branche montante dans les *tatous* et l'*ornithorinque*, dont les branches proprement dites de la mâchoire inférieure, sont légèrement courbées vers le haut, à commencer en deçà des dents. Les mêmes branches sont absolument droites dans les *fourmiliers*, les *phatagins*, l'*échidna*, les *cétacés*, ne présentant aucune portion montante. Les *oiseaux* et les *reptiles* n'offrent de même plus rien de semblable. On peut en dire autant de la généralité des poissons, quoique dans les *raies* et les *squales* la mâchoire inférieure ait son articulation en dessus de son extrémité.

D. *Des rapports de l'apophyse coronoïde et du condyle.*

Pour saisir l'importance de cette dernière considération, il faut se rappeler que chaque branche de la mâchoire inférieure peut être considérée comme un levier du troisième genre, dont le point d'appui répond au condyle, la force à l'apophyse coronoïde, et dont la résistance est au-delà de celle-ci entre les dents. Il s'ensuit que cette résistance sera d'autant plus facilement vaincue, toutes choses égales d'ailleurs, que l'apophyse coronoïde en sera plus rapprochée, et en même temps plus éloignée du point d'appui.

Ajoutons qu'il ne suffit pas, pour bien apprécier ces différens points, de considérer en général l'apophyse coronoïde, mais qu'il faut avoir égard, lorsqu'elle est fort étendue, à l'endroit de cette apophyse où le crotaphite s'attache particulièrement. Comme la direction de la force change avec l'ouverture de la bouche, et se rapproche d'autant plus du point résistant que la branche montante est plus longue et fait un angle plus fermé avec la branche horizontale, il s'ensuit aussi qu'il est essentiel de faire entrer cette circonstance dans le calcul de celles qui favorisent la mastication. Au reste ce n'est pas ici le lieu d'en présenter l'aperçu : nous avons seulement à nous occuper de la situation relative de l'apophyse coronoïde, et de ses rapports, soit avec le condyle, soit avec les dernières molaires.

Dans l'*homme* et dans les *singes* l'apophyse coronoïde, généralement petite, sur-tout dans l'*alouate*, ne s'élève pas, ou guère plus que lui; elle en est plus éloignée que la perpendiculaire abaissée dès sa pointe ne le seroit de la dernière molaire.

Dans les *makis*, elle commence à se rapprocher du condyle, comme dans les *carnassiers*. Dans ceux-ci, elle s'élève obliquement en arrière dans la fosse temporale, où son extrémité dépasse l'arcade zygomatique, et parvient sur la même ligne que le condyle; ce dernier est très-court, en comparaison de cette apophyse, et beaucoup plus bas que sa pointe. Il en résulte qu'une grande partie de la force qui agit sur elle se trouve éloignée de la résistance, et que ces animaux ne sont pas aussi bien partagés, à cet égard, que d'autres, dont la mastication est cependant moins énergique, mais il y a des compensations nombreuses que nous verrons bientôt.

La plupart des *rongeurs* fournissent l'exemple d'un autre extrême : l'apophyse coronoïde, qu'ils ont généralement très-petite, est ordinairement très-éloignée du condyle et très-rapprochée de la résistance. Dans plusieurs même, tels que le *porc-épic*, le *cabiai*, le *paca*, le *castor*, elle s'avance au-delà de la dernière molaire, de sorte que la nature du levier change à cet égard, lorsque la résistance est sur cette dent seulement; placé, dans ce cas, entre la force qui est en avant, et le point d'appui qui est en arrière, il s'ensuit que le levier passe du troisième genre au second. Mais on sent que si la puissance est plus avancée dans ces animaux que dans les autres mammifères, c'est que la résistance, ordinairement très-forte, est plus souvent à l'endroit des incisives qu'à celui des molaires. Le *lièvre*, l'*écureuil*, les *kanguroos*, n'ont point cet avantage; à-peu-près à égale distance du condyle et de la dernière molaire, l'apophyse coronoïde se porte dans les deux premiers un peu obliquement en arrière, jusques au niveau de celui-ci. Dans les *kanguroos* l'ordonnée abaissée dès sa pointe tomberoit à-peu-près à égale distance de la dernière molaire et du condyle. Large et tronquée dans l'*éléphant*, cette apophyse est assez éloignée du condyle, et s'avance en dehors de la molaire, dont elle dépasse le tiers postérieur. Elle est longue et effilée dans les *rhinocéros*, et à-peu-près à égale distance de la dernière molaire et du condyle.

Les autres *pachydermes* l'ont généralement (ou plutôt son ordonnée) plus près de la molaire que du condyle : loin de la dernière molaire dans les *ruminans*, très-rapprochée du condyle, s'élevant même au-dessus de lui dans la fosse temporale, elle est plus distante du bord alvéolaire. Il en est à-peu près de même dans les *solipèdes*, où cependant elle est droite et ne se recourbe pas en arrière. A-peu-près à égale distance de la molaire et du condyle dans les *tardigrades*, elle est fort loin de la première dans les *tatous*, qui l'ont même très-longue et un peu courbée en arrière.

Les *amphibies* diffèrent beaucoup entre eux, à cet égard, comme à beaucoup d'autres. Les *phoques* ont l'apophyse coronoïde, ainsi que le condyle, disposés comme les carnassiers. Le *morse* s'en éloigne peu : le condyle est court dans cet animal, et oblique en arrière, et l'apophyse coronoïde très-rapprochée de ce point, dirigée même au-dessus, et très-loin de la dernière molaire. Dans le *lamantin* l'apophyse coronoïde se porte au contraire d'arrière en avant, de sorte qu'une ordonnée abaissée de son extrémité tomberoit sur la quatrième molaire, et par conséquent très-loin du point d'appui, et au-delà d'une partie de la résistance. Dans le *dugong* elle s'élève à-peu-près vis-à-vis de la dernière molaire, en dehors de cette dent. Les autres animaux, où nous devons observer cette apophyse, manquent de portion montante à la mâchoire inférieure. La résistance, l'endroit où agit la force, le point d'appui se trouvent à-peu-près sur la même ligne, et leur influence peut être plus justement indiquée par le simple énoncé de leur distance respective. L'apophyse coronoïde dirigée en dehors, au lieu de monter, dans l'*échidina* et les *fourmiliers*, est assez distante de l'articulation.

On n'en voit pas de trace dans les *phatagins*; les *cachalots*, parmi les *cétacés*, n'en ont pas davantage. Dans le *dauphin* et le *marsouin* elle est très-rapprochée du condyle; dans les *baleines* de même, au point que l'on peut à peine concevoir la force énorme que les releveurs doivent employer pour mouvoir l'extrémité d'un levier aussi long et aussi lourd.

Nous renvoyons aux articles suivans ce que nous avons à dire sur cette apophyse, ou sur le point d'attache des muscles qui répondent au crotaphite ou *temporo-maxillaire*, dans les *oiseaux*, les *reptiles* et les *poissons*.

ARTICLE II.

Des mouvemens de la mâchoire inférieure dans l'homme et dans les autres mammifères.

L'OUVERTURE de la bouche dans les mammifères est principalement due au déplacement de la mâchoire inférieure, ou de l'os sous-maxillaire qui est le seul mobile. Outre ce déplacement de haut en bas, l'os sous-maxillaire peut éprouver un mouvement de devant en arrière, et un autre de droite à gauche, ou réciproquement. La disposition particulière de son articulation permet en effet ces trois sortes de mouvemens souvent combinés. C'est ce que nous allons faire ensorte d'exposer.

En général l'articulation de la mâchoire inférieure dans les mammifères est un ginglyme angulaire produit par une petite tête osseuse reçue dans une cavité peu profonde, maintenue par une capsule lâche dans laquelle est renfermé un cartilage inter-articulaire qui suit la tête osseuse et lui fournit par-tout un point d'appui lisse et adapté à sa surface.

Mais comme le genre de vie de chaque animal est toujours en rapport avec les mouvemens dont sa mâchoire est susceptible, on retrouve, comme nous le verrons dans la conformation des surfaces destinées à l'articulation, les particularités qui semblent le déterminer d'avance. Ainsi dans les animaux qui vivent de chairs, substances filamenteuses qui ne peuvent être écrasées, mais seulement coupées et déchirées, le mouvement de la mâchoire inférieure ne peut s'exécuter que de haut en bas. Dans les herbivores, les frugivores et les granivores, comme le principal mouvement est celui du broiement pour écraser, comprimer les herbes et les fruits; pour briser, pulvériser les grains et les réduire en pâte; le mouvement des mâchoires se fait de droite à gauche, ou en même-temps de devant en arrière, ou dans les deux sens à-la fois; en un mot, dans un plan horizontal autant que dans un vertical: les uns représentent des ciseaux, les autres des meules de moulin.

Ainsi pour bien connoître les mouvemens que la mâchoire inférieure peut exécuter, nous étudierons successivement les formes et la position des facettes sur lesquelles elle se meut, comme la fosse glénoïde du temporal et le condyle qu'elle est destinée à recevoir: car ce sont ces parties qui déterminent l'étendue et les directions des mouvemens. Ensuite nous ferons connoître les fosses et les éminences qui donnent attache aux muscles et qui déterminent la force et la vigueur de ces mouvemens.

I. *De la forme du condyle, de la cavité glénoïde et des mouvemens qu'elle permet.*

Dans l'*homme*, le *condyle* est une éminence arrondie, ovale, articulaire qui termine en arrière et en haut chacune des branches de la mâchoire inférieure. Cette apophyse est supportée par une portion de l'os, un peu rétrécie, qu'on a nommé le col. La plus grande largeur du condyle est presque transversale; cependant l'extrémité externe est un peu dirigée en avant, de sorte que les deux condyles, au lieu d'être dans une ligne droite, sont un peu tournés en dedans, ou l'un vers l'autre par leur face antérieure. En arrière ils sont arrondis et convexes; en devant ils ont au-dessous d'eux une concavité qui donne attache au tendon d'un muscle.

La *fosse glénoïde*, qui reçoit le condyle, est située au-devant et un peu au-dessous du conduit auditif de l'os temporal. Deux éminences la bornent: l'une située en devant, est arrondie, lisse et polie, et sert aussi à l'articulation. C'est de cette éminence transverse que paroît provenir l'apophyse zygomatique. L'autre éminence est en arrière, c'est le rebord osseux du conduit auditif. La cavité glénoïde correspond en creux au relief du condyle. Quoiqu'ayant à-peu-près la même obliquité, elle est cependant un peu plus large en tout sens. Dans sa partie la plus profonde on remarque une scissure qui fait suite à la suture de l'os sphénoïde avec le rocher du temporal. C'est cette fente que les anatomistes ont désigné sous le nom de *scissure de Glaser.*

L'articulation de la mâchoire inférieure est affermie par des ligamens très-forts ; la capsule lâche qui l'enveloppe est produite par des fibres qui viennent de tout le pourtour des surfaces articulaires, auxquelles elles sont très-adhérentes. Il y a en outre un ligament latéral interne très-long et très-solide qui s'attache d'une part dans la fosse articulaire du temporal, et qui de l'autre vient se fixer à une épine osseuse placée au-dessus du canal dentaire à la face interne de la mâchore ; un cartilage inter-articulaire facilite les mouvemens de la mâchoire inférieure sur les os temporaux. C'est une lame cartilagineuse, concave sur ses deux faces, renfermée dans l'intérieur de la capsule ; en dessus elle est moulée sur l'éminence articulaire antérieure de la cavité glénoïde ; en dessous elle s'adapte et se meut sur la convexité du condyle ; en sorte que partout où se porte cette apophyse, elle rencontre une surface lisse et articulaire qu'elle entraîne avec elle. Souvent, dans les vieillards, cette lame cartilagineuse est percée dans son milieu par suite des frottemens ; elle figure alors un anneau elliptique.

On voit, d'après ces dispositions, que la mâchoire de l'homme peut se mouvoir, 1°. de haut en bas, en en supposant que le condyle, sans changer de place, tourne comme sur son axe. 2°. De devant en arrière, puisque le condyle peut, à l'aide du cartilage inter-articulaire, se porter sur l'éminence transverse antérieure. 3°. Enfin de droite à gauche et réciproquement, puisque le condyle n'est retenu que d'une manière lâche dans sa capsule et dans les cavités osseuses articulaires.

Dans les quadrumanes, le condyle est à-peu-près de même forme que dans l'homme; cependant il ne porte point en devant cette fossette qui donne attache à un muscle. Le col ou l'étranglement qui le supporte n'est point aussi prononcé, et la surface articulaire est un peu applatie. La fosse glénoïde de l'*orang* ne diffère de celle de l'homme que parce que l'éminence articulaire antérieure est presque effacée; mais dans tous les autres singes le conduit auditif ne borne plus cette fosse en arrière; une éminence particulière en tient lieu et s'oppose à une trop grande rétraction de la mâchoire inférieure. Cette éminence est très-longue, recourbée en devant dans l'*alouate;* elle frotte sur le condyle, qui par suite porte en arrière une facette articulaire. Dans tous la fosse est presque plate, et il ne reste plus de trace de l'éminence articulaire antérieure.

La *roussette* et le *hérisson* ont le condyle applati et un peu porté en arrière; leur fossette glénoïde est plate, elle occupe entièrement la base de l'apophyse zygomatique.

Tous les autres genres de carnassiers ont les condyles alongés transversalement, arrondis, presque dans une même ligne; mais la fosse glénoïde, au lieu d'être plane, est creuse et enfoncée. En arrière, elle est bornée par une apophyse particulière, semblable à celle que nous avons indiquée dans l'alouate, et par une autre en devant qui devient plus saillante dans certaines espèces que dans d'autres. Dans le *blaireau*, par exemple, ces deux éminences antérieure et postérieure embrassent tellement le condyle, que, même dans le squelette, il est retenu dans la fosse glénoïde, et qu'il ne peut en sortir.

Il résulte de ces conformations que les animaux qui ont le condyle reçu dans une fossette glénoïde moins profonde, ont les mouvemens de protraction, de rétraction et de latéralité un peu plus faciles que ceux dans lesquels cette fosse est très-enfoncée, et que le *blaireau* est celui de tous les carnassiers qui peut le moins porter en avant la mâchoire inférieure; elle est serrée dans son articulation de manière à ne se mouvoir que dans un seul sens, comme deux lames de ciseaux, par exemple; et c'est-là, de toutes les dispositions, la plus propre pour *couper*, seule façon de diviser que la chair admette.

Les *rongeurs* ont une forme de condyle toute opposée et qui leur est particulière; son grand diamètre est en longueur au lieu d'être en travers; le plus ordinairement il est ovale. Leur fosse glénoïde est éloignée du conduit auditif, elle est située au-dessus et au-devant sur la base de l'apophyse zygomatique; elle est plus large que le condyle. Sa plus grande longueur est de devant en arrière, et rien ne la borne dans ce sens. On voit, d'après cette disposition, que le condyle de la mâchoire des rongeurs doit avoir un mouvement opposé à celui des carnassiers. Sa plus grande étendue étant de devant en arrière, il a aussi une grande facilité à se mouvoir dans le sens de la longueur de la tête, de manière que les dents inférieures avancent et reculent alternativement sur celles de devant. Nous verrons par la suite, en traitant des dents, que c'étoit-là le mouvement nécessaire pour limer et user, au moyen de leurs incisives, les substances plus ou moins dures qui font leurs principaux alimens.

Les *fourmiliers* ont pour condyle une facette plane articulaire, située à l'extrémité de chacune des branches. Ils n'ont pas de fosse glénoïde, mais seulement une facette correspondante sur l'origine du tubercule zygomatique. Dans l'*oryctérope* et les *tatous*, le condyle est une apophyse distincte, plane à sa portion supérieure, qui est reçue sur une facette correspondante de la base de l'apophyse zygomatique, et qui tient lieu de la fosse glénoïde.

Dans les *tardigrades*, le condyle est aussi fort que dans les carnassiers. Son grand diamètre est en travers; il est reçu dans une fosse creusée au-devant de la base des tubercules zygomatiques. Cette fosse est oblique, elle n'est bornée qu'en arrière.

L'*éléphant* a un condyle arrondi, court, convexe, qui a quelque analogie avec celui des rongeurs. La facette articulaire sur laquelle il se meut n'est point une fosse ; au contraire, sa partie moyenne est plus saillante. C'est un autre condyle formé par la base de l'apophyse zygomatique. C'est à cause de cette conformation que cet animal porte facilement la mâchoire en devant et en arrière comme par soubresaut.

L'*hippopotame* a le condyle tronqué obliquement en devant ; la fosse glénoïde qui le reçoit est située derrière la base de l'apophyse zygomatique ; de sorte que les mouvemens de protraction ne paroissent pas pouvoir s'exécuter.

Dans le *rhinocéros*, le condyle est excessivement large de dedans en dehors; mais la fosse glénoïde est presque plane: elle est bornée en arrière et en dedans par une longue apophyse, qui doit fort gêner son mouvement horizontal.

Le *tapir* a aussi le condyle très-large ; mais la fosse qui le reçoit est bornée en arrière par une apophyse oblique qui s'oppose à ses mouvemens latéraux.

Le *babiroussa* et le *sanglier d'Ethiopie* ont le condyle presque triangulaire, dont la plus grande largeur est en travers. Le *sanglier* ordinaire est à-peu-près conformé de même : cependant le triangle étant moins large de dedans en dehors, l'animal se rapproche un peu des rongeurs.

Dans les *ruminans*, le condyle est foible, obliquement situé en arrière. Sa plus grande largeur est de dedans en dehors. Son sommet porte une facette plate qui glisse sur la base d'une apophyse zygomatique qui est très-large ; aussi les mouvemens horizontaux sont très-faciles. Dans le *chameau*, le condyle est plus arrondi et la fosse plus profonde et mieux marquée.

Le condyle du *cheval* est à-peu-près le même que celui des ruminans : sa portion articulaire est plus convexe et un peu plus dirigée en bas. La fosse glénoïde est comme dans le chameau.

Parmi les amphibies, les *phoques* et le *morse* ont le condyle très-large de dedans en dehors, et très-convexe sur la sommité. Le *lamantin* et le *dugong* l'ont plus arrondi et applati sur son sommet ; de sorte que les premiers paroissent se rapprocher des carnassiers, et les seconds des ruminans.

Enfin les cétacés ont un condyle plat, arrondi, qui est reçu sur une facette plane, beaucoup plus large et obliquement dirigée en avant de la base de l'apophyse zygomatique.

Le résultat général de cette comparaison est, que les *carnassiers* ont une articulation serrée, qui ne permet à leur mâchoire que de se mouvoir dans le sens vertical seulement, et comme il le faut pour couper la chair ; que les *rongeurs* en ont une qui permet de plus un mouvement horizontal d'arrière en avant, propre à limer les substances dures entre les incisives, et à les broyer entre les molaires ; que tous les autres *frugivores* ont une articulation lâche qui leur permet plus ou moins toute sorte de mouvement ; mais que les *ruminans* trouvent sur-tout dans l'applatissement de leurs deux facettes articulaires la plus grande facilité pour le mouvement horizontal, si nécessaire à la trituration. Nous verrons dans la leçon suivante l'accord admirable des structures des dents de ces divers animaux, avec les mouvemens que leurs mâchoires exécutent.

II. *De l'arcade zygomatique et du muscle masséter.*

L'apophyse jugale ou zygomatique est une avance de l'os des tempes, située entre la portion écailleuse et celle qu'on nomme le rocher. Dans l'homme et dans le plus grand nombre des quadrupèdes, elle se dirige en avant pour s'unir à l'angle postérieur de l'os de la pommette. Cette suture est oblique, de sorte que c'est sur l'os jugal que s'appuie l'apophyse zygomatique.

Dans l'homme, l'arcade jugale est non-seulement arquée dans le sens vertical de manière à ce que sa convexité soit en dessus, mais encore dans le sens horisontal et en dehors, de sorte que l'espace compris entr'elle et la portion écailleuse est plus étendu.

Dans les mammifères, l'étude de l'apophyse zygomatique conduit à des considérations très-importantes; car le nombre et la disposition variable des os qui la composent déterminent son étendue et sa solidité. Sa courbure dans le sens vertical indique, selon qu'elle est plus convexe en dessus et plus concave en dessous, une plus grande résistance et par conséquent un point d'appui plus solide pour le muscle masséter; enfin sa courbure dans le sens horizontal, laissant plus ou moins d'espace à l'intervalle compris entre l'arcade et la portion écailleuse, est un indice de la force ou du volume du muscle crotaphite. Nous allons donc étudier ici l'apophyse zygomatique sous ces trois points de vue.

A. *De l'arcade zygomatique considérée relativement à sa composition.*

Le plus grand nombre des quadrumanes ont l'arcade zygomatique formée à-peu-près comme celle de l'homme. Il paroît cependant que quelques espèces, comme le *callitriche*, ont un os particulier qui remplace l'angle zygomatique de l'os de la pommette; il forme presque tout le bord inférieur de l'arcade qu'il paroît doubler en dehors. Les sutures de cet os s'effacent de bonne heure.

Dans les carnassiers l'arcade zygomatique est presque entièrement formée en dessous par l'os de la pommette, et en dessus par le temporal; de sorte que la suture parcourt obliquement l'arcade dans presque toute sa longueur.

Les pédimanes, qui sont remarquables par la largeur de l'arcade zygomatique, présentent aussi une particularité par rapport à sa composition. L'os de la pommette est très-étendu en longueur et paroît spécialement consacré à former l'arcade zygomatique; par son bord postérieur il embrasse étroitement et paroît recevoir dans son épaisseur l'extrémité de l'apophyse jugale de l'os temporal.

Dans le *kanguroo* l'arcade zygomatique a beaucoup de rapport avec celle des pédimanes ; mais l'os de la pommette a son bord supérieur replié presqu'à angle droit pour former, d'une part, le plancher de l'orbite, et de l'autre, pour donner attache au masséter. De plus, l'angle malaire de la mâchoire supérieure se prolonge en-dessous en une apophyse qui donne probablement encore attache à ce même masséter, dont les traces sont de toutes parts imprimées sur cette arcade.

La composition de l'arcade zygomatique est très-remarquable dans les rongeurs. L'apophyse malaire de l'os de la mâchoire supérieure est extrêmement saillante, et comme séparée du corps de l'os par le grand trou sous-orbitaire dont elle est percée. Elle est extrêmement prolongée en arrière, où elle forme près de la moitié de l'arcade zygomatique. L'os jugal est situé au milieu de cette arcade, qu'il paroît doubler en arrière et intérieurement. Cette disposition, qui est à-peu-près la même pour tous les rongeurs, présente cependant quelques variétés selon les espèces. Dans le *paca*, par exemple, l'arcade zygomatique est excessivement dilatée, recouverte extérieurement de rugosités et d'enfoncement. Du côté interne elle est lisse, mais comme renflée ; de sorte qu'elle représente des espèces d'abajoues osseuses qui logent en effet un sac formé par la peau extérieure. L'apophyse jugale de l'os des tempes n'entre presque pour rien dans cette singulière conformation. Elle ne fournit qu'un point d'appui. Dans le *grand cabiai*, l'apophyse malaire, qui forme le tiers antérieur de l'arcade, est très applatie dans le sens horizontal, où elle paroît donner attache au muscle masséter. Le *castor* a l'arcade tronquée obliquement en devant par une large facette de l'apophyse malaire, qui donne probablement attache à ce même muscle masséter.

Parmi les édentés, les *fourmiliers* n'ont point d'apophyse zygomatique ; on voit seulement en arrière un tubercule temporal, et en devant un autre tubercule produit par l'os sus-maxillaire et par celui de la pommette qui donne attache au masséter. Dans le *pangolin*, les tubercules zygomatiques prononcés sont très-rapprochés. Enfin, dans les *tatous* et l'*oryctérope*, l'arcade est complète.

Quoique les formes et les courbures de l'arcade zygomatique soient très-différentes dans les diverses espèces de pachydermes, la composition est à-peu-près la même dans toutes. L'os jugal très-étendu et l'apophyse zygomatique du temporal la composent en entier : leur suture est oblique, et toujours l'os temporal appuie sur le jugal. Le *daman* seul paroît s'éloigner un peu de cette conformation pour se rapprocher des rongeurs, et principalement du castor.

Dans les ruminans et les solipèdes, l'arcade est presqu'entièrement formée par l'os de la pommette qui est excessivement alongé ; mais cette arcade fait presque corps avec les parties latérales de la mâchoire, comme nous l'indiquerons par la suite.

Parmi les amphibies, les *phoques* et le *morse* ont la majeure partie de l'arcade formée par un très-grand os de la pommette, dont l'extrémité antérieure emboîte, en queue d'aronde, une apophyse malaire très-considérable ; la suture avec le temporal est longue et très-oblique. En général l'arcade zygomatique a beaucoup de ressemblance avec celle des carnassiers. Dans le *dugong* et le *lamantin*, au contraire, l'arcade zygomatique, excessivement épaisse et solide, ressemble beaucoup plus à celle des pachydermes ; la portion du temporal est très-grosse et comme posée seulement sur l'os de la pommette, sans aucune espèce de suture ou de pénétration réciproque des os ; l'os jugal est appuyé lui-même sur une très-large apophyse malaire qui sort presque horizontalement du corps de l'os maxillaire supérieur.

Dans le *dauphin* et le *marsouin*, l'arcade zygomatique est un simple stylet osseux qui, dans l'état frais, forme le bord inférieur de l'orbite : cette portion osseuse s'unit en devant à une apophyse pointue de l'os sus-maxillaire qui double la paroi supérieure de l'orbite ; de l'autre elle se fixe à l'angle de réunion de l'apophyse du temporal avec la pointe postérieure de l'os maxillaire supérieur.

B. *De l'arcade zygomatique considérée relativement à sa courbure dans le sens vertical.*

La courbure de l'arcade zygomatique dans le sens vertical est un très-bon indice de la plus ou moins grande résistance qu'elle pourroit opposer à l'action du muscle masséter, l'un des releveurs de la mâchoire. Lorsque la convexité de cette arcade est en haut et la concavité en bas, elle figure une espèce de voûte, qui présente au muscle une attache très-solide. Lorsqu'au contraire la convexité de l'arcade est en bas et la concavité en dessus, elle perd beaucoup de sa force. Entre ces deux extrêmes il se trouve beaucoup de courbures intermédiaires, et même la ligne droite. C'est ce que nous allons examiner en étudiant chacune des familles.

Dans l'homme et dans la plupart des quadrumanes, l'arcade zygomatique est presque droite horizontalement; cependant elle est un peu échancrée en dessous dans la partie qui correspond au temporal : mais sa convexité en-dessus est à peine indiquée. Les singes à museau alongé ont l'arcade un peu plus inclinée en devant vers la facette; dans cette extrémité elle est un peu concave en-dessous et convexe en-dessus. L'*alouate* a même la totalité de l'arcade convexe en dessus.

Tous les carnassiers ont, sans exception, l'arcade concave en dessous et convexe dans l'autre sens;

et plus l'animal est carnivore, plus cette convexité augmente. Il est à remarquer cependant que les vermiformes ont l'arcade très-grêle.

Parmi les édentés, l'*oryctérope* a l'arcade obliquement dirigée en devant, mais sans aucune espèce de courbure; dans les *tatous*, au contraire, l'arcade a deux courbures différentes. La portion formée par le temporal est presque droite en dessous et un peu concave en dessus; et celle qui est formée par l'os jugal est excessivement convexe, tranchante et un peu portée en dehors, en dessus, et très-concave en dessous. Les *kanguroos* ont aussi l'arcade un peu concave en arrière et en dessous, mais en devant elle est convexe et se prolonge en bas en une apophyse qui donne probablement attache au masséter

Parmi les rongeurs, dont la convexité de l'arcade dans le sens vertical est toujours en bas, le *cabiai* et le *paca* ont cette convexité prolongée, même au-dessous des dents molaires.

Les *paresseux*, dont l'arcade n'est point complette, offrent cependant une particularité très-remarquable dans la forme de l'os jugal. Cet os se termine en arrière par deux angles, l'un supérieur, qui se porte au-dessus de l'apophyse du temporal; l'autre inférieur, qui se dirige obliquement en bas où il reste libre.

Dans le *rhinocéros*, l'*hippopotame*, le *daman* et les *cochons*, l'arcade est convexe en dessous et doublement échancrée en dessus, d'une part par l'orbite, et de l'autre par la fosse temporale. Le *sanglier d'Ethiopie* présente une variété de conformation toute particulière : l'arcade est excessivement évasée, épaisse et presque horizontale; elle forme toute la partie large et inclinée de la joue au-dessous et au-devant des yeux.

Dans l'*éléphant*, l'arcade est aussi convexe en dessous, mais beaucoup moins que dans les pachydermes.

Les *ruminans*, qui ont l'arcade presque transversale en dessous, offrent cependant en dessus une petite convexité produite par une lame qui semble provenir du bord externe.

Les solipèdes présentent la même disposition, mais beaucoup plus prononcée; et cette arcade, qui est un peu tranchante en dessous dans sa partie antérieure, est aussi un peu échancrée.

Le *morse* et le *phoque* ont l'arcade comme les carnassiers, cependant un peu moins échancrée en dessous. Le *dugong* et le *lamantin* l'ont extrêmement convexe en dessous dans la partie antérieure, qui est produite par l'os jugal, et très-échancrée en arrière dans la portion temporale.

L'arcade des cétacés est presque droite.

C. *Du muscle masséter.*

Dans l'homme, le muscle masséter (*jugo-maxillien*) est le plus extérieur de ceux de la mâchoire; il s'attache en haut sur l'os de la pommette par un grand nombre de fibres charnues et tendineuses entremêlées, qui se portent obliquement en arrière vers la mâchoire inférieure, où elles s'insèrent sur toute la face externe de la partie quarrée et verticale.

Dans tous les autres mammifères, le masséter existe comme dans l'homme; seulement il devient d'autant plus fort, que la mâchoire doit agir sur des alimens plus difficiles à mâcher. La direction des fibres est aussi d'autant plus oblique, que la distance entre la mâchoire et l'arcade zygomatique est moindre. C'est sur-tout ce qui est très-remarquable dans les rongeurs. Dans le fourmilier, le tubercule formé par l'os de la pommette et le sus-maxillaire, auquel ce muscle est fixé par un tendon plat et mince, étant beaucoup plus en avant que la portion de la mâchoire inférieure où il s'attache, il en résulte qu'il a une forme alongée et une direction très-oblique d'avant en arrière. Cette disposition doit affoiblir son action; mais elle n'avoit pas besoin d'être plus forte dans le fourmilier, qui ne mâche pas ses alimens.

D. *De l'arcade zygomatique considérée relativement à sa courbure dans le sens horizontal.*

Le muscle crotaphite, dont le tendon doit passer derrière cette arcade, a d'autant plus de volume et par conséquent de force, que l'arcade est plus arquée en dehors. Aussi, dans lès carnassiers, cette courbure dans le sens horizontal est très-prononcée, tandis que dans les animaux qui ne mâchent pas, ou qui mâchent très-peu, l'arcade est presque droite.

Dans l'homme, l'arcade zygomatique est un peu courbée en dehors, de sorte que l'espace compris entre elle et la portion écailleuse est un peu plus étendu que si l'arcade se fût portée directement de devant en arrière.

Les singes se rapprochent beaucoup de l'homme par la conformation que nous étudions ici. Les espèces à museau alongé, comme le *cynocéphale*, les *babouins*, l'ont cependant un peu plus arquée en dehors. Il en est de même dans l'*alouate*.

Parmi les carnassiers, qui ont tous l'arcade très-courbée en dehors, le genre des chats est celui dans lequel cette saillie est la plus remarquable.

Dans les rongeurs, l'arcade est quelquefois aussi très-portée en dehors comme dans plusieurs espèces de *rats*; cependant elle est plus généralement applatie, comme dans les *lièvres*, les *cabiais*, etc.

Parmi les édentés, ceux qui ont une arcade zygomatique complète, l'ont en général très-peu saillante ; elle est même tout-à-fait droite dans l'*oryctérope.*

La courbure de l'arcade dans le sens horizontal varie beaucoup dans les pachydermes. Le *sanglier* ordinaire et le *cochon-cerf* ou *babiroussa* l'ont très-peu saillante ; elle l'est un peu plus dans le *tapir :* on la voit sur-tout très prononcée dans le *sanglier d'Ethiopie* et dans le *tajaçu ;* mais cette disposition paroît tenir à une sorte de torsion de l'arcade sur elle-même.

Dans les ruminans et les solipèdes, cette courbures est à-peu-près la même que dans les babiroussa ; elle paroît tenir aussi à sa grande largeur.

Tous les amphibies ont l'arcade aussi arquée en dehors que les carnassiers ; mais les cétacés l'ont droite et sans aucune espèce de courbure.

III. *De la fosse temporale, des crêtes occipitales et du muscle crotaphite.*

A. *Des fosses et des crêtes.*

Les enfoncemens qui existent sur les parties latérales du crâne, derrière les arcades zygomatiques, se nomment *fosses temporales.*

Dans l'homme, elles sont bornées supérieurement par une ligne sémi-circulaire qui naît de l'angle orbitaire externe de l'os frontal, se marque sur le bord inférieur du pariétal et se termine vers l'origine de l'apophyse mastoïde. Ainsi cette fosse comprend tout l'espace qui est derrière l'os jugal

et

et l'apophyse zygomatique, c'est-à-dire, les portions écailleuses du temporal, du sphénoïde, et la tubérosité postérieure de l'os sus-maxillaire. Son étendue détermine la grandeur du muscle crotaphite, et par conséquent la force de mastication de l'animal.

Aussi est-elle plus grande dans les carnassiers que dans tous les autres ordres; elle y occupe toutes les parties latérales et postérieures du crâne; elle y est même encore étendue par des arêtes saillantes, plus ou moins avancées selon les espèces: on les nomme *crêtes frontales, pariétales et occipitales*, selon les os sur lesquels ces arêtes osseuses sont situées.

Dans presque tous les singes les crêtes occipitales sont très-prononcées; et dans ceux qui ont le museau alongé, celles des pariétaux sont déja indiquées. Dans plusieurs espèces, comme le *magot*, le *macaque*, l'*alouate*, ces crêtes ne se touchent pas; elles sont confondues en une seule dans le *bonnet-chinois*.

Tous les quadrupèdes carnassiers, sans exception, ont la fosse temporale plus étendue que les quadrumanes; elle se confond avec la cavité des orbites, ainsi que nous l'avons indiqué dans la huitième leçon, page 82. Le *zibeth*, l'*hyène* et l'*opossum de Virginie* ont les crêtes les plus larges et les plus saillantes.

Dans les rongeurs, les crêtes sont peu marquées. Celle des pariétaux sont toujours très-éloignées l'une de l'autre : les occipitales sont, il est vrai, plus saillantes, mais elles ne sont plus destinées qu'à recevoir les muscles du col. En général la fosse temporale est peu profonde.

Il n'y a plus du tout de crêtes sur les bords de la fosse temporale dans les édentés.

Les pachydermes au contraire ont ce même enfoncement étendu par des saillies très-marquées, dont la disposition varie d'après les formes du crâne, si différentes dans les diverses espèces. Dans le *cochon*, le *sanglier d'Ethiopie* et le *tajaçu*, elles sont portées en arrière et plus ou moins séparées l'une de l'autre selon les espèces. C'est dans le *cochon d'Ethiopie* que l'espace intermédiaire est proportionnellement plus large, et dans le *tajaçu* qu'il est plus étroit. L'*hippopotame* et le *rhinocéros* ont encore l'espace intermédiaire plus large que le cochon d'Ethiopie. Enfin dans l'*éléphant* il n'y a plus de crête du tout, quoique la fosse soit très-profonde, mais les bords en sont arrondis.

Les ruminans ont la fosse temporale analogue à celle des rongeurs ; elle communique avec les orbites, et n'en est distincte au-dehors que par un cercle osseux : mais les solipèdes se rapprochent beaucoup plus des pachydermes à cet égard.

Parmi les amphibies, les crêtes qui bornent les fosses temporales sont très-marquées dans le *phoque* et dans le *lamantin*, quoiqu'elles le soient peu dans le *morse*.

Dans les cétacés, les crêtes occipitales et pariétales sont assez marquées, et indiquent bien l'excavation des fosses temporales.

B. *Du muscle temporal.*

Dans l'homme, tout l'espace compris par la fosse temporale est occupé par le muscle temporal ou crotaphite (*temporo-maxillien*). Les fibres charnues de ce muscle sont recouvertes par une forte et large aponévrose, à la face interne de laquelle elles s'insèrent dans la partie supérieure. De tout le pourtour de l'arcade temporale ou des bords de la fosse, les fibres viennent se rendre à un tendon commun qui s'attache à l'apophyse coronoïde de la mâchoire inférieure.

En supposant, comme il le paroît possible, que les différentes portions de la masse de ce muscle rayonnant puissent se contracter partiellement, ou plus d'un côté que d'un autre, elles doivent agir de différentes manières, quoique toutes soient propres à serrer ou rapprocher les deux mâchoires. En effet, les fibres rayonnantes qui s'attachent sur le frontal, en agissant plus directement, doivent porter la mâchoire inférieure un peu en avant; celles qui s'attachent au-dessus de l'apophyse mastoïde, l'entraîner un peu en arrière : enfin les fibres moyennes, ou celles qui s'attachent au pariétal, doivent tendre à ramener la mâchoire inférieure directement en haut, ou dans sa situation la plus ordinaire lorsque la bouche est fermée.

Dans les autres mammifères, la force du muscle temporal dépend de l'étendue de la fosse temporale et de l'espace compris entre l'arcade zygomatique.

Parmi les quadrumanes, les *babouins* et les *cynocéphales* sont ceux qui l'ont plus étendue.

Dans les carnassiers, le crotaphite s'attache sur toutes les crêtes saillantes qui cernent la fosse temporale ; c'est ce qui fait que lorsqu'on enlève la peau de la tête dans ces animaux, on n'aperçoit, au lieu du crâne, qu'une masse de fibres charnues et aponévrotiques.

Dans les rongeurs, en général, le muscle crotaphite est petit, parce que la fosse est peu étendue. Cependant dans le zemmi (*mus typhlus*), ce muscle est très-fort, il se confond presque avec celui du côté opposé sur le sommet de la tête. Dans les lièvres il est mince comme un fil.

En général l'étendue de la fosse temporale détermine la force et la position du crotaphite.

IV. *Des fosses et des muscles ptérygoïdiens.*

A. *Des os.*

La portion la plus inférieure et la plus profonde de la fosse temporale a été nommée *ptérygoïdienne*, parce que l'aile du sphénoïde, désignée sous cette même dénomination, en forme la paroi la plus inférieure.

Dans l'homme, cette fosse est comme échancrée en arrière ; mais dans les singes elle est presque complette, parce que la lame externe de l'apophyse est très-large et semble se recourber un peu de bas en haut et en dehors.

Dans les carnassiers, à peine l'aile externe est-elle marquée : elle est arrondie et ne paroît destinée qu'à prolonger la cavité des narines en arrière.

Les rongeurs varient beaucoup par la disposition de la fosse ptérygoïdienne ; cela tient à l'alongement excessif des os intermaxillaires qui ont repoussé très en arrière ceux de la mâchoire : de sorte que les apophyses ptérygoïdes sont situées dans la fosse gutturale. C'est ce qu'on voit dans le *grand cabiai*, le *paca*, et même dans le *porc-épic*.

Dans les édentés et les tardigrades, les apophyses ptérygoïdes sont tout-à-fait effacées, arrondies.

Les pachydermes ont tous une lame ptérygoïdienne externe très-large ; mais elle varie beaucoup de forme, comme nous l'indiquerons plus bas.

La lame ptérygoïde externe des ruminans et des solipèdes est à-peu-près semblable à celle des pachydermes.

Parmi les amphibies, le *morse* et le *lamantin* se rapprochent beaucoup des rongeurs par la situation de l'apophyse ptérygoïde ; au lieu que le *phoque* et le *dugong* paroissent tenir davantage des carnassiers.

Dans les cétacés, la lame ptérygoïdienne forme le bord antérieur de la cavité des narines, qui est presque verticale.

Entre les lames des apophyses ptérygoïdes, il y

a, dans l'homme, un enfoncement qu'on a nommé la petite fosse *ptérygoïdienne*. La lame interne ou nasale se termine inférieurement par un petit crochet, sur lequel se contourne le tendon d'un muscle que nous ferons connoître par la suite.

Dans quelques singes, la petite fosse ptérygoïdienne est moins profonde ; l'aile interne est près de quatre fois plus courte que l'externe ; elle se termine aussi par un petit crochet ; souvent même, comme dans le *bonnet chinois*, il n'y a pour aile interne que le crochet qui la termine inférieurement.

Dans les carnassiers en général, la petite fosse ptérygoïdienne s'efface d'autant plus que l'animal se rapproche davantage des carnivores ; de sorte qu'on en voit encore quelques traces dans le *hérisson*, les ours, mais qu'il n'y en a plus du tout dans les *chiens*, les *chats*, les *loutres*, les *civettes*.

Les rongeurs ont la petite fosse ptérygoïde excessivement profonde ; mais cette disposition paroît due, ainsi que nous l'avons déja indiqué, à l'articulation de la mâchoire supérieure avec l'os des tempes. Dans le *grand cabiai*, cette fosse est surtout remarquable par sa profondeur et son évasement en forme d'entonnoir.

Les édentés et les tardigrades n'ont point du tout de petite fosse ptérygoïdienne.

Dans les pachydermes, plusieurs espèces en ont une très-marquée : tels sont le *sanglier* ordinaire, celui d'*Ethiopie* et le *babiroussa* ; d'autres, comme le *tapir* et le *tajaçu*, n'en ont même pas de vestige : ces derniers semblent se rapprocher par-là des ruminans et des solipèdes, chez lesquels on ne voit pas non plus de traces de la petite fosse ptérygoïdienne.

Quoique cet enfoncement soit distinct dans le *dugong*, les autres amphibies, comme le *morse*, le *phoque* et le *lamantin*, n'en portent pas la moindre impression.

Enfin, les cétacés, comme le *dauphin*, le *marsouin* et l'*orca*, ont une petite fosse ptérygoïde très-marquée, et qui semble produite par un *dédoublement* de la lame osseuse antérieure des narines, qui tient lieu des apophyses ptérygoïdes.

B. *Des muscles.*

Deux muscles destinés à mouvoir la mâchoire inférieure, ont leur attache fixe sur les apophyses.

L'un, appelé *ptérygoïdien interne* ou *grand* (*sphéno-maxillien*), vient de l'intérieur de la petite fosse ptérygoïde, où il s'attache par des fibres toutes charnues sur la face interne de la lame externe des apophyses ptérygoïdes ; ses fibres descendent un peu en arrière vers l'angle de la mâchoire, sur laquelle elle s'insère du côté interne dans une assez large étendue. C'est en raison de cette disposition que Winslow avoit proposé de le nommer *masséter interne*. Lorsque ce muscle agit seul, il porte obliquement la mâchoire dans le sens opposé à sa direction : lorsqu'il se contracte avec celui de l'autre côté, il devient un releveur très-puissant de la mâchoire.

L'autre muscle, nommé *ptérygoïdien externe* ou *petit* (*spheni-maxillien*), provient de fibres tendineuses insérées à presque toute la face externe de l'apophyse ptérygoïde, et se porte obliquement en arrière, et un peu en haut vers le col du condyle de la mâchoire inférieure, où il s'insère en fournissant même quelques fibres à la capsule articulaire et à la lame cartilagineuse qu'elle contient. Ce petit muscle est très-important dans l'étude de la mastication; car non-seulement il sert à relever un peu la mâchoire, à la porter en devant en même temps que son cartilage inter-articulaire; mais de plus il opère le mouvement oblique qui produit le broiement, lorsque l'un ou l'autre se contracte séparément et alternativement.

Dans les autres mammifères, les muscles ptérygoïdiens ne varient que par leur étendue en longueur et en largeur, et par la plus ou moins grande obliquité de leurs fibres, qui donnent aux mouvemens qu'ils impriment à la mâchore, des directions qui dépendent de leur situation respective. On les retrouve dans presque toutes les familles où nous avons eu occasion de les étudier.

V. *Du muscle digastrique et de ses attaches.*

On a nommé *digastrique*, dans l'homme (*masto-maxillien*), un muscle très-singulier formé de deux ventres charnus, qui s'étend de l'apophyse mastoïde du temporal, à une petite fosse creusée dans la concavité de la mâchoire inférieure, derrière le menton. Le tendon est placé au milieu du muscle, et c'est ce qui lui a valu le nom de digastrique ; il paroît traverser l'épaisseur du muscle stylo-hyoïdien, ainsi qu'une aponévrose qui provient des muscles sterno-scapulo, stylo et mylo-hyoïdiens, et qui s'insère à l'os hyoïde. Dans ce trajet, le tendon est retenu dans une capsule muqueuse ; de sorte que le muscle dans toute sa longueur est courbé en arc, et que les deux extrémités ou ventres sont beaucoup plus relevées que la portion moyenne et tendineuse.

La position de ce muscle contribue beaucoup aux usages divers qu'il paroît destiné à produire. D'abord il est indubitable qu'il abaisse la mâchoire inférieure, et que quand cet os est retenu fixément par ses releveurs, il agit sur l'os hyoïde et sert ainsi à la déglutition, ou même à porter ce petit os et tout le larynx en devant ou en arrière, selon que l'un ou l'autre des ventres agit séparément. Il est encore très-naturel de penser que, lorsque la mâchoire inférieure est retenue par un corps solide qui l'empêche de s'abaisser, il produit un petit renversement de la tête en arrière, ce qui relève la mâchoire supérieure.

Il n'y a que les *singes*, parmi les autres mammifères, chez lesquels le digastrique conserve deux ventres bien distincts, et un tendon moyen qui traverse le *stylo-hyoïdien*. Dans le *mandril* (*sim.*

maimon), les tendons des portions mastoïdiennes des deux côtés se recontrent et se confondent devant l'os hyoïde en formant un arc, dont la convexité est dirigée en avant, de sorte qu'elles semblent plutôt former ensemble un muscle digastrique, que chacune d'elles avec la portion maxillaire de son côté. Les deux secondes portions sont contiguës l'une à l'autre, et tiennent à la convexité du tendon par des fibres aponévrotiques qui se répandent en rayonnant sur leur surface. Leur extrémité antérieure va gagner l'arc du menton. Cette structure du digastrique doit favoriser beaucoup son action pour abaisser la mâchoire inférieure.

Dans les mammifères carnassiers il n'y a jamais qu'un seul ventre sans aponévrose moyenne et superficielle, et son extrémité n'atteint pas l'arc du menton, mais s'attache à l'apophyse qui est à l'angle postérieur de chaque branche, et s'étend un peu au-delà de cet angle.

Dans les *rongeurs*, il se prolonge jusques derrière l'arc du menton auquel il se fixe. On peut de nouveau y reconnoître deux portions assez distinctes par l'amincissement de sa partie moyenne, et par l'aponévrose qui recouvre celle-ci.

Nous n'avons pas trouvé de *digastrique* dans les *fourmiliers* et les *tatous*; il semble être remplacé, dans ces animaux, par un *sterno-maxillien*, muscle, long et grêle, qui est fixé au sternum entre les *sterno-hyoïdiens* et *mastoïdiens*, de chaque côté, s'étend sur les côtés et à l'extérieur du mylo-hyoïdien, et s'attache en avant, à-peu-près au milieu des branches de la mâchoire, à leur bord inférieur.

Le *digastrique* se retrouve dans les *paresseux*, mais il y présente une disposition qui doit le faire agir d'une manière analogue au muscle précédent. Sa portion maxillaire s'attache au bord inférieur de l'arc du menton; elle est jointe en arrière un peu au-devant du bord postérieur du mylo-hyoïdien, par l'analogue du *sterno-hyoïdien*, dont il se détache une très-petite languette qui va à l'os hyoïde.

Dans l'*éléphant*, le digastrique est à un seul ventre, et s'attache en avant au bord postérieur de la mâchoire, et en arrière, à la partie latérale et extérieure du condyle occipital, et au bord postérieur de la plus grosse portion de l'os styloïde.

Dans le *cochon*, il tient par un tendon très-fort à l'extrémité de l'apophyse mastoïde; sa partie charnue ne va guère au-delà de l'angle postérieur de la mâchoire: elle est renforcée par une portion qui vient du *stylo-hyoïdien*.

Dans les *ruminans*, il s'étend jusqu'au milieu de la longueur des branches de la mâchoire; sa partie moyenne est recouverte dans le *bœuf* en dessus et sur son bord interne par une aponévrose qui donne attache à un muscle quarré, dont les fibres vont d'un digastrique à l'autre.

VI. *Des muscles qui agissent médiatement sur la mâchoire inférieure.*

Nous avons indiqué les quatre muscles principaux qui meuvent la mâchoire inférieure dans les mammifères. Il en est quelques autres qui, sans avoir une action aussi exclusive sur cet os, peuvent cependant, dans quelques circonstances, arrêter ou favoriser ses mouvemens. Mais comme ces muscles appartiennent à d'autres fonctions qu'à celle de la mastication, nous nous contenterons de les indiquer ici.

Nous avons déja fait connoître le muscle peaucier, à l'article du pannicule charnu, dans la leçon du toucher. Nous décrirons les autres en traitant de la déglutition. Ce sont les mylo-hyoïdiens, les génio-hyoïdiens, et par suite presque tous les muscles du larynx.

ARTICLE III.

Du mouvement des mâchoires dans les oiseaux.

Le bec des oiseaux est susceptible de mouvemens beaucoup plus compliqués que les mâchoires des quadrupèdes; puisque non seulement le bec supérieur se meut plus ou moins sur la tête, mais que les parties de ce bec se meuvent les unes sur les autres.

I. *Des os.*

Quand on considère par la base une tête de squelette d'oiseau, dont on a désarticulé et enlevé la mâchoire inférieure, on voit que le bec supérieur s'articule avec le crâne par quatre branches ou lames osseuses. Les deux internes, larges, forment la voûte du palais, et les deux externes étroites, plus longues, peuvent être comparées aux arcades zygomatiques.

Ces lames, ou arcs-boutans, n'appuient pas immédiatement sur le crâne. Les palatines s'articulent chacune sur un petit os oblong, dont la figure varie beaucoup, mais que Hérissant a comparé à un omoplate, et qu'il a nommé *omoïde.* Ce petit os omoïde se porte en dehors et en arrière où il se meut dans une petite cavité particulière, pratiquée sur un troisième os qui tient la place de l'apophyse montante de l'os maxillaire, qu'on désigne sous le nom d'*os quarré*, et que nous décrirons bientôt.

Les lames, ou arcades zygomatiques, se terminent sur une autre facette articulaire et plus externe de ce même os quarré, qui devient ainsi le point central du mouvement des deux mâchoires.

On a nommé *quarré*, l'os sur lequel les deux mâchoires s'articulent, parce qu'il a, en général, quatre angles principaux ; deux supérieurs et deux inférieurs. Le supérieur externe est en arrière : il est reçu dans la cavité glénoïde du temporal. Le supérieur interne est tourné vers l'orbite : il est libre, et donne seulement attache à des muscles. Les deux angles inférieurs sont souvent sur le même plan, et sont reçus tous deux dans une cavité de la mâchoire inférieure. Sur l'externe, ou postérieur, est la fossette articulaire qui reçoit l'extrémité de l'arcade zygomatique; au-dessus de l'interne, ou postérieur, est un autre enfoncement dans lequel s'articule l'extrémité postérieure de l'os omoïde.

La figure de l'os omoïde varie beaucoup dans les diverses espèces. Il est en général alongé, applati, avec une crête saillante en dessus. Son extrémité antérieure est articulée avec les arcades palatines, et rapprochée de celle de l'autre côté. L'extrémité postérieure est reçue sur l'os quarré, et est très-distante de celle du côté opposé, les deux os formant ensemble un angle dont la pointe est en avant.

Il résulte de cet assemblage de pièces osseuses un levier brisé très-singulier, et disposé de manière que le bec inférieur ne peut s'abaisser que le supérieur ne soit forcé de s'élever par un mouvement de bascule.

Pour bien entendre ce mécanisme il faut se rappeler comment les os de la face sont articulés avec le crâne, ainsi que nous l'avons fait connoître dans la VIIIe Leçon, page 70. Le bec supérieur s'unit avec le frontal d'une manière particulière, et dont nous ne connoissons encore d'autre exemple que dans la portion inférieure du péroné des oiseaux. Ce sont une ou plusieurs lames osseuses, minces, très-élastiques, qui se courbent sur elles-mêmes, comme le feroit un morceau de baleine. Dans quelques espèces, comme dans le *pélican*, le *cormoran*, les *perroquets*, les *chouettes*, etc., le mouvement s'opère sur une seule lame et sur un même plan indiqué par une rainure très-sensible, et tantôt sur trois ou cinq lames qui se pénètrent réciproquement, comme dans l'*autruche*, les gallinacés, les échassiers à bec pointu, les oiseaux de proie, etc.

Tous les becs d'oiseaux sont ainsi plus ou moins mobiles par la flexion d'une ou plusieurs lames osseuses, même ceux des *calaos*, qui portent des éminences osseuses très-considérables séparées du crâne. C'est sur cette articulation que le bec supérieur s'élève lorsque l'os quarré fait la bascule en avant, et qu'il s'abaisse quand cet os fait la bascule en arrière.

Avant de traiter des muscles qui meuvent les diverses parties, ou la masse totale du bec supérieur, nous allons faire connoître les variétés de forme que présentent les arcades palatines et zygomatiques, les os omoïdes et les os quarrés.

Les arcades palatines varient considérablement pour la forme ; elles paroissent en général remplir l'office des apophyses ptérygoïdes. Dans les oiseaux de proie diurnes, elles sont larges, minces, séparées entr'elles, creusées en gouttière du côté du palais. Dans les nyctériens elles ont à-peu-près la même forme, mais elles sont infiniment moins larges.

Celles des *perroquets* ont une conformation toute particulière ; elles sont larges, épaisses, et au lieu de former une voûte presque plate, elles sont déjetées sur le côté très-obliquement, et dirigées en arrière et en bas, où elles offrent une large lame presque quarrée libre. Ces arcades palatines se réunissent cependant entr'elles, et appuient sur la cloison orbitaire. C'est au point de leur réunion en arrière que s'articulent les os omoïdes. Dans les passereaux, en général, les arcades palatines, d'abord grêles, et ne formant presque qu'un stylet osseux, deviennent ensuite plus larges, s'amincissent considérablement, et présentent en arrière un bord libre échancré. Elles forment cependant dans la ligne moyenne, et par leur réunion, un canal presque cylindrique pour les arrière-narines. Celles du *calao*, au lieu d'être disposées en une espèce de voûte, forment au contraire une saillie considérable; elles se rétrécissent considérablement en arrière, au point où elles reçoivent les os omoïdes; elles sont aussi percées par le conduit des narines, qui, dans ces oiseaux et dans les *toucans*, remonte presque perpendiculairement au-dessus de l'œil. Dans le *crapaud-volant*, elles sont minces comme du papier, excessivement larges en arrière, où elles se terminent par un lobe libre singulièrement arrondi. Les *pigeons*, les *perdrix*, et le plus grand nombre des oiseaux gallinacés, ont ces arcades formées de deux os grêles, minces, très-longs, très-écartés en devant et rapprochés en arrière, où ils reçoivent les os omoïdes.

Les arcades palatines dans les *hérons*, les *grèbes*, les *pingoins*, la *spatule*, les *phœnicoptères*, les *canards*, etc., sont grêles en devant, et séparées entre elles par la fente des narines : en arrière elles

sont

sont larges et terminées par deux pointes. Celles du *pélican* et du *cormoran* nous ont offert une disposition particulière. Séparées en devant par le trou des arrière-narines, elles se soudent bientôt en une large lame, portant une crête longitudinale très-remarquable par sa hauteur dans le *pélican*.

L'*albatroso* présente des formes analogues, mais les lames ne sont point soudées. Dans l'*autruche* les arcades palatines sont deux longs stylets osseux applatis, éloignés entre eux par un intervalle qui fait près de moitié de la largeur totale de la base du bec, et au milieu duquel est situé le bord inférieur libre, gonflé, et arrondi, de la cloison des orbites. En arrière, ces mêmes arcades s'unissent par un espèce de biseau avec les os omoïdes, qui ont une forme toute particulière, comme nous le dirons plus bas.

Enfin nous trouvons dans le *casoar* un exemple tout particulier de structure dans les arcades palatines. Elles sont formées chacune de deux pièces, une moyenne étroite, plus rapprochée de sa correspondante en devant qu'en arrière, où elle s'articule par une longue suture oblique avec l'extrémité antérieure des os omoïdes; l'autre pièce est large, triangulaire, très-mince : son bord antérieur est dentelé libre; l'extérieur est convexe arrondi; il s'unit en devant et obliquement avec l'os maxillaire supérieur : le bord postérieur est entièrement uni avec les trois quarts de la longueur de l'os omoïde, mais la suture en est encore bien distincte.

Les arcades zygomatiques existent dans toutes les espèces d'oiseaux. Elles ne varient que par leur force ou par leur courbure, qui sont déterminées par la figure et les usages du bec; c'est pourquoi nous ne nous y arrêterons pas.

Les os omoïdes offrent beaucoup plus de différence par leur forme, la manière dont ils s'articulent avec les arcades palatines, avec l'os quarré, et souvent avec la base du crâne, par leur plus ou moins d'écartement en arrière, etc.

Dans les *perroquets* et les *passereaux*, les os omoïdes sont grêles, cylindriques, sans aucune espèce d'éminence. Dans les oiseaux de proie diurnes, l'*albatrose*, le *phœnicoptère*, l'os omoïde est cylindrique en arrière; mais il est applati en devant, et à-peu-près droit sur sa longueur.

Dans la *chouette* il est courbé en deux sens comme la clavicule de l'homme. En dehors sa concavité est postérieure et sa convexité antérieure. Il y a de plus vers sa partie moyenne une facette articulaire ovale, par laquelle l'os frotte sur l'apophyse basilaire.

L'os omoïde du *pic* est aussi courbé sur sa longueur, mais dans un seul sens; il n'est plus cylindrique, mais à trois faces, dont la plus large, qui est inférieure, est un peu concave. En dessus, ou du côté du crâne, cet os omoïde porte une apophyse ou épine longue dirigée en avant, et qui forme près du tiers de sa longueur.

Dans le *canard*, l'os omoïde est aussi à trois

faces, dont l'inférieure est très-large, peu concave. Hérissant l'a comparé à une omoplate de lapin. Il n'a pas d'apophyse épineuse, mais une large facette articulaire par laquelle il appuie et se meut sur l'apophyse basilaire.

L'os omoïde du *pélican* est très-gros, très-solide. Il est aussi triangulaire; et sa face inférieure ou palatine est la moins large. Il présente en dessus une crête très-tranchante.

L'*autruche* et le *casoar* sont de tous les oiseaux ceux qui ont l'os omoïde le plus singulier. Dans le *cosoar* il est uni par son bord externe et dans plus des deux tiers de sa longueur avec le bord postérieur de la pièce mince et large des arcades palatines; en dedans il est arrondi, épais, et singulièrement courbé; en arrière, en dessus, et près de son extrémité, il porte une cavité articulaire alongée, par laquelle il s'unit à une éminence particulière qui provient de l'apophyse basilaire. Dans l'*autruche*, l'os omoïde a bien quelques rapports généraux de conformation avec le casoar; mais il est beaucoup plus large vers la partie antérieure où il forme véritablement le palais, les arcades palatines étant nécessairement étroites. Il porte aussi en arrière une large facette articulaire pour recevoir les grosses éminences de l'apophyse basilaire.

Les différences les plus remarquables dans les os quarrés consistent dans le plus ou le moins d'étendue des facettes articulaires, et dans le prolongement ou le raccourcissement des éminences qui les supportent, et dans ceux de l'apophyse libre.

Dans les *pics*, l'angle libre, ou antérieur supérieur, est près du tiers de la longueur de l'os omoïde, sur l'apophyse grêle duquel il appuie, et avec laquelle il semble faire continuité. Dans les *perroquets*, l'angle postérieur supérieur qui s'articule avec le crâne est très-alongé, et fort élevé au-dessus de l'angle libre qui est court, pointu, dirigé en avant : les angles inférieurs sont confondus. Ils forment un condyle ovale, alongé, semblable à celui de la mâchoire inférieure des rongeurs. C'est à son bord antérieur qu'est reçu l'os omoïde, et en dehors et plus en arrière l'arcade zygomatique.

Les *pies*, les *corbeaux*, les *passereaux* et les *échassiers*, ont l'apophyse libre de l'os quarré très-longue, applatie, dirigée en dedans et en devant sur la cloison des orbites.

Dans les *pigeons*, les *poules*, les *gallinacés* en général, les deux angles supérieurs sont à-peu-près aussi élevés; ils forment une sorte de T. L'os omoïde est reçu sur l'intervalle compris entre les deux angles antérieurs. Il en est de même dans l'*autruche* et le *casoar*, mais l'angle libre est beaucoup plus large et plus arrondi à son extrémité.

2°. *Des muscles.*

Comme les deux becs des oiseaux sont mobiles, l'appareil musculaire qui agit sur leurs mâchoires est plus composé que dans les mammifères. D'après les détails dans lesquels nous sommes entrés sur les pièces osseuses qui les constituent, nous avons pu voir que non-seulement la mâchoire inférieure pouvoit être séparément et isolément abaissée et relevée, se mouvoir ainsi sur l'os quarré, considéré comme point d'appui ; mais encore que l'os quarré lui-même, servant ainsi de centre de mouvement, pouvoit changer de position, déterminer l'abaissement et l'élévation du bec supérieur, et les mouvemens de devant en arrière de la mâchoire inférieure.

Nous étudierons d'abord les muscles qui s'insèrent à la mâchoire inférieure, et ensuite ceux qui meuvent particulièrement l'os quarré. Cette description sera faite d'après le *canard*, en indiquant les différences que présentent d'autres oiseaux.

A. *Muscles de la mâchoire inférieure.*

Dans le *canard* il y a de chaque côté trois muscles pour abaisser la mâchoire inférieure ; ils tiennent lieu du *digastrique* (*mastoïdo-génien*). L'un, plus grand, occupe toutes les parties latérales de l'occiput, et vient envelopper l'apophyse en forme de serpette, par laquelle la mâchoire inférieure se termine en arrière ; il a à-peu-près la forme d'une pyramide, dont la pointe seroit en bas. C'est pourquoi Hérissant l'a nommé grand pyramidal.

Le second muscle abaisseur est plus petit, et recouvert par le précédent : il prend naissance sur l'apophyse mastoïde, et se porte dans la petite fossette qui se voit derrière l'articulation de la mâchoire inférieure où il s'insère.

Le troisième est dans une direction presque horizontale. Il provient de la face interne de l'apophyse mastoïde, et s'insère à la mâchoire inférieure dans tout l'intervalle compris entre l'apophyse interne et celle en forme de serpette. Il est séparé du précédent par un petit ligament.

On conçoit que ces trois muscles s'insérant à la mâchoire inférieure au-delà et en arrière de son centre de mouvement, doivent non seulement agir comme sur un levier intermobile : c'est-à-dire qu'en même temps qu'ils l'élèvent en arrière, ils l'abaissent en devant, ou font ouvrir le bec ; mais encore, qu'en raison de leur position et de la grande mobilité du bec inférieur sur l'os quarré, ils doivent tendre à ramener la mâchoire inférieure en arrière, et même à la faire mouvoir de droite à gauche, quand ils agissent isolément ou d'un seul côté.

Ces trois muscles n'existent pas généralement. Le *coq*, le *dindon* n'en ont qu'un seul qui en tient lieu. Le second manque dans la *chouette*, etc.

Pour relever la mâchoire inférieure ou pour fermer le bec, il y a trois autres paires de muscles dans le canard.

L'un, qui est le plus extérieur, le plus considérable, et qui paroît tenir lieu du masséter et du crotaphite, est divisé en quatre portions par des aponévroses, et par la direction de ses fibres.

Ces portions sont assez foiblement unies par de la cellulosité en certains endroits, mais elles le sont beaucoup en d'autres, et tellement qu'on ne peut les séparer sans les endommager. Toutes passent sous l'arcade zygomatique sans s'y attacher : trois de ces portions sont externes, et une interne. La première, ou portion temporale, est vraiment analogue au crotaphite. Elle prend son origine par des fibres charnues tout le long du bord inférieur de l'apophyse orbitaire postérieure : ces fibres se portent en bas et en avant, et aboutissent à un tendon pointu qui s'attache à la petite éminence ou au crochet de la mandibule inférieure, qui paroît tenir lieu de l'apophyse coronoïde. La seconde portion commence par un tendon étroit, attaché à la pointe même de l'apophyse orbitaire postérieure : elle marche au-devant du précédent, et s'attache par des fibres charnues étalées à la face externe de la mandibule, au-devant du crochet dont nous venons de parler. La troisième portion a son origine à la même pointe, en avant de la précédente, par un tendon fort court. Elle est ventrue, et attache ses fibres à la face externe de la mandibule, au-dessus du trou par lequel sort le rameau externe du nerf sous-maxillaire. La quatrième portion est interne ou orbitaire, intimement unie à la précédente vers le bas, où elle s'attache au bord supérieur de la mandibule qui fait là un angle obtus. Vers le haut, ces deux portions sont séparées par le nerf maxillaire supérieur qui marche entre elles. Toutes leurs fibres musculaires tendent par leur raccourcissement à rapprocher le bec inférieur du supérieur, en le portant cependant un peu en arrière.

Les deux autres muscles, qui servent à relever le bec inférieur, sont internes ou en dedans de la mâchoire inférieure : ils tiennent lieu de ptérygoïdiens. Tous deux s'attachent à l'arcade palatine, et vont s'insérer à la face interne de la mandibule inférieure. L'externe ou supérieur est un peu moins avancé, et ses fibres vont plus obliquement en arrière que l'interne ou inférieur. On ne peut pas toujours les distinguer ainsi; dans le *dindon*, par exemple, les deux ptérygoïdiens sont confondus en un seul. Ces muscles, quoique destinés à relever le bec inférieur, paroissent aussi pouvoir le ramener en devant de manière à contre-balancer l'action du crotaphite. En outre, à raison de leur position oblique de dedans en dehors, ils doivent opérer le mouvement de *va et vient* latéral.

B. *Muscles de l'os quarré.*

L'os quarré de chaque côté est mû par trois paires de muscles, qu'on peut distinguer en externes et en internes.

Les muscles externes de l'os quarré sont cachés sous les analogues du masséter et du crotaphite. L'un provient de la mâchoire inférieure par des fibres toutes charnues qui occupent tout son bord supérieur, depuis l'angle qui tient lieu d'apophyse coronoïde jusqu'à l'articulation. Ses fibres se ramassent en un tendon qui s'implante à la partie inférieure de l'angle libre de l'os quarré. Par sa contraction, ce muscle doit abaisser cet angle ou porter en arrière l'angle inférieur ; mouvement par lequel les deux becs se trouvent portés en arrière, et le supérieur en particulier abaissé : mais lorsque l'os quarré est fixé, le principal usage de ce muscle est d'élever la mandibule.

Les deux autres muscles externes sont situés au-dessus de l'os quarré. L'antérieur prend naissance sur la cloison moyenne des orbites ; il se porte un peu obliquement en arrière, et en bas il forme un tendon qui s'insère à l'angle libre. Il est clair que par sa contraction il ramène en devant la partie inférieure de l'os quarré, ce qui produit en même temps l'élévation du bec supérieur et la protraction du bec inférieur.

Le troisième muscle externe de l'os quarré est court. Il est inséré sur la base du crâne, et descend presque perpendiculairement sur l'os quarré, où il s'attache dans tout l'intervalle compris entre les deux angles supérieurs. Ce dernier ne paroît destiné qu'à fixer l'os quarré dans sa situation naturelle, pour que le bec inférieur puisse s'élever et s'abaisser librement.

Les muscles internes de l'os quarré sont aussi au nombre de trois. Le plus inférieur et le plus long est dans une situation presque horizontale. Il naît sur l'angle antérieur-inférieur par des fibres toutes charnues qui forment une petite pyramide et se portent en devant, où elles aboutissent à un tendon grêle qui vient se perdre dans les chairs du palais, vers la commissure des becs. Il paroît avoir pour fonction de s'opposer à ce que l'os quarré ne soit trop porté en arrière, lorsque le bec supérieur est fortement relevé.

Les deux autres muscles internes pourroient être regardés comme deux plans de fibres. Ils sont situés en dedans des os omoïdes, dont ils suivent à-peu-près la direction. L'un, plus superficiel, paroît provenir de la face interne de l'apophyse libre; il se termine par un tendon très-grêle sur l'extrémité postérieure et libre de l'arcade palatine. L'autre plan, caché sous les fibres du précédent, est un peu plus court, mais il a la même direction et la même terminaison. Dans le *coq* et le *dindon*, ces trois muscles sont remplacés par un seul très-considérable, dont les attaches sont semblables à celles des deux derniers.

On retrouve à-peu-près les mêmes muscles dans le *perroquet*. Ils sont cependant en général plus volumineux et plus forts. Les muscles qui ferment le bec sont sur-tout plus nombreux. Ils forment six plans assez distincts, que nous allons faire connoître en considérant la tête extérieurement.

Le premier vient de l'apophyse orbitaire-inférieure, et du pourtour de l'arcade zygomatique. Il se dirige obliquement en avant vers la partie moyenne de la face externe de la mâchoire inférieure. Ses fibres sont très-obliques ; aussi en même temps qu'elles relèvent la mâchoire, elles la portent en arrière.

Le second occupe toute la fosse temporale et la partie postérieure de l'orbite ; le tendon qu'elles forment est en arrière. La portion charnue se continue en devant jusques sur le bord tranchant de la mâchoire inférieure, sur lequel le muscle se termine. D'aprés la direction de ses fibres il produit le même mouvement que le précédent.

Le troisième plan ne peut être bien distingué que lorsque l'on a enlevé le cercle osseux de l'orbite et le globe de l'œil. Il paroît composé de deux portions, mais si unies dans la ligne de jonction, qu'on ne peut les séparer sans les endommager. L'une s'attache sous l'arcade que forme l'apophyse antérieure de l'orbite avec le septum. L'autre vient du plafond de l'orbite et du septum derrière cette apophyse. Celle-ci a inférieurement un tendon bien marqué. Toutes deux s'insèrent à la face interne de la branche de la mâchoire inférieure au-dessous de son angle coronoïde. Ce muscle relève fortement la mâchoire inférieure ; il applique directement les deux becs l'un contre l'autre.

Le quatrième tient à la paroi postérieure de l'orbite, derrière le trou optique. Il descend obliquement en avant, et vient s'insérer, par un tendon argenté, à la face interne de la mâchoire inférieure entre l'échancrure condyloïde et l'angle coronoïde. Il agit comme les deux premières portions. Il doit tirer le bec inférieur en arrière à mesure qu'il le relève.

Le cinquième muscle vient du tranchant supérieur de la grande apophyse de l'arcade palatine et de l'angle de sa réunion avec cette même arcade ; il se dirige obliquement en arrière pour se terminer à-peu-près au même point que le précédent, avec lequel il forme ainsi une sorte de V, dont la pointe est sur la mâchoire. Quoique destiné aussi à fermer la mâchoire, il agit en sens contraire, puisqu'il la tire en avant.

Enfin le sixième, qui provient de la face interne de la mâchoire inférieure, où il s'attache sur le tranchant de l'épine saillante qui s'y remarque, se porte obliquement en haut vers la pointe supérieure de la grande apophyse de l'arcade palatine, et il s'y insère. Ses fibres sont rangées, comme la barbe d'une plume, autour d'un tendon qui en occupe la partie moyenne. Il ferme le bec en tirant aussi l'inférieur en avant. Les autres muscles sont en même nombre que dans le canard ; ils ne diffèrent que par leur grosseur. Le digastrique et le ptérygoïdien interne sur-tout sont très-volumineux.

Il résulte de la disposition articulaire de la mâchoire inférieure dans les oiseaux, qu'elle forme un véritable levier coudé ; que l'os quarré présente le condyle et la partie montante de la mâchoire ; que cet os inter-articulaire transporte le centre de mouvement en différents points, et que dans chacune des positions où il se trouve il agit toujours comme une bascule qui détermine l'ouverture ou la fermeture du bec.

ARTICLE IV.

Des mouvemens des mâchoires dans les reptiles.

Si l'on vouloit diviser les reptiles d'après la conformation des os de leurs mâchoires et l'espèce de mouvement dont elles sont susceptibles, on pourroit en former deux ordres. Dans le premier seroient placés ceux qui ont la mâchoire inférieure seule mobile, comme les *crocodiles*, les *lézards*, les *tortues*, les *grenouilles* et les *salamandres*, et parmi les serpens, les *orvets* et les *amphisbènes*. Dans le second seroient rangées les couleuvres et toutes les espèces de serpens venimeux qui peuvent mouvoir l'une et l'autre mâchoires.

La disposition générale de l'articulation est à-peu-près la même dans les reptiles que dans les oiseaux. Il n'y a point de condyle à l'extrémité postérieure de la mâchoire, mais une facette articulaire creusée pour recevoir une éminence qui a beaucoup d'analogie avec l'os quarré, et dont elle ne diffère que parce qu'elle n'est pas aussi mobile, aussi libre, et que souvent elle n'est qu'un simple prolongement de l'os des tempes.

Dans tous les quadrupèdes ovipares c'est par ce point le plus inférieur du crâne, et sur une facette articulaire presque transverse et en forme de condyle, que vient s'articuler la mâchoire inférieure par une cavité glénoïdale, dont la partie moyenne présente quelquefois une ligne saillante qui en fait une sorte de poulie. En arrière de cette cavité articulaire il y a souvent une apophyse ou un prolongement osseux plus ou moins long, destiné à donner attache au muscle analogue du digastrique.

Les différences les plus notables que nous croyons devoir indiquer ici, résident dans la disposition de cette éminence saillante du temporal, de cette sorte de condyle; dans le plus ou le moins de prolongement de l'apophyse située en arrière de l'articulation de la mâchoire inférieure; dans l'étendue et la situation de la fosse temporale; et enfin dans l'existence ou le défaut de l'éminence qui tient lieu d'apophyse coronoïde.

Plus l'éminence temporale en forme de condyle est portée en arrière, plus les mâchoires se rapprochent dans leur longueur. C'est ce qu'on observe dans le *crocodile*, la *grenouille*, les *salamandres*, les *tortues*. Quand au contraire elle descend presque verticalement ou très-obliquement, et qu'elle est très-alongée, comme dans le *caméléon*, les *iguanes*, elle forme une sorte de pédicule à la mâchoire inférieure qui, en l'éloignant du crâne, produit un écartement respectif beaucoup plus considérable. Plusieurs espèces de lézards tiennent l'intermédiaire entre ces deux extrêmes; tels sont le *lézard agile*, le *dragon*, etc.

Le *crocodile* est celui de tous les quadrupèdes ovipares dans lequel l'apophyse qui donne attache au muscle digastrique est la plus longue. On la voit sensiblement diminuer dans le *caméléon*, le *gecko*, le *tupinambis*, les *tortues*; enfin on n'en voit plus du tout dans le *pipa*, la *chélonée*, le *crapaud*, la *grenouille*, la *salamandre*.

Les fosses temporales sont toujours très-profondes dans les reptiles à quatre pieds. Dans tous elles sont réunies avec la cavité de l'orbite. Dans quelques espèces, ces deux fosses sont séparées en devant par un cercle osseux, comme dans les *tortues*, le *crocodile*, le *dragon* et les autres lézards; mais dans le *pipa*, les *grenouilles*, les *salamandres*, il n'y a plus de cercle orbitaire.

L'apophyse coronoïde de la mâchoire inférieure n'est pas saillante dans la plupart des animaux qui nous occupent. On en voit seulement une esquisse dans les *tortues*, le *caméléon*, et quelques *lézards*, comme l'*iguane*; mais il n'y en a plus du tout de trace dans le *crocodile*, les *grenouilles* et les *salamandres*.

Les muscles qui meuvent les mâchoires dans les quadrupèdes ovipares sont en même nombre et analogues à ceux des mammifères.

Le masséter est très-gros et très-distinct dans le *tupinambis*. Il occupe tout l'espace compris entre le bord postérieur de l'orbite et le trou auditif. Sa direction est oblique de derrière en devant, de sorte qu'en relevant la mâchoire il la porte en arrière. Ce même muscle est petit dans l'*agame marbré* et dans la *tortue.* Il est si mince qu'à peine peut-on le distinguer de la partie inférieure du temporal.

Le crotaphite est très-volumineux dans la *tortue;* il occupe toute la fosse temporale, et forme en arrière la cavité de l'orbite. Il est beaucoup plus petit dans le *tupinambis* et dans le *lézard ordinaire*, animaux chez lesquels il est presqu'entièrement caché par le masséter.

Les ptérygoïdiens sont en général peu distincts l'un de l'autre. Dans le *tupinambis* ils enveloppent toute la branche de la mâchoire vers son extrémité. Les fibres en sont comme torses. En même temps qu'elles relèvent la mâchoire par leur raccourcissement, elles doivent la porter en avant et agir par conséquent en sens opposé des deux précédens. Dans la *tortue* les mêmes muscles sont plats et minces, et leurs fibres sont presque transversales, de sorte qu'elles peuvent plus directement porter la mâchoire inférieure alternativement de droite à gauche.

Dans tous ces reptiles l'analogue du digastrique est un muscle plat, triangulaire, dont la partie large vient s'implanter au ligament cervical derrière l'occiput, et dont la pointe se termine à la dernière extrémité de la mâchoire, derrière son articulation, et auprès des muscles ptérygoïdiens.

Tous les serpens n'ont pas les deux mâchoires mobiles. On peut à cet égard les diviser en trois ordres.

ordres. Ceux qui ont les branches de la mâchoire inférieure soudée, et qui, par cette seule disposition, n'ont aucun mouvement de protraction ni de latéralité dans la supérieure ; secondement les serpens qui ont les branches de la mâchoire distinctes, réunies dans l'état frais par un ligament élastique. Ceux-là ont seulement la possibilité d'écarter les deux mâchoires, ou bien ils peuvent en même temps écarter les mâchoires et porter en avant une partie ou la masse totale de la mâchoire supérieure.

C'est dans cet ordre que nous allons étudier le mouvement des mâchoires, en traitant d'abord des os, et ensuite des muscles.

I. *Des os.*

Les serpens à mâchoire inférieure soudée ont la tête conformée à-peu-près comme celle des lézards. Tels sont l'*orvet* et l'*amphisbène*, la *cœcilie*, l'*acrochorde* et les *hydrophides*.

La tête de l'*orvet* a les plus grands rapports avec celle de l'iguane. L'arcade de la mâchoire supérieure est continue, et correspond à la courbure de l'inférieure ; la voûte du palais est presque complette en devant. Les arcades palatines se dirigent en arrière, et s'unissent au pédicule condyloïde du temporal. Ce pédicule est court, et dans une direction presque verticale. Il est creusé en arrière pour l'attache du muscle digastrique. La mâchoire inférieure porte en arrière de son articulation une petite apophyse pour l'attache des muscles propres à l'abaisser, et vers son tiers postérieur une autre analogue à la coronoïde, destinée aux muscles releveurs.

Dans l'*amphisbène*, quoique la configuration générale soit un peu changée, on retrouve à-peu-près la même disposition. La masse totale de la mâchoire supérieure est moins éloignée du crâne; la voûte du palais est presque complette. Les arcades palatines sont beaucoup plus larges. Le pédicule condyloïde du temporal, au lieu d'être vertical, se porte presque horizontalement en devant. La mâchoire inférieure est beaucoup plus courte à proportion du crâne. Elle s'articule avec le condyle par son point le plus postérieur. Elle est extrêmement évasée en arrière pour produire l'apophyse coronoïde. Les fosses temporales et orbitaires sont entièrement confondues. Elles sont bornées par des crêtes osseuses, saillantes, comme dans les mammifères carnassiers; aussi au premier abord la tête de l'amphisbène pourroit être prise pour celle d'un chéiroptère ou d'un vermiforme.

Les serpens du second ordre qui ont la mâchoire inférieure formée de deux branches distinctes, et la supérieure susceptible de s'écarter et non de se porter en avant, sont toutes les *couleuvres* non venimeuses et les *boas*. Dans ceux-ci la conformation des os de la mâchoire supérieure est très-différente de celle des lézards, quoique les os en soient à-peu-près les mêmes; comme nous l'avons déja indiqué dans l'article cinquième de la leçon sur l'*ostéologie de la tête.*

Les os incisifs ne portent pas toujours des dents ; quelquefois même, comme dans les *boas*, ils ne réunissent pas les os maxillaires supérieurs. Tous les autres os de la mâchoire sont mobiles sur le crâne, et y sont seulement supportés.

Les os sus-maxillaires sont deux longues branches osseuses, dans lesquelles les dents sont implantées ; ils font le bord extérieur de la fosse du palais. Ils sont articulés par deux points ; d'abord vers leur partie moyenne, comme un levier du premier genre, sur un petit os analogue au jugal qui forme le bord antérieur de l'orbite ; à-peu-près vers ce même point, mais du côté interne, l'os sus-maxillaire porte encore une apophyse qui glisse en coulisse, et appuie sur l'arcade palatine. C'est sur ces deux facettes que l'os se meut, et joue comme une bascule. L'extrémité antérieure de cet os sus-maxillaire est libre : la postérieure reçoit l'extrémité d'un os particulier qui sert à l'unir aux arcades palatines.

Nous nommons arcades palatines les deux branches osseuses intérieures. Elles sont elles-mêmes formées de deux parties : une antérieure, libre en devant, et articulée par trois points ; en arrière, avec une branche osseuse qui se porte vers l'extrémité de la mâchoire inférieure en dedans de son articulation, et qui semble en faire la continuation ; en dehors, avec l'os particulier qui l'unit à l'arcade maxillaire, et en dessus sur la base du crâne au-devant des orbites.

La portion postérieure de l'arcade palatine est analogue aux lames ou ailes ptérygoïdiennes. Elle s'articule par trois points ; 1°. en devant avec l'extrémité postérieure de la première portion ; 2°. en arrière avec la mâchoire inférieure du côté interne ; 3°. en dehors, et vers son tiers antérieur, avec l'os qui l'unit à l'arcade maxillaire.

Enfin, le troisième os palato-maxillaire est une portion osseuse à-peu-près cylindrique dans son milieu, applanie et élargie à ses deux extrémités par lesquelles elle appuie, et s'articule en dehors avec l'extrémité postérieure de l'arcade maxillaire ; en dedans, vers le tiers ou la partie moyenne et externe de la portion ptérygoïdienne de l'arcade palatine.

Il résulte de cette singulière conformation, que toute la mâchoire supérieure est comme suspendue et distincte du crâne, et subordonnée aux mouvemens de la mâchoire inférieure ; car, par l'écartement des extrémités postérieures de celle-ci, les arcades ptérygoïdiennes s'éloignent ; elles entraînent en dehors les extrémités postérieures des arcades palatines et maxillaires, en même temps qu'elles portent en dedans leur extrémité antérieure. Quand au contraire les deux bords internes des lames ptérygoïdiennes viennent à se toucher, ou, ce qui revient au même, quand les extrémités articulaires de la mâchoire inférieure tendent à se rapprocher, les extrémités antérieures des arcades palatines et maxillaires se portent en dehors et s'éloignent l'une de l'autre.

Les serpens du troisième ordre qui ont les mâchoires susceptibles de s'écarter, et qui peuvent en même temps porter en avant les os sus-maxillaires proprement dits, n'offrent qu'une petite modification de la structure de ceux de l'ordre précédent. Leurs arcades ptérygoïdiennes s'articulent avec la mâchoire inférieure vers son extrémité, du côté de la face gutturale. Elles reçoivent aussi l'os qui doit les joindre aux arcades palatines; mais celles-ci sont très-courtes, entièrement dirigées en avant, et ne contiennent que les dents venimeuses. Cet os intermédiaire se porte donc au-dessus du maxillaire supérieur, qui est articulé lui-même au-devant de l'orbite sur l'os de la pommette court et mobile; de sorte que, par le mouvement de la mâchoire inférieure en avant, l'arcade palatine, entraînée dans cette direction, chasse devant elle l'os qui l'unit à la maxillaire; celle-ci, extrêmement mobile, se redresse aussitôt, ou se porte en avant en jouant sur l'os de la pommette, ce qui produit une suite de mouvemens très-compliqués.

Quant à l'articulation de la mâchoire inférieure, elle est la même dans toute cette famille. Les apophyses temporales se prolongent en arrière: elles reçoivent un os intermédiaire analogue à celui qu'on désigne sous le nom de *quarré* dans les oiseaux. Cet os est très-court et peu mobile dans les espèces à mâchoires supérieures fixes, et à inférieure soudée.

Dans l'*amphisbène* il se porte en avant vers la mâchoire inférieure, qui est de près d'un tiers moins longue que le crâne; particularité que nous n'avons observée que dans cette espèce. Dans l'*orvet*, l'os analogue du quarré descend beaucoup plus obliquement en devant.

Dans toutes les autres espèces, l'os quarré est beaucoup plus long. Il descend quelquefois perpendiculairement, comme dans les *boas*; mais le plus ordinairement en arrière, comme dans la plupart des *couleuvres*. Son extrémité temporale est ordinairement élargie et creusée d'une petite fosse. L'inférieure est arrondie en forme de condyle, et reçue dans une fossette de l'extrémité postérieure de la branche correspondante de l'os sous-maxillaire.

D'après la nature de son articulation, la mâchoire inférieure de l'un et de l'autre côté peut non-seulement s'élever et s'abaisser, ouvrir et fermer la bouche, en jouant sur l'os analogue de l'os quarré, comme cela est seulement possible dans l'*amphisbène* et dans l'*orvet*; mais encore elle peut se porter en dehors, et entraîner dans cette direction l'os quarré, comme cela arrive dans les *couleuvres* et les *serpens venimeux*, toutes les fois que l'arcade ptérygoïdienne se porte en dehors: ou, ce qui revient au même, toutes les fois que la mâchoire supérieure s'élargit, l'inférieure doit suivre sa dilatation, parce que les extrémités postérieures des arcades ptérygoïdiennes étant articulées avec la partie interne de la mâchoire inférieure, elles doivent les entraîner dans leurs mouvemens. Aussi la direction des muscles s'accorde-t-elle très-bien avec cette conformation, comme nous allons le faire connoître.

II. *Des muscles.*

Les muscles des mâchoires de l'*orvet* et de l'*amphisbène*, et probablement de tous les serpens à mâchoire inférieure soudée, sont semblables à ceux du lézard ordinaire; mais ils sont très-différens dans les serpens à mâchoire inférieure, formée de deux pièces distinctes : nous allons prendre pour exemple le *serpent à sonnettes.*

Ici les muscles de la mâchoire inférieure sont cachés dans l'épaisseur des lèvres, et font de chaque côté le tour de la bouche. Celui qui forme le bord antérieur de la commissure des lèvres est le plus fort, et paroît tenir lieu du masseter. Il prend naissance, par des aponévroses très-solides, sur la bourse tendineuse qui contient la glande venimeuse. Ses fibres forment un gros cordon qui constitue toute l'épaisseur de la lèvre inférieure, et s'insèrent au bord supérieur de la branche sous-maxillaire, sur presque les deux tiers de sa longueur.

Celui qu'on trouve immédiatement derrière est

analogue au crotaphite. Il est beaucoup plus grêle que le précédent. C'est une bandelette charnue, dont l'extrémité supérieure provient de l'échancrure temporale qui se voit derrière l'orbite, et dont l'extrémité inférieure, après s'être portée en arrière derrière la commissure, vient se confondre avec l'insertion du précédent.

Il est facile de concevoir que ces deux muscles en se contractant tendent à rapprocher les deux mâchoires l'une de l'autre, et à fermer entièrement la bouche.

On retrouve en outre dans l'épaisseur de cette commissure, en arrière des précédens, un muscle beaucoup plus court, mais de même forme qu'eux. Il occupe toute la partie inférieure de l'os quarré, et à-peu-près le tiers postérieur de la mâchoire au bord externe du canal dentaire. C'est un accessoire du temporal et du masséter.

L'analogue du muscle digastrique occupe toute la longueur de la partie postérieure de l'os quarré, et se termine de chaque côté à l'angle ou apophyse la plus postérieure de la branche de la mâchoire, au-delà et en arrière de son articulation.

Les muscles qui meuvent la mâchoire supérieure sont en plus grand nombre.

Il en est un très-charnu qui prend naissance, par des fibres aponévrotiques, sur la capsule qui recouvre l'articulation de la branche de la mâchoire avec l'os quarré, et qui se porte en devant et en haut vers la bourse des dents venimeuses sur laquelle il s'épanouit en partie, et sur l'apophyse postérieure de l'os sus-maxillaire. L'usage de ce muscle est évidemment de porter en en-bas les dents venimeuses lorsqu'elles ont été redressées.

Deux autres muscles agissent ensuite sur les branches ptérygoïdiennes et palatines. La direction de leurs fibres est en sens inverse. Tous deux sont situés entre la ligne moyenne de la base du crâne et les arcades palatines. Le plus inférieur, placé immédiatement au-dessous de la peau dans la fosse palatine, est un plan de fibres alongées qui occupe toute la ligne moyenne du crâne, et se porte en arrière sur la face interne de la lame osseuse ptérygoïde qu'il doit en même temps porter en dedans et en avant, de manière à produire la protraction de l'os sus-maxillaire ou le relèvement des crochets venimeux, et le rétrécissement de la bouche par le rapprochement des deux arcades intérieures.

L'autre muscle, plus mince, et situé au-dessus du précédent, du côté de la base du crâne, s'étend depuis la portion la plus antérieure de l'arcade palatine et toute la longueur de cette arcade, jusqu'à la ligne moyenne de la base du crâne, en croisant la direction du muscle précédent sur lequel il se trouve placé. Par sa contraction il ramène en arrière toute la masse de la mâchoire supérieure, en produisant en même temps le rapprochement des deux branches qui la forment.

C'est à l'aide de ce mécanisme que les serpens peuvent tordre leurs bouches en mordant les corps, qu'ils les dilatent extraordinairement en avalant des animaux plus gros que leur corps même.

Leurs dents servent seulement à retenir la proie: les muscles destinés à mouvoir les pièces qui les supportent, ne sont plus propres à broyer, mais seulement à opérer des mouvemens d'abaissement, d'élévation, d'écartement, de rapprochement, de protraction et de rétraction.

ARTICLE V.

Des mouvemens des mâchoires dans les poissons.

Nous avons fait connoître avec assez de détails les os qui composent la face, dans la huitième leçon. Nous n'ajouterons ici que la description des mâchoires dans les poissons cartilagineux.

Dans les *squales*, les deux mâchoires sont très-mobiles. La supérieure est principalement formée de deux grands cartilages, dans lesquels sont implantées plusieurs rangées de dents. Elle reçoit aussi quelques cartilages, que nous ferons connoître par la suite. Elle est retenue en arrière et en haut par deux très-forts ligamens de forme conique, dont la pointe vient s'insérer dans la partie la plus profonde de l'orbite. En arrière, et par son extrémité, la mâchoire supérieure s'articule sur l'inférieure par deux facettes condyloïdiennes, séparées entre elles par un petit disque cartilagineux inter-articulaire.

Les cartilages accessoires de la mâchoire supérieure sont d'abord deux petites lames attachées seulement par l'une de leurs extrémités, qui est plate et ronde vers le tiers antérieur de chacune des branches; elles sont libres dans le reste de leur étendue : elles sont comprises dans l'épaisseur des lèvres.

Un peu plus en arrière on en trouve deux autres qui se portant en bas et en arrière en rencontrent deux semblables qui proviennent de la mâchoire inférieure, et avec lesquels ils s'articulent en formant ainsi une arcade complette qui entoure la bouche. L'angle produit par leur réunion est rentrant en devant, il est mobile dans le point de la commissure des lèvres, et c'est à son plus ou moins d'évasement qu'est dû l'écartement des deux lèvres ou le rapprochement.

La mâchoire inférieure est aussi composée de deux branches mobiles dans la symphyse. Sa hauteur et son évasement sont souvent plus considérables que dans la mâchoire supérieure, et elle s'articule en arrière avec trois cartilages. L'un est une plaque très-épaisse, un peu contournée sur elle-même, qui descend presque verticalement du crâne sur lequel elle s'articule, et qui tient lieu d'os quarré. Le second est la mâchoire supérieure, et le troisième un cartilage qui soutient les branchies.

En général les mouvemens des mâchoires dans les squales se bornent à ceux d'élévation et d'abaissement ; les latéraux sont très-gênés.

Dans l'*esturgeon*, dont la bouche paroît au premier aperçu différer beaucoup de celle des squales, on retrouve cependant une similitude qui n'est masquée que par les proportions diverses des parties qui la composent.

Dans ce poisson la face prolongée en pointe aiguë recouvre complétement la bouche à-peu-près comme dans les raies. Les cartilages qui remplacent les os maxillaires supérieurs sont très-étroits en devant ; mais ils se prolongent en arrière et en haut, où ils s'étendent et s'unissent en une large plaque qui forme la voûte du palais. Il paroit même qu'ils reçoivent là des lames accessoires qui peut-être sont analogues aux os palatins.

La mâchoire inférieure est formée de deux branches plates presques transverses, qui s'articulent en arrière avec la mâchoire supérieure et avec un gros cartilage inter-articulaire.

Ce troisième cartilage, dont nous avons indiqué le rudiment dans les squales, est fort alongé ; il soutient la pièce qui sert d'opercule aux branchies, et il s'articule en même temps avec le cartilage analogue à l'os quarré.

C'est à l'aide de ce cartilage inter-articulaire qui sert comme de bascule, que la bouche de l'esturgeon peut s'avancer et reculer par l'action des muscles que nous ferons connoître par la suite.

Les muscles des mâchoires dans les poissons cartilagineux, sont en plus grand nombre que dans ceux qui ont le squelette osseux.

La mâchoire inférieure de la raie, par exemple, est abaissée par un grand muscle quarré long à fibres droites et parallèles, dont l'attache fixe est un cartilage transverse qui soutient les nageoires de devant, et celle qui est mobile vers la partie moyenne de la mâchoire inférieure.

Deux petits muscles, un de chaque côté, contribuent encore à l'abaissement de la mâchoire inférieure. Ceux-ci sont fixés en avant vers la commissure des lèvres, et viennent presque se croiser sous le muscle impair précédent, où ils s'attachent en partie à la peau, et en partie au cartilage transverse.

Les muscles releveurs de la mâchoire inférieure agissent aussi sur la supérieure.

L'un s'insère à sa partie latérale, et passant pardessus la mâchoire supérieure comme sur une poulie de renvoi, il vient s'attacher à la base externe du crâne, immédiatement au-dessus de la mâchoire supérieure.

Un second est large et court. Ses fibres sont droites et parallèles, toutes charnues; elles s'attachent ou s'insèrent au bord supérieur de la mâchoire supérieure, et à l'inférieur de l'autre.

Le troisième est très-singulier; il a quelques rapports avec les muscles que nous avons décrits dans la queue de l'écrevisse. Les fibres en sont entrelacées. On y distingue trois masses de fibres principales : deux antérieures et une postérieure.

L'une des masses se trouve située en devant et en dessus de la mâchoire supérieure vers la commissure. Elle s'attache à son bord supérieur, et va obliquement se joindre au bord extérieur de la masse suivante. Cette seconde a à-peu-près la même position relativement à la mâchoire inférieure ; elle passe derrière l'autre et s'y joint extérieurement. La troisième masse de fibres musculaires, ou la postérieure, paroît tenir à l'extrémité de la mâchoire supérieure, et se colle au dos, ou à la partie postérieure et arrondie de la seconde. Toutes ces fibres, par ce singulier entrelacement, paroissent destinées à tenir fortement la bouche fermée lorsque l'animal a saisi quelque proie.

Enfin deux très-longs muscles qui viennent de l'épine, et qui passent entre le palais et le crâne pour s'insérer à la mâchoire supérieure, sont les puissances qui ramènent la bouche en devant lorsqu'elle a été portée en arrière par le grand muscle impair, dont nous avons parlé au commencement de cet article.

Les deux mâchoires exécutant leurs mouvemens sur le cartilage analogue à l'os quarré des oiseaux, dont l'extrémité supérieure tient au crâne par une articulation mobile, jusqu'à un certain point, il y a de plus deux paires de muscles qui agissent sur ce cartilage, et par son moyen sur les mâchoires.

Une de ces paires est composée de muscles très-épais attachés en arrière, de chaque côté du sternum, et dont les fibres charnues, dirigées obliquement en avant et en dehors, se réunissent à un fort tendon qui s'insère sur l'extrémité inférieure du cartilage en question, très-près de son articulation avec les mâchoires. Ils tirent cette extrémité en arrière et en dedans, ouvrent par conséquent l'angle que fait ce cartilage en avant avec la base du crâne, en lui donnant une direction plus approchée de la perpendiculaire, et éloignent en même temps les deux mâchoires de cette base; ils fixent le même cartilage dans cette position, et procurent à ces dernières un point fixe, sur lequel elles peuvent se mouvoir. Deux autres muscles plus petits et moins importans, fixés d'un côté par une portion tendineuse à la partie moyenne du même cartilage, se dirigent en arrière en dedans et en bas pour aller épanouir leurs fibres charnues sur une aponévrose qui est en arrière de la mâchoire inférieure. Ils aident les premiers en tirant en dedans et en bas le cartilage analogue à l'os quarré des *oiseaux*.

Dans le *squale rochier* les muscles sont à-peu-près les mêmes que dans la *raie ;* cependant, comme la bouche est presque à l'extrémité du museau, on ne trouve point les deux grands muscles qui de l'épine du dos se portent à la mâchoire supérieure, et qui sont destinés à la protraction de la bouche.

Dans l'*esturgeon* les muscles protracteurs et rétracteurs de la bouche sont très-simples. Il y a d'abord un muscle très-fort et très-long qui vient de la partie postérieure de la hure, derrière l'œil, et se porte en arrière sur le gros cartilage qui tient lieu de l'os quarré. En tirant en devant cet os, il fait faire la bascule aux autres cartilages de la bouche, qu'il soutient et qu'il porte ainsi en avant par un mouvement de *va* et *vient*.

Celui qui ramène la bouche en arrière est beaucoup plus petit; il est situé entre le crâne et la partie supérieure du cartilage analogue à l'os quarré. Les fibres sont un peu obliques de haut en bas, et en arrière; par leur contraction elles tendent à ramener en devant la partie postérieure de l'os quarré, ce qui produit la rétraction de la bouche.

Les muscles des lèvres ou de la bouche proprement dite, ceux qui servent à l'ouvrir ou à la fermer, sont à-peu-près les mêmes que dans la raie et dans les squales.

Dans les *balistes*, les *tétrodons*, les *diodons*, et surtout les *syngnates*, les os de la face sont extrêmement prolongés, et forment un long museau, sous lequel s'avancent les os quarrés, qui sont très-grands. C'est au bout de ce museau que s'articulent et se meuvent les deux mâchoires. La supérieure forme, dans les balistes, un arc de cercle applati, dont les deux branches descendent sur les côtés et à l'extérieur de la mâchoire inférieure,

férieure, et s'articulent, par le milieu de leur bord postérieur, sur un petit os qui tient lui-même à l'extrémité du museau. L'inférieure forme de même un arc de cercle applati, courbé en sens inverse, et articulé sur les extrémités antérieures des deux os quarrés, sur lesquels cette mâchoire exécute des mouvemens de bascule opposés à ceux de la supérieure. Voici les muscles qui les déterminent dans l'une et l'autre. Il y en a deux fort considérables qui remplissent la grande fosse qui règne sur tout le côté du museau, depuis l'orbite jusqu'aux mâchoires. 1°. L'un est attaché en arrière à un ligament qui complette le bord antérieur de l'orbite; ses fibres charnues, dirigées d'arrière en avant, s'arrêtent en partie au bord postérieur de la branche descendante de la mâchoire supérieure, et dégénèrent près des mâchoires, pour la plupart, en un tendon qui enveloppe l'extrémité de cette branche, et se porte à la mâchoire inférieure, sur laquelle il se termine au-dessus de son articulation. Ce muscle meut les deux mâchoires en sens opposé, et les rapproche l'une de l'autre. En tirant en arrière et en haut l'extrémité de la branche descendante de la mâchoire supérieure, il abaisse la portion de cette mâchoire qui est au-delà du point d'appui. On voit qu'elle forme ainsi un levier du premier genre, le plus avantageux des trois, et dont on trouve rarement des exemples dans l'économie animale. Le même muscle relève la mâchoire supérieure et la rapproche de la première. Cet effet est encore produit par le suivant. 2°. Il remplit la portion inférieure de la même fosse, au plancher de laquelle ses fibres sont fixées; elles se portent obliquement en avant et en dedans à une aponévrose qui règne sur son bord interne, et dont l'extrémité va se fixer à la face interne de la mâchoire inférieure. 3°. Ce muscle en recouvre un troisième beaucoup moins fort, dont les fibres charnues tiennent aussi au plancher de la même fosse, et dont le tendon grêle va presque au bord postérieur de la branche descendante de la mâchoire supérieure. Il aide le premier dans son action.

La mâchoire inférieure est abaissée : 1°. par un muscle impair qui s'attache en arrière de chaque côté de l'os hyoïde, entre les rayons de l'opercule, et dont les fibres convergent en avant, pour se fixer au bord inférieur de cette mâchoire; c'est l'analogue du mylo-hyoïdien, qui existe dans les autres poissons: 2°. et 3°. par deux petits muscles fixés dans une fosse qui est sous l'orbite, et dont les tendons s'insèrent au bord postérieur d'une plaque cartilagineuse qui s'articule à la base du crâne, en arrière de l'os quarré. Cette plaque tient à un long filet cartilagineux qui s'avance, en dedans de l'os quarré, jusqu'à la partie inférieure et interne de cette mâchoire. En tirant la plaque en arrière et en haut, ces muscles tirent le filet en arrière, et abaissent ainsi la mâchoire inférieure. Ils ont la place du crotaphite, mais leur action est, comme on voit, tout-à-fait contraire.

Dans le *poisson lune*, *tetraodon mola*, au lieu de ces deux petits muscles, nous en avons trouvé trois, et c'est par l'intermède d'une seconde plaque, placée derrière la première, et qui la dépasse en avant et en bas, que celle-ci tient au filet cartilagineux.

Enfin, les *balistes* ont un dernier muscle qui appartient à l'os quarré, et sert à le soulever et à le tirer un peu en arrière. Ses fibres s'attachent d'un côté au bord inférieur du vomer, ou à la voûte du palais, et descendent obliquement en avant pour se fixer au bord supérieur de l'os quarré. Son analogue existe dans les autres poissons : mais la plus grande partie du mécanisme que nous venons de décrire est particulière aux *balistes* et aux autres genres de la même famille.

Les muscles des mâchoires dans les poissons osseux ont quelques rapports avec ceux des serpens à mâchoires protractiles et dilatables.

Ceux qui meuvent la mâchoire inférieure sont d'abord un crotaphite très-volumineux, qui occupe la partie latérale et extérieure du crâne, au-delà des yeux. Il est partagé ordinairement dans son milieu, par une ligne tendineuse, et se termine sur la mâchoire inférieure vers sa partie interne, et au-devant de son articulation. Ce muscle est très-considérable dans la *truite* et le *saumon* ; il n'est partagé dans son milieu par aucun plan tendineux, et ses fibres vont en rayonnant vers le tendon qui l'unit à la mâchoire inférieure.

Dans l'*anguille* on trouve au-dessous du précédent deux plans de fibres charnues, qui s'insèrent à-peu-près au même point de la mâchoire inférieure. Ils s'attachent dans la fosse orbitaire par deux languettes, dont l'antérieure a les fibres un peu moins obliques que la postérieure. On ne trouve pas ce muscle dans le *brochet*, la *truite* et le *saumon.* On le rencontre dans la *carpe*, mais il est là situé très-profondément, et croisé par deux muscles sur lesquels nous reviendrons tout à l'heure.

Voilà les deux muscles qui servent à relever la mâchoire inférieure. Il en est un impair, qui sert en même temps à l'abaisser et à la tirer en arrière : c'est un mylo-hyoïdien, dont les fibres, étendues en forme de lame, occupent toute la concavité de la mâchoire, et viennent se terminer en arrière sur l'os de la langue, et sur la pièce qui soutient les branchies.

On retrouve dans presque tous les poissons osseux les mêmes muscles que nous avons indiqués dans l'esturgeon, et qui sont destinés à porter la mâchoire en avant ou en arrière, en agissant sur l'os analogue du quarré. On les voit très-bien dans l'*anguille* et dans la *truite.* Dans la *carpe* c'est sous le rebord osseux et inférieur de l'orbite que se trouve situé le muscle protracteur. Il s'insère à l'angle postérieur de l'orbite, et vient épanouir ses fibres sur l'os analogue au quarré vers son tiers supérieur. Le rétracteur est un peu plus court, et il est situé au-dessus du précédent; il s'attache à l'angle supérieur-antérieur de l'os quarré, au dessus de son articulation.

Mais, comme la *carpe* a de plus la faculté de porter les lèvres en avant et de les retirer en arrière, nous allons indiquer les muscles qui sont particulièrement destinés à cet usage.

Toute la partie antérieure de la bouche est formée de l'assemblage de plusieurs os extrêmement mobiles, et retenus par des ligamens élastiques. Leur disposition est telle, que les uns ne peuvent se mouvoir, sans que les autres se trouvent entraînés comme par une sorte de bascule.

La mâchoire inférieure, tirée en bas et un peu en arrière par les muscles mylo-hyoïdiens, entraîne en avant la lèvre supérieure et les os qui sont cachés dans son épaisseur. Deux muscles sont destinés à ramener la bouche dans son état ordinaire comme lorsqu'elle est fermée. Tous deux se trouvent situés au-dessus du crotaphite, et beaucoup plus antérieurement. Le premier est aussi le plus court. Il s'attache en partie sur l'extrémité antérieure de l'os quarré, et en partie sur la postérieure de l'os sous-maxillaire, et monte un peu obliquement s'insérer sur le point le plus élevé de l'os analogue au maxillaire supérieur, en croisant son tendon grêle et arrondi avec celui du

BIBLIOTHÈQUE ROYALE

muscle suivant, au-devant duquel il passe. Le second muscle rétracteur des lèvres est beaucoup plus gros ; il est situé presque horizontalement dans l'espace compris entre le bord inférieur de l'orbite et la concavité de l'os quarré sur lequel il s'insère. Il s'insère en devant, par un tendon plat et long, à l'apophyse moyenne et postérieure de l'os sus-maxillaire, qu'il tire directement en arrière.

On retrouve dans tous les poissons osseux, du côté de la base du crâne, des muscles qui servent à rapprocher les os des mâchoires et des branchies les uns des autres, à-peu-près comme dans les serpens à bouche dilatable ; nous les décrirons à l'article de la déglutition, et dans la leçon de la respiration.

DIX-SEPTIÈME LEÇON.

Des dents.

LA dent est un corps osseux implanté dans la mâchoire sans faire corps avec elle, du moins jusqu'à une certaine époque.

On peut la distinguer par là des dentelures de la mâchoire elle-même, ou de certains corps durs, mais non osseux, qui revêtent les mâchoires sans y être implantés, comme les becs, etc.

Les dents proprement dites ne se trouvent que dans trois classes d'animaux, savoir; les mammifères, les reptiles et les poissons : encore toutes les espèces de ces classes n'en sont-elles point pourvues; les *fourmiliers*, les *pangolins*, les *échidnés* et les *baleines* parmi les mammifères, les *tortues* parmi les reptiles, l'*esturgeon* parmi les poissons, en manquent tout-à-fait.

Toutes les autres classes n'ont à leurs mâchoires, lorsqu'elles en ont, que des dentelures plus ou moins nombreuses, si l'on excepte les échinodermes qui ont de vraies dents, mais implantées dans un appareil mécanique très-différent des mâchoires ordinaires.

ARTICLE PREMIER.

De la structure des dents et de leur développement.

A. *Structure des dents.*

I. *Dans les mammifères.*

Nous appelons *dent composée* celle dont les différentes substances forment des replis tellement profonds, que dans quelque sens qu'on coupe la dent, on coupe plusieurs fois chacune des substances qui la composent ; telles sont les dents molaires de l'éléphant.

La *dent simple* est celle dont la substance interne, enveloppée de toute part de l'externe, n'en est point pénétrée ; telles sont les dents de l'homme.

Il y a des dents *demi-composées*, dont les replis ne pénètrent que jusqu'à une certaine profondeur, et dont la base est simple ; telles sont les dents molaires des animaux ruminans.

Une dent simple quelconque, se divise par rapport à sa forme en deux parties ; la *couronne* qui est hors de la gencive, la *racine* qui s'enfonce dans l'alvéole ; elles sont séparées par un sillon plus ou moins sensible, nommé le *collet*. Par rapport à la structure, la dent simple se divise en deux substances, l'*osseuse* et l'*émailleuse*.

1°. *Substance osseuse.*

La substance osseuse est en effet semblable à celle des os ordinaires, par sa composition chymique. Elle forme la partie interne de la couronne, et toute la racine. Sa cassure a ordinairement un aspect soyeux comme du satin, et un peu changeant. On croit y voir des fibres qui se contournent à-peu-près parallèlement à la surface extérieure de *la dent*. Ce sont les coupes des couches qui la composent.

Dans le milieu de la substance osseuse est une cavité qui a en petit une forme à-peu-près pareille à celle de la dent elle-même; un petit canal traverse chaque racine pour arriver à cette cavité, et y conduire des vaisseaux et des nerfs. Dans l'état frais cette cavité est remplie par une pulpe gélatineuse enveloppée d'une membrane très-fine. Plus l'animal vieillit, plus la cavité et ses tuyaux diminuent.

Il y a parmi les animaux des variétés considérables dans le tissu de la substance osseuse des dents; parmi les mammifères c'est sur-tout dans les dents canines qu'on en remarque. L'*homme*, les singes et les carnassiers n'en présentent point; mais les pachydermes ont ces dents beaucoup plus dures que les autres, et on a donné à leur substance osseuse le nom d'*ivoire*.

L'ivoire de l'*éléphant* est le plus tendre et celui qui jaunit le plus vite à l'air. Il se distingue sur-le-champ de tous les autres par des lignes courbes qui partent du centre, vont à la circonférence dans plusieurs directions, et forment en se croisant des losanges curvilignes très-régulièrement disposés.

L'ivoire de l'*hippopotame* est beaucoup plus dur et plus blanc : aussi est-ce lui qu'on emploie de préférence pour les fausses dents. On aperçoit sur sa coupe transverse des stries d'une finesse et d'une régularité admirable ; les incisives de l'hippopotame sont composées de la même substance que ses canines.

Les défenses du *sanglier d'Éthiopie* sont d'un ivoire à-peu-près semblable à celui de l'hippopotame. Dans le sanglier ordinaire on ne voit point de stries ; il y a quelquefois un mélange de substance brune disposée par couches.

L'ivoire des défenses du *morse* est compact, susceptible d'un poli presque aussi beau que celui de l'hippopotame, mais sans stries : la partie moyenne de la dent est formée de petits grains ronds placés pêle-mêle, comme les cailloux dans la pierre appelée *poudingue ;* c'est ce qui le caractérise. Les dents molaires de cet animal ont leur axe composé des mêmes petits grains que celui des défenses. Elles n'ont aucune cavité dans leur intérieur.

Le *dugong* a un ivoire homogène.

Celui des dents de *cachalot* ressemble par son aspect satiné à celui des dents de l'homme. Celui de la défense du *narval* est très-compact, et paroît homogène.

La structure de dents la plus extraordinaire parmi les quadrupèdes, est celle de l'*oryctérope*, ou fourmilier du Cap. Ses dents ont la forme de deux cylindres adossés, et sont entièrement formées d'une infinité de petits tubes droits et parallèles, de manière que leur coupe transverse ressemble absolument à celle d'un jonc à canne. Ces tubes ne sont fermés, et le tissu de la dent n'est absolument compact qu'à la surface triturante. Il n'y a point de grande cavité dans l'intérieur de la dent : la même structure a lieu dans l'*ornithorhynque*. Nous en retrouverons une analogue dans quelques poissons.

2°. *Émail.*

La substance *émailleuse* ou *vitrée* revêt toute la surface de la couronne ; elle est plus dure et plus compacte que l'osseuse, et va quelquefois jusqu'à faire feu avec le briquet. Elle contient beaucoup moins de gélatine ; aussi ne noircit-elle pas au feu, et se dissout-elle presque complettement dans les acides. Elle est plus mince vers le collet de la dent, et plus épaisse dans la partie qui sert à la mastication. Les racines n'en sont point revêtues pour l'ordinaire ; on ne voit sur leur substance osseuse qu'une légère couche jaunâtre, qu'on a nommée *substance cornée.* Mais il y a des animaux où l'émail enveloppe la dent de toute part ; tel est le *morse*. L'émail est même plus épais sous la racine de ses dents molaires qu'à sa couronne ; il est vrai qu'il n'y a aucune cavité dans l'intérieur de la dent. Les vieilles dents de *cachalot*, lorsque toute leur cavité est remplie par la substance osseuse, se garnissent aussi d'émail en-dessous.

La cassure de l'émail présente des fibres beaucoup plus marquées que celle de la substance osseuse, et qui ont une direction contraire. Elles sont de toute part perpendiculaires à la surface de la dent, ou à-peu-près.

L'émail ne présente guère de différences dans les dents des mammifères, que par rapport à son épaisseur ; on remarque que les défenses qui sortent de la bouche l'ont en général moins blanc, moins dur, et plus approchant de la substance osseuse que les autres. On en a nié l'existence dans les défenses de l'*éléphant* ; cependant leur couche la plus extérieure a des fibres rayonnantes, mais il est vrai qu'elle n'a nullement la dureté ni le grain de l'émail des autres dents. Cette substance est plus apparente, quoique beaucoup plus mince, dans les défenses du *morse*, du *dugong* et des *sangliers*. L'*hippopotame* l'a à ses défenses comme les autres dents.

Les dents qui montrent le mieux la texture de leur émail, sont les molaires de l'*éléphant* : sa coupe dans le germe représente des fibres semblables à celles de l'asbeste, ou à un beau velours.

Ces fibres ne sont pas toujours rectilignes ; le plus souvent elles décrivent des courbes dont la convexité regarde le côté de la couronne, et la concavité celui de la racine : c'est ainsi qu'on les voit dans les ruminans.

L'émail des dents de *cachalot*, qui est fort épais, ne montre sur sa coupe que des stries parallèles à la surface de la substance osseuse.

La séparation de l'émail et de la substance osseuse est marquée d'une ligne plus grise, et ensuite d'une autre plus blanche, qui appartient à la seconde de ces substances.

3°. *Cément.*

Les dents composées, et une partie des demi-composées, ont une troisième substance qui recouvre l'émail, et qui finit, en s'épaississant toujours, par remplir tous les intervalles des lobes qui composent la dent générale, et par les souder ensemble, quelquefois même avant que leurs substances osseuses soient réunies par le bas. Elle est la moins dure des trois, mais elle se dissout plus difficilement dans les acides, et noircit au feu encore plus vite que la substance osseuse. Il y a des dents dont elle forme près de moitié de la masse ; telles sont celles de l'*éléphant* et du *cabiai*.

Dans la plupart des espèces elle n'a point d'organisation apparente, et ressemble à une sorte de tartre qui se seroit cristallisé sur la dent. Cependant je lui trouve dans le *cabiai* une multitude de pores disposés fort régulièrement.

M. Tenon, qui la nomme *cortical osseux*, pense qu'elle est produite par l'ossification de la membrane qui a enveloppé la dent; mais R. Blake la regarde comme simplement déposée par la face de cette membrane opposée à celle qui a déposé l'émail.

Je me suis assuré qu'elle est déposée par la même membrane et par la même face que l'émail.

4°. *Pulpe centrale.*

La cavité qui est au centre de la dent, tant qu'elle n'a point été effacée par l'accumulation de la matière osseuse, contient une pulpe gélatineuse, reste de celle qui a donné l'origine à la dent, et richement fournie de vaisseaux et de nerfs qui y pénètrent par les canaux dont les racines sont percées; elle est contenue dans une membrane très-fine. Elle durcit et devient opaque, et blanchit dans l'esprit-de-vin.

II. *Dans les reptiles.*

La structure des dents n'a rien de particulier; la substance osseuse y est dure et compacte; l'émail peu épais, et comme leurs dents sont toujours simples, ils n'ont jamais de cément.

III. *Dans les poissons.*

La classe des poissons varie plus que toutes les

autres par tout ce qui concerne les dents. Elle en présente de trois structures différentes. Les composées, qui sont formées d'une infinité de tubes, tous unis, et terminés par une couche commune d'émail; telles sont les dents, en forme de pavé, des *raies*.

Les simples, qui ne tiennent qu'à la gencive, comme celles des *squales*, et les simples qui naissent dans un alvéole. Elles font le plus grand nombre; on en voit de telles dans le *brochet*, la *dorade*, etc. etc.

Les dents de poisson simples sont toutes formées de substance osseuse et de substance émailleuse, disposées comme dans celles des quadrupèdes.

Celles qui tiennent dans des alvéoles osseux ne tardent point à s'y souder entièrement par leur racine si-tôt que leur couronne est sortie : alors on ne peut plus séparer la dent de l'os qui la porte, sans la casser, et l'une est absolument continue à l'autre. Cependant en sciant l'os on voit des vestiges de la racine qui s'y est unie, lesquels se font remarquer long-temps par leur couleur, leur dureté, et surtout par la cavité qui traverse la racine et se termine à la couronne. Cette racine et sa cavité pénètrent d'autant plus profondément en dedans de l'os maxillaire, que la couronne est elle-même plus longue et plus pointue, mais les dents mousses n'ont presque pas de racine. La substance osseuse des dents est toujours dure, et ne croît, comme celle des quadrupèdes, que par des développemens de couches intérieures.

Mais les dents qui ne tiennent qu'à la gencive seulement, comme celles des *squales*, croissent à la manière des épiphyses des os, c'est-à-dire que toute leur substance osseuse est d'abord tendre et poreuse, et qu'elle se durcit uniformément, et finit par devenir entièrement dure comme de l'ivoire.

Les dents de poissons, que je nomme *composées*, forment d'ordinaire des plaques plus ou moins grandes, qui n'adhèrent aux os des mâchoires ou du palais, que par une membrane intermédiaire; quelquefois elles sont disposées en quinconce; d'autres fois elles occupent toute la largeur de l'espace, qu'elles couvrent comme autant de bandes. Les raies à dents plates, comme la *raie bouclée*, etc., nous en offrent un exemple en petit; mais on trouve dans plusieurs cabinets d'histoire naturelle, des mâchoires ou des palais de poissons qui portent des dents d'une structure pareille, beaucoup plus grandes; les unes sont en bandes transversales droites; les autres en arcs de cercle, ou en chevrons : la *raie aigle* a les dents de la partie moyenne seulement en bandes, et celles des côtés en petits losanges.

Quelle que soit la figure de cette espèce de dents, leur épaisseur est toujours divisée en deux couches; une supérieure, dense, osseuse, couverte d'une légère couche d'émail, et une inférieure, qu'on peut

peut considérer comme la racine. Cette dernière partie est marquée en arrière et en dessous de sillons très-réguliers et très-rapprochés. Son intérieur est irrégulièrement poreux ; les pores communiquent par de petits trous au-dehors, et reçoivent sans doute par-là des vaisseaux et des nerfs, qui se portent jusques dans la couche supérieure. Celle-ci, quoique plus dense, est uniquement formée de tubes parallèles, et qui vont directement se terminer à la surface émailleuse.

Il y a un poisson dont les dents paroissent au premier coup-d'œil se rapprocher jusqu'à un certain point de la structure des précédentes ; c'est le loup marin (*anarrhichas lupus*). Ses mâchoires sont revêtues d'éminences formées de fibres ou de tubes qui vont de la base à tous les points de la superficie. Sous la base est un vide, et son contour seul adhère à la mâchoire. Ce contour est percé de plusieurs trous, qui donnent sans doute le passage aux vaisseaux qui vont dans l'état frais aux tubes intérieurs. Toutes ces éminences sont posées sur une substance beaucoup plus spongieuse que le reste de l'os maxillaire, et qui sert de moyen d'union. Elles tombent par une rupture assez semblable à celle des bois de cerf. Dans l'anarrhichas adulte on ne trouve point autre chose, et on est porté à croire que ce sont là ses dents ; mais dans le jeune on voit sur le milieu de chaque éminence une très-petite dent simple, et semblable en tout aux autres dents de cette sorte. Elle s'use très-vite, et ne laisse à sa place que l'éminence osseuse qui la portoit.

La partie triturante des mâchoires des *diodons* et des *tétraodons* doit aussi être regardée comme une dent composée; vue à l'intérieur, elle ne présente que des sillons transverses; mais sciée ou brisée, on voit qu'elle est formée de lames, dont les tranchans sont soudés par l'émail à la superficie, mais qui restent long-temps distinctes à la partie profonde.

B. *Développement des dents.*

I. *Accroissement de la dent considérée isolément.*

Les dents se forment dans des capsules membraneuses, contenues dans les alvéoles. Les alvéoles sont d'abord des cavités arrondies, tapissées d'un perioste qui n'est que la continuation de celui qui revet les mâchoires par dehors. Dans les premiers mois du fœtus, les cloisons qui doivent séparer les alvéoles ne sont pas encore ossifiées, et ils représentent dans le squelette un sillon continu; petit à petit ces cloisons se forment, et ne laissent qu'une cavité pour chaque dent. Les alvéoles qui doivent contenir les dents les plus voisines du fond de la bouche n'étoient pas visibles d'abord. Ils ne se creusent dans les os que long-temps après. Il en est de même de ceux qui doivent contenir les dents de remplacement.

La capsule de chaque dent est attachée par sa base au fond de l'alvéole, au moyen des nerfs et des vaisseaux qui s'y rendent du canal dentaire ; et par son sommet à la gencive qui revêt la mâchoire au moyen d'une cellulosité serrée. Du reste elle est absolument fermée de toute part.

Chaque dent a sa capsule propre et distincte.

Cette capsule se divise en deux membranes, dont l'extérieure est plus forte et plus sèche, et l'intérieure plus molle. Celle-ci prend absolument les mêmes courbures que la dent, et lorsque la dent doit être composée, cette membrane intérieure pénètre dans tous ses replis, et garnit tous ses sillons.

Tout l'intérieur de cette capsule est rempli d'une pulpe gélatineuse qui forme le rudiment de la dent future. Elle ne tient à la capsule que par sa base, au moyen des mêmes vaisseaux et nerfs dont je viens de parler. Le reste de sa surface, quoique contigu à la capsule, n'y est point attaché, et il y a entre la lame interne de la capsule et la surface externe du noyau pulpeux une solution de continuité souvent très-compliquée, lorsque la dent doit être formée de beaucoup de parties saillantes et rentrantes.

L'ossification commence au sommet de ce germe pulpeux : ainsi c'est le sommet de la couronne qui se forme le premier ; aussi est-ce à cet endroit que les vaisseaux sont plus abondans. Lorsque cette couronne ne doit avoir qu'une éminence, il n'y a qu'un seul point d'ossification ; il y a en général autant de ces points que d'éminences ; ainsi on en voit trois ou quatre aux molaires de l'homme, etc.

L'ossification se fait par couches, et devroit être plutôt appelée transsudation, car la partie ossifiée adhère très-peu à la pulpe située derrière, et qui l'a produite, et les vaisseaux ne paroissent point y pénétrer (1) ; et lorsqu'on fait prendre par intervalle de la garance à un animal qui pousse des dents, on voit dans leur intérieur des couches rouges interposées aux autres, et qui ont été formées dans les momens où l'animal se nourrissoit de garance. Ces couches ne s'effacent point lorsque ce régime cesse.

Chaque couche est un peu plus étendue que la précédente ; ainsi les différens points d'ossification se réunissent par degrés ; la couronne se forme ; les lames osseuses descendent jusqu'au collet ; enfin la racine s'ossifie la dernière, et reste aussi toujours de beaucoup la plus mince. Cette ossification de la racine ne commence dans l'homme et dans les animaux à dents simples, sur-tout les

(1) Je me suis assuré récemment sur des germes de dents d'éléphans qu'ils n'y pénètrent point du tout, et que la substance osseuse de la dent se forme comme les coquilles. Cependant on a trouvé des balles dans les défenses d'éléphant, enveloppées d'ivoire de toute part. Elles avoient peut-être pénétré jusqu'au noyau pulpeux.

carnassiers, qu'à l'instant où la dent est prête à sortir de l'alvéole; on peut même dire qu'elle est une des causes de cette éruption, la dent qui s'alonge devant naturellement se porter du côté où il y a le moins de résistance.

Mais dans les animaux herbivores à dents composées, dont la couronne doit s'user, et où il faut qu'elle soit par conséquent beaucoup plus longue, l'ossification de la racine ne commence que long-temps après l'éruption, et lorsqu'une bonne partie de la hauteur de la couronne a déja été usée.

Aussi ces animaux n'ont ils jamais de dents entières, et composées de toutes leurs parties; car lorsque la couronne n'est pas entamée, il n'y a pas encore de racine, et lorsque la racine y est, la dent est déja vieille et aux trois quarts usée.

Les dents composées dont les lobes sont séparés par des sillons très-profonds, restent aussi long-temps divisées en plusieurs pièces, parce que l'ossification va toujours du sommet vers les racines; ainsi les portions des germes des dents d'éléphant restent distinctes, même dans le squelette d'individus déja âgés, lorsque les membranes qui les retiennent ensemble dans l'état frais ont été détruites.

Ce n'est qu'au moment de l'éruption qu'elles se soudent d'une manière durable, et cela encore plus par la formation du cément ou de la troisième substance qui les colle ensemble, que par l'ossification de leur partie radicale, qui ne se fait, comme nous l'avons dit, que lorsque leur sommet est déja usé.

La production des racines est due à ce que le noyau pulpeux n'adhère pas au fond de la capsule par la totalité de sa base, mais seulement par certains endroits qui peuvent être dès-lors considérés comme des pédicules très courts. Les lames osseuses, arrivées au bas du noyau, se glissent entre ces pédicules, et les entourent eux-mêmes d'une enceinte tubuleuse qui, s'alongeant toujours, force aussi les pédicules pulpeux à s'alonger, et produit ainsi les racines.

L'émail ne couvre point celles-ci, parce que la lame interne de la capsule, qui peut seule le produire, ne s'étend pas jusques-là.

L'émail en effet est déposé sur la substance osseuse par la lame interne de la capsule, par une transsudation inverse de celle qui fait sortir la substance osseuse du noyau pulpeux. Au moyen de cette forme de petites fibres, ou plutôt de petits cristaux que nous avons mentionnés plus haut, l'émail forme dans les premiers temps une sorte de velours à brins fins.

Dans les animaux dont les dents doivent avoir une troisième substance ou un cément, quand la membrane interne de la capsule a déposé l'émail, elle change de tissu : elle devient épaisse, spongieuse, opaque et rougeâtre, pour donner ce cément. Celui-ci n'est point en naissant disposé par filets, mais comme par gouttes qu'on auroit jetées au hasard (1).

II. *Action réciproque des dents les unes sur les autres.*

Les accroissemens que l'accumulation continuelle des nouvelles couches de substance osseuses et la déposition successive de l'émail tendroient à donner au germe de la dent, sont contre-balancés par ceux des germes voisins, et par le développement imprimé à l'os qui les contient tous; ces diverses parties exercent les unes sur les autres une action qui modifie leurs formes réciproques. Voyons ces divers changemens.

1°. *Par la mastication.*

La dent éprouve d'abord les changemens de forme qui sont les suites immédiates des progrès de son ossification ; ainsi, lorsqu'elle n'est plus dans l'alvéole, on doit toujours soigneusement remarquer l'âge de l'individu dont on veut déterminer la vraie forme des dents. Toutes les fois qu'il n'y a point de racine, on peut dire qu'une dent n'a pas pris son entier accroissement ; excepté dans les poissons, où la racine existante est au contraire une preuve de jeunesse, puisque, après un

(1) Ce fait de la naissance du cément et de sa forme primitive, a été découvert récemment par moi, sur les germes des dents d'éléphant.

certain temps, la racine se soude à la mâchoire, tandis que la couronne s'en sépare comme un bois de cerf du front qui l'a porté.

La dent une fois formée conserve à-peu-près sa figure, dans les animaux carnassiers, l'homme, les singes, etc. Les éminences de ces dernières espèces deviennent seulement un peu moins pointues avec le temps, parce qu'ils ont un régime en partie végétal; mais dans les purs carnassiers les dents ne s'usent presque pas, et conservent, tant que l'animal se porte bien, leurs pointes et leur tranchant.

Dans les herbivores au contraire, la vraie forme de la couronne ne se conserve qu'autant qu'elle reste couverte par les gencives; à peine en est-elle sortie, qu'elle commence à s'user, et à devenir plate; mais, comme les parties saillantes sont entamées, on voit sur cette surface plate différentes lignes qui sont les coupes de l'émail, de la substance osseuse et du cément, et qui représentent des figures différentes, selon les espèces, ainsi que nous le verrons dans la suite. Plus la dent s'use, et plus on approche de la base de ses diverses éminences ou de ses divers lobes, plus les espaces enfermés dans des lignes d'émail s'élargissent et se confondent, et on arrive enfin, si l'animal vit assez long-temps pour cela, à un point où la couronne ne présente plus qu'un seul espace osseux entouré d'émail, comme si la dent avoit été simple, parce qu'alors ses différentes éminences sont toutes détruites jusqu'à leur base.

Comme l'émail est plus dur que l'os et que le cément, les lignes que forment ses coupes s'usent moins vite, et restent saillantes sur le reste de la surface, ce qui rend les couronnes des dents inégales, raboteuses, et par conséquent plus propres à broyer les alimens; comme les meules de moulin sont meilleures lorsqu'il y a des cailloux mêlés dans leur pâte, et s'usant moins vite que le reste; ces dents sont pour ainsi dire des meules qui se repiquent continuellement elles-mêmes.

2°. *Par la succession des dents nouvelles.*

Pendant que la couronne s'use, la racine qui se développe la pousse toujours en dehors, et chaque dent a d'autant plus long de racine qu'elle a moins de couronne; lorsque la racine est entièrement développée, la dent cesse d'agir par sa propre force sur l'os maxillaire, et celui-ci se développant à son tour, pousse toujours la dent en dehors pour suppléer à la partie qui s'use. Il finit par ne rester que les bouts des racines qui eux-mêmes ne tardent pas à être chassés; alors l'alvéole se ferme entièrement, à moins qu'une dent nouvelle ne vienne remplir la place de l'autre, soit verticalement en la soulevant par la racine, soit en la poussant par le côté.

Les dents qui viennent par le côté ne sont pas, à proprement parler, des dents de remplacement; ce sont des dents qui se développent plus tard: mais comme la mâchoire ne peut contenir à la fois celles qui y viennent successivement, les plus anciennes tombent, et leurs alvéoles sont effacés à mesure que les nouvelles s'étendent.

Cette éruption de dents nouvelles qui chassent ainsi les autres par le côté, peut se faire en arrière, ou en avant, ou latéralement.

Il n'y a que la première manière qui ait lieu parmi les quadrupèdes, et celà dans un petit nombre seulement; savoir, l'*éléphant*, le *cochon d'Éthiopie*, et un peu plus obscurément dans l'*hippopotame;* enfin, il y a quelque chose d'approchant dans les *chevaux* et les *ruminans.*

L'*éléphant* et le *cochon d'Éthiopie* ont les parties saillantes de leurs dents posées obliquement à l'horizon, de manière que, si elles sortoient ensemble de la gencive, la partie antérieure seroit bien plus saillante que la postérieure; et cependant ces parties s'usent nécessairement par une ligne horizontale : il en résulte que les parties antérieures des dents sont détruites jusqu'à la racine, et disparoissent plutôt que les postérieures. Ainsi, la dent s'étrécit d'avant en arrière dans la même proportion qu'elle se raccourcit dans le sens vertical. La dent de derrière qui se développe à mesure, trouve donc toujours autant de place qu'il lui en faut; lorsque les dernières portions de la dent antérieure sont usées jusqu'à la racine, cette dent a aussi perdu toute sa largeur; elle est presque réduite à rien en tous sens, elle tombe, et celle qui la suit achève de remplir sa place. Ce n'est donc point, comme on l'a cru, par absorption que ces dents disparoissent, mais par une destruction purement mécanique.

Cette dent qui vient après est toujours plus grande que la précédente, parce que l'animal lui-même a cru dans cet intervalle, et que les os de la mâchoire se sont aussi développés en arrière, comme il seroit arrivé à un animal à dents simples.

L'*éléphant* a ainsi sept à huit dents qui se succèdent, de chaque côté de ses deux mâchoires, par conséquent vingt-huit ou trente-deux (1); et cependant, au moyen de cette chute successive des antérieures, il n'en a jamais plus de deux à la fois de visibles hors de la gencive de chaque côté, huit en tout; fort souvent même on ne lui en voit qu'une seule à la fois. Chacune de ces dents est composée de plus de lames que celle qui l'a immédiatement précédée, et a besoin d'un temps plus long pour se développer.

Dans les autres herbivores à sabots où il y a plusieurs dents molaires à la fois, les premières ne tombent que parce qu'elles s'usent tout-à-fait, et la pression des dents postérieures n'y a pas d'effet aussi sensible. Cependant il arrive rarement que les dernières sortent de l'alvéole avant que les premières soient tombées; c'est ce qu'on observe dans l'*hippopotame*, le *rhinocéros*, et ce qui avoit

---

(1) Corse, sur la dentition de l'éléphant, trans. phil. pour 1799.

lieu dans l'animal fossile de l'Ohio et de Simore : on doit avoir égard à cette remarque, lorsqu'il s'agit de déterminer le véritable nombre des dents d'un animal.

Le déplacement des dents antérieures par d'autres qui se développent en arrière, a encore lieu dans les dents vénimeuses des serpens.

Ces dents sont attachées à un os mobile qui fait partie de la mâchoire supérieure ; il n'y en a qu'une de visible de chaque côté, mais les germes des autres sont cachés en assez grand nombre dans une large bourse qui forme la gencive.

Les capsules dans lesquelles chacune de ces dents se forme sont membraneuses, et comme l'ossification ne va pas jusqu'à la base, les dents y sont simplement suspendues, et peuvent se coucher dans toute sorte de sens. Lorsque la dent visible est tombée, celle qui est la plus voisine, achevant de s'ossifier, se soude par sa base avec l'os, à l'endroit même où tenoit la précédente ; elle prend par-là une situation fixe, plus verticale, et sort nécessairement de la bourse, où il auroit fallu qu'elle restât couchée parallèlement à l'os.

Les capsules de ces dents leur servent de pédicules tant que leur jonction à l'os n'est pas faite, et c'est au travers de l'espèce de tige qu'elles forment, que passent les nerfs et les vaisseaux.

Toutes les dents des *requins*, des *milandres* et des autres squales à dents tranchantes, se remplacent à-peu-près comme celles des serpens venimeux. Il y a sur le bord de la mâchoire un premier rang de dents dans une situation verticale ; et par derrière, plusieurs autres rangs couchés et la pointe vers la bouche, mais non renfermés dans la gencive. Lorsqu'une dent du premier rang vient à tomber, celle qui est derrière n'étant plus gênée dans son développement, se relève et prend sa place.

Ainsi ces deux sortes de dents ne se forment point comme les autres dans des alvéoles osseux.

C'est encore par derrière que se succèdent les lames qui servent de dents aux *diodons* et aux *tétraodons*.

Leur structure est si singulière qu'elle mérite d'être décrite au long.

Une mâchoire de *diodon* présente deux éminences servant à la mastication ; savoir, son bord qui est parabolique, et un disque arrondi, à la place où seroit à-peu près la langue de l'homme.

Un large canal règne dans l'intérieur de l'os, et sépare la masse du disque de celle du bord ; il transmet à l'une et à l'autre les nerfs et les vaisseaux. La surface triturante du disque présente des stries transverses et parallèles ; en le coupant verticalement, on voit que chaque strie est l'extrémité d'une lame, qui va en montant un peu en arrière du canal au disque. Ces lames sont toutes couchées les unes sur les autres, et par leur position les supérieures sont les plus courtes et les plus usées ; ce sont aussi évidemment les plus vieilles, elles sont dures et soudées ensemble. A mesure qu'on descend, on les trouve plus molles et plus séparées ; enfin les dernières de toutes n'aboutissent point encore à la surface triturante du disque ; leur bord est encore recouvert par l'os de la mâchoire ; elles sont bien libres, et on peut voir leur vraie structure.

Chacune de ces lames est partagée en deux dans son milieu par une scissure. Leur surface inférieure et postérieure est assez lisse, mais l'opposée présente au microscope un réseau extrêmement fin de petit canaux qui sont les empreintes des vaisseaux qui y ont rampé, et qui venoient du gros canal où les lames sont appuyées par leur base ; en effet la paroi du canal est précédée d'une infinité de petits trous qui donnent dans les intervalles des lames.

Il est clair par cette description que les lames se développent successivement, et qu'à mesure que les antérieures s'usent jusqu'à leur base, les postérieures paroissent en arrière, de sorte que le disque triturant est toujours suffisamment garni de lignes saillantes.

Le bord est aussi garni de lames, mais qui se développent dans un ordre inverse, c'est-à-dire que ce sont les lames antérieures qui sont les inférieures et les plus nouvelles. De plus les lames sont parallèles à la surface du bord masticant, et ne le coupent point obliquement ; ainsi la première lame qui se présente s'use par son plat, et par-conséquent s'use toute entière avant que celle qui est dessous lui succède.

Cette description va également pour la mâchoire supérieure, seulement en changeant les noms des lames, et en mettant supérieure au lieu d'inférieure, et réciproquement.

Les *tétraodons* ne diffèrent des diodons que parce qu'ils n'ont point de disques triturans, mais seulement des bords, et que leurs mâchoires sont partagées chacune en deux pièces par une suture dentée. La structure et le développement des lames sont les mêmes que dans le bord des mâchoires des diodons.

La manière dont se succèdent les dents des *scares* a de l'analogie avec celle que nous venons de remarquer dans les tétraodons, et est peut-être encore plus curieuse.

Les mâchoires nues des *scares* ressemblent, comme celles des tétraodons, à un bec de perroquet. Chaque mandibule est divisée en deux pièces par une suture médiane, et le bord qui sert à la mastication est garni de petites dents incisives très-courtes et très-serrées les unes contre les autres. En y regardant de près on voit qu'en avant de celles du bord il y en a d'autres qui les ont précédées, et qui sont usées à leur face antérieure, mais dont la face postérieure paroît encore dans les intervalles de celles qui leur ont succédé. Toute la face convexe des mâchoires présente des tubercules disposés en quinconce serré, qui sont les restes des anciennes dents successivement usées; mais ce qui frappe le plus, c'est quand on fend les os des mâchoires; on trouve dans l'intervalle des deux lames qui les forment une multitude innombrable de germes de dents, tous prêts à succéder à celles qui occupent actuellement le bord de la mâchoire, et à en percer pour cet effet la lame interne tout près de ce bord.

Je n'ai encore reconnu la succession par-devant, que dans un palais d'un poisson dont l'espèce, à ce que je crois, est inconnue des naturalistes; ce palais est conservé dans quelques cabinets comme curiosité : il est presque rectangulaire, et tout pavé de dents verticales, dont la forme est presque celle de nos incisives. Les postérieures s'usant, présentent, au lieu d'un tranchant, un ovale bordé d'émail, qui devient de plus en plus large, et finissent par disparoître. Pendant ce temps il en naît toujours de nouvelles qui percent l'os en avant; l'intervalle des parois de l'os est aussi tout rempli des germes qui doivent percer successivement son bord antérieur.

Le remplacement le plus ordinaire, le seul même qu'on puisse appeler un remplacement proprément dit, c'est celui qui a lieu dans le sens vertical, et où la dent nouvelle prend immédiatement la place de celle qui tombe : c'est celui qu'on observe dans la plupart des quadrupèdes et des poissons.

Dans les quadrupèdes, la dent nouvelle se forme

forme dans l'épaisseur de l'os de la mâchoire, entre ou devant les racines de l'ancienne. Une petite bulle, qui naît au milieu des cellules osseuses, est le premier vestige de la capsule; elle va se dilatant; au bout de peu de temps la dent s'y forme comme à l'ordinaire, et son développement se fesant en tout sens, elle pousse au-dehors la dent qu'elle doit remplacer, après avoir changé la direction, la forme, et réduit par degrés presque à rien la masse des racines de cette dent. C'est sans doute la compression qu'elle exerce sur ces racines qui les diminue ainsi, comme il arrive dans une foule d'autres cas de l'économie animale. Ainsi le sommet de la dent de lait s'use par la mastication, du moins dans les herbivores; sa racine se détruit par la compression, et le tronc intermédiaire tombe quand la racine ne le retient plus. Les dents de remplacement n'éprouvant point de compression sur leurs racines, ne les perdent pas, et ne tombent point par cette cause.

Dans les poissons, lorsque la racine de la vieille dent s'est soudée avec l'os, elle est nourrie comme le reste de cet os, et elle prend par degrés une structure celluleuse qu'elle n'avoit pas d'abord. La substance de l'os maxillaire dans laquelle elle plonge s'élève à mesure qu'elle est poussée par le développement de la dent nouvelle, et remplit la cavité de la racine jusqu'au niveau de la couronne; celle-ci alors se sépare de ce qui reste de sa racine, par une rupture très-régulière, et où l'on remarque des lignes disposées en rayons.

Le lieu de la dent ancienne se trouve ainsi occupé par la plaque de substance celluleuse qui a monté dans la cavité de la racine, et qui est bientôt percée par la dent nouvelle.

On a donc eu grand tort de nier dans un mémoire très-nouveau, que les poissons eussent des dents de remplacement; ils en ont tous, de quelque manière que leur succession ait lieu. Le genre de succession que je viens de décrire est commun à toutes les espèces à dents simples et mousses, notamment à beaucoup de *spares*, et à plusieurs genres voisins.

Mais les grandes dents pointues, comme celles des *brochets*, etc., sont ordinairement remplacées par le côté, c'est-à-dire que la dent nouvelle perce au côté de l'ancienne, qui n'en tombe pas moins en se brisant, et en laissant sa racine dans la mâchoire, comme font les dents mousses.

L'*anarrhichas* est le seul poisson, et même le seul animal que je sache, dans lequel, outre la dent, il tombe une partie de l'os; savoir, les éminences dentiformes dont j'ai parlé plus haut. Leur chute est, comme je l'ai dit, analogue à celle des bois de cerf, et sans doute que la reproduction se fait aussi de même; seulement la nouvelle éminence dentifère ne naît pas précisément à la place de l'autre, mais à côté, et ce n'est qu'en grossissant que la nouvelle remplit le vide laissé par l'ancienne. C'est pourquoi il y a toujours quelque irrégularité dans la disposition des dents de ce poisson.

Au reste, même dans les animaux où les dents ne s'usent pas, et où toutes peuvent tenir ensemble dans les mâchoires, et dans ceux où tous les remplacemens sont effectués à l'instant où les dents sont entièrement développées, l'accroissement de la mâchoire continuant sans que le leur lui fasse équilibre, tend à les pousser toujours hors de leurs alvéoles, à les déchausser, et à les faire tomber; c'est ce qui arrive dans les vieillards; c'est pourquoi les vieux animaux ont les dents longues, etc.

La dent une fois tombée, l'alvéole s'oblitère, et l'os de la mâchoire devient aussi uni que s'il n'avoit jamais eu de dents.

III. *Action des dents sur les mâchoires.*

L'accroissement des dents agit avec force sur l'os qui les contient, pour l'étendre dans le sens où se fait cet accroissement. Il en résulte que la mâchoire prend, selon l'âge de l'animal, des configurations assez différentes pour mériter d'être notées.

D'abord, en général, les mâchoires sont plus courtes à proportion dans les jeunes animaux qui n'ont pas encore toutes leurs dents, et sur-tout dans ceux où les dents canines n'ont pas encore pris leur grosseur, que dans les animaux adultes; cela influe considérablement sur l'inclinaison de la ligne faciale, et c'est une des causes de la beauté des petits enfans.

Les changemens en hauteur ne sont pas moins considérables. C'est quand les dents sont les plus longues, que les mâchoires sont les plus hautes. Dans l'enfant qui vient de naître, la hauteur de la mâchoire inférieure est le septième de celle de la tête; à trente et quarante ans elle fait un peu moins du cinquième, en retranchant la hauteur des dents.

A soixante ans, lorsque les racines des dents commencent à être chassées hors de leurs alvéoles, la mâchoire diminue un peu de hauteur, et quand les dents sont tombées tout-à-fait, toute la portion de la mâchoire qui formoit les alvéoles disparoît par degrés, et la mâchoire elle-même finit par n'avoir pas la moitié de la hauteur qu'elle avoit dans l'adulte.

On observe des changemens semblables, quoique moins grands, dans la mâchoire supérieure, en prenant sa hauteur depuis l'épine nasale antérieure.

Cette distance est plus grande à proportion dans l'adulte que dans l'enfant et le vieillard; et c'est ce qui, joint à l'absence des dents, produit cette ressemblance singulière qu'on remarque au premier coup-d'oeil entre le squelette du crâne de l'enfant et celui du vieillard.

Les mâchoires des animaux présentent des changemens pareils ; mais ils ne vont pas aussi loin, parce que les animaux périssent d'ordinaire avant d'avoir perdu toutes leurs dents.

Dans le *cheval* les molaires, dans l'état de leur plus grand alongement, rendent le bord inférieur de la mâchoire convexe, en le poussant avec leurs racines, tandis que dans le poulain il est presque rectiligne.

Comme le condyle de la mâchoire inférieure est toujours attaché à la supérieure, soit qu'il y ait des dents, soit qu'il n'y en ait pas, il faut que la hauteur de la branche montante varie pour que les portions masticantes puissent toujours se toucher, quel que soit leur état par rapport aux dents. C'est ce qui fait que la partie postérieure de la mâchoire éprouve des changemens très-grands dans sa figure générale.

Dans l'enfant qui vient de naître, le condyle n'est pas plus élevé que le bord alvéolaire, et l'apophyse coronoïde se relève au-dessus de lui de toute sa longueur. A mesure que les dents naissent, l'angle postérieur de la mâchoire est repoussé en arrière, et devient plus approchant d'un angle droit ; le bord postérieur de la branche montante, qui étoit d'abord fort oblique, se redresse, et le condyle se relève ; à sept ans il est encore un peu inférieur à l'apophyse coronoïde ; il lui est égal à dix, et un peu supérieur à trente.

Quand les dents tombent, l'angle postérieur

redevient plus obtus, parce qu'il n'est plus repoussé en arrière par les dents, et le condyle se rabaisse par rapport à l'apophyse ; ces derniers changemens sont une grande source d'incommodité ; ils portent la partie antérieure de la mâchoire si avant, qu'elle ne peut plus rencontrer la supérieure, et c'est ce qui produit le menton de galoche des vieillards.

La direction de l'apophyse coronoïde change aussi ; à mesure que l'angle postérieur se porte en arrière, elle se dirige plus en avant.

Enfin il se fait dans l'intérieur même des mâchoires, des changemens notables, par suite de l'accroissement des dents ; ils sont sur-tout relatifs au canal dentaire inférieur.

Dans les animaux dont les racines descendent à une certaine époque jusque contre le bord inférieur de la mâchoire, ce canal éprouve un déplacement singulier ; tant que la dent est jeune, il passe sur ce bord et sous la racine ; lorsque celle-ci vient à le toucher, il se porte à la face interne de l'os de la mâchoire, de manière à ramper entre cette face et celle des racines des dents ; et quand la dent usée est poussée en dehors, et que les racines lui laissent de nouveau une place sous elle, il reprend sa première situation. Ce changement est très-sensible dans les chevaux, et l'homme lui-même n'en est pas exempt.

IV. *Epoques des successions des dents.*

On ne connoît bien ces époques que dans les animaux domestiques; mais on peut les conclure par analogie pour les autres.

En général l'éruption commence par les antérieures.

Dans l'homme les incisives paroissent entre huit et douze mois; les mitoyennes d'en bas se montrent les premières, puis les mitoyennes d'en haut; en suite les latérales d'en bas, et celles d'en haut. Les canines suivent les incisives, et à deux ans les deux premières molaires de chaque côté ont paru. Elles sont suivies à sept ans par une troisième molaire, et à neuf ans et demi par une quatrième; la cinquième, qui est la dernière de toutes, ne paroît que fort tard, à dix-huit ou vingt ans, ou même à trente ans.

Les trois dernières molaires, ou *arrière-molaires*, douze en tout, restent toute la vie; mais les vingt autres dents tombent successivement vers l'âge de sept ans, pour être remplacées par d'autres, qui doivent aussi rester. Leur chute se fait dans le même ordre que leur éruption. Les dents de remplacement sont plus grosses que les dents de lait; les deux premières molaires qui avoient quatre tubercules sont remplacées par des dents qui n'en ont que deux, et qu'on nomme *bicuspides*.

C'est une règle assez générale, que les molaires de remplacement ont une couronne moins compliquée que celles auxquelles elles succèdent ; mais cette couronne compliquée se trouve reportée sur les molaires permanentes qui viennent plus en arrière.

Dans l'*éléphant des Indes*, les défenses de lait tombent le douzième ou le treizième mois ; celles qui leur succèdent croissent toute la vie.

Les molaires de lait paroissent huit ou dix jours après la naissance. Elles ne sont bien formées qu'au bout de six semaines, et ce n'est qu'à trois mois qu'elles sont complettement sorties. Les secondes molaires sont bien sorties à deux ans ; les troisièmes commencent alors à se développer. Elles font tomber les secondes à six ans, et sont à leur tour poussées par les quatrièmes, qui les font tomber à neuf ans. Il y a encore d'autres successions semblables, mais on n'en connoît pas bien les époques : on croit que chaque dent a besoin d'un an de plus que la précédente pour être parfaite.

Les premières dents sont composées de quatre lames, ou dents partielles ; les secondes de huit ou neuf, les troisièmes de treize ou quatorze, les quatrièmes de quinze, et ainsi de suite, jusqu'aux sept ou huitièmes, qui en ont vingt-deux ou vingt-trois, ce qui est le plus grand nombre qu'on ait encore observé.

Dans les ruminans il y a trois molaires de lait qui sont remplacées par trois autres, et trois molaires permanentes.

Les molaires de lait se distinguent de celles de remplacement, parce qu'elles sont plus longues d'avant en arrière à proportion de leur largeur transverse ; la troisième de lait de la mâchoire inférieure a de plus trois doubles croissans, comme la dernière des permanentes, tandis que celle de remplacement, qui succède à cette troisième de lait, n'en a que deux. A la mâchoire supérieure c'est la seconde de lait qui se fait remarquer par ce plus grand nombre de parties.

Les remplacemens des incisives aident à connoître l'âge des moutons. Leurs incisives de lait sont étroites et pointues ; celles de remplacement sont élargies vers leur tranchant ; les deux incisives du milieu sont remplacées la seconde année de la vie ; les deux suivantes la troisième, les deux pénultièmes la quatrième, et les deux plus extérieures la cinquième seulement.

On ne connoît les changemens de dents d'aucun animal aussi bien que du *cheval*. L'intérêt avoit depuis long-temps fait observer ceux des incisives, et M. Tenon vient de completter le travail relativement aux molaires.

Les incisives de lait se montrent au bout de quinze jours ; les quatre du milieu, ou les pinces, tombent à trente mois ; les quatre suivantes à quarante-deux, et les quatre externes, ou les *coins*, à cinquante-quatre. Les *coins de remplacement* ne croissent pas aussi vite que les autres incisives, et c'est sur-tout par elles qu'on connoît l'âge du cheval. Elles ne débordent d'abord presque pas la mâchoire. Il y a à leur milieu un creux rempli d'un tartre noirâtre ; ses bords s'usent à mesure que la dent sort de la gencive et frotte contre son opposée ; il va donc toujours en diminuant, depuis cinquante-quatre mois jusqu'à huit ans, où il s'efface entièrement. Le creux des autres incisives s'efface beaucoup plus tôt que celui des coins ; on ne juge plus alors de l'âge que par la longueur des incisives qui croît toujours.

Quant aux molaires, les deux premières de chaque mâchoire et de chaque côté paroissent à huit jours ; la suivante à vingt ; la complémentaire, ou petite molaire antérieure, à cinq ou six mois.

La première arrière-molaire paroît à onze mois, et la seconde à vingt ; à trente et à trente-deux mois les deux premières molaires de lait tombent ; la troisième tombe à trois ans ; et ce n'est qu'à cinq ou six ans que la dernière arrière-molaire se montre.

Les molaires de lait sont plus longues d'avant en arrière que celles de remplacement, et celles-ci perdent elles-mêmes de leur dimension dans ce sens, à mesure que les arrière-molaires sortent et les pressent ; de façon que les dents des très-jeunes chevaux ont une couronne oblongue, tandis que celles des vieux sont quarées.

Il en est de même des autres solipèdes.

ARTICLE II.

Examen particulier des dents des mammifères.

LES dents des mammifères jouent un rôle très-important dans l'économie de ces animaux ; leur genre de vie, et particulièrement l'espèce de leur nourriture, dépend en grande partie de la forme et de la position de leurs dents ; aussi les naturalistes ont-ils donné depuis long-temps beaucoup d'attention à ces organes, et leur histoire est assez bien connue.

On considère dans ces dents leurs espèces et les combinaisons de ces espèces, leur forme et leur nombre.

1°. *Des sortes de dents et de leurs combinaisons.*

On divise les dents dans l'homme en incisives, canines et molaires. Les incisives sont les quatre du milieu à chaque mâchoire ; elles ont évidemment une forme tranchante. Les canines sont les quatre qui suivent les incisives, une de chaque côté à chaque mâchoire ; leur forme est conique, et montre quelque analogie avec les crochets du chien : de-là leur nom.

Les *molaires* sont les vingt arrière-dents qui ne servent qu'à broyer.

Les huit premières portent en particulier le

nom de *bicuspides*, parce qu'elles n'ont que deux tubercules dans l'adulte, et que les autres en ont quatre.

Cette division peut s'appliquer aux dents du plus grand nombre des animaux ; cependant comme dans quelques-uns les dents analogues aux incisives n'ont point une forme tranchante, et que dans d'autres il seroit très-difficile de tracer une limite fixe entre les incisives et les canines, ou entre celles-ci et les molaires, on a été obligé d'établir des caractères indépendans des formes.

Ainsi nous nommerons *incisives* les dents implantées dans l'os inter-maxillaire de la mâchoire supérieure, et celles qui leur répondent dans la mâchoire inférieure ; ou, lorsqu'il n'y a point d'incisives en haut, les dents d'en bas qui répondent à l'os inter-maxillaire : *canines* celles qui suivent immédiatement les incisives sans laisser entre elles de grand espace vide, et *molaires* toutes celles du fond de la bouche. Lorsque les dents se prolongent hors de la bouche, elles se nomment *défenses*.

Les mammifères n'ont jamais, comme d'autres animaux, des dents *linguales*, *palatines*, etc. ; toutes leurs dents sont implantées dans les bords des mâchoires. Il n'y a que le *dauphin-butskopf* dont on dit qu'il fait exception à cette règle. Nous ne l'avons pas vu, mais nous présumons qu'il aura seulement, comme l'*échidné*, de petites écailles pointues adhérentes au palais.

Ces trois sortes de dents présentent un grand nombre de combinaisons relatives à leur coexistence, ou à l'absence de quelqu'une d'elles, ou à leur rapprochement et leur éloignement.

Les trois sortes de dents, incisives, canines et molaires, se trouvent à-la-fois

Dans l'*homme*,

Dans tous les *quadrumanes*,

Dans tous les *carnassiers*,

Dans tous les *pachydermes* (excepté le rhinocéros-bicorne et l'éléphant),

Dans les *chameaux* et les *solipèdes*, et dans les *ruminans* sans corne; (ceux qui ont des cornes manquent tous de canines, excepté le *cerf*, qui en a des vestiges.)

Mais dans ce grand nombre il n'y a que l'homme seul qui ait ces trois sortes de dents disposées en série continue, sans interruption, et telle que toutes celles d'une mâchoire frappent contre celles de l'autre. Un genre d'animal dont on ne trouve les os que dans l'état fossile, celui que j'ai nommé *anoplotherium*, ressemble à l'homme en ce point, quoiqu'il en diffère beaucoup d'ailleurs.

Dans les *singes* et les *carnassiers*, et tous ceux qui ont les canines plus longues que les autres dents, il y a au moins une lacune à chaque mâchoire pour loger la canine de la mâchoire opposée. Dans les ours il y a même un grand espace vide derrière chaque canine.

Dans les *hérissons*, les *musaraignes*, les *pha-*

langers et le *tarsier*, qui ont les canines plus courtes que les autres dents, ces canines laissent un espace entre elles et celles qui leur sont opposées.

Dans les *makis* (le *tarsier* excepté), les *chauve-souris* proprement dites, le *galéopithèque* et les *chameaux*, il y a un grand espace vide entre les incisives supérieures.

Enfin, les *ruminans* manquent absolument d'incisives à la mâchoire supérieure, et le *morse* à l'inférieure.

Quelques animaux qui ont les trois sortes de dents, perdent leurs incisives à un certain âge; tels sont certaines *chauve-souris*, sur-tout les *phyllostomes*, et le *cochon d'Éthiopie.*

D'autres *mammifères* n'ont que deux sortes de dents; savoir,

Des incisives et des molaires séparées par un espace vide, sans canines; tels sont :

Le *phascolome* et tous les *rongeurs*, où les incisives sont au nombre de deux seulement à chaque mâchoire, dont les supérieures sont cependant doubles dans le lièvre;

Le *kanguroo*, qui en a deux en bas, et six ou huit en haut;

Et le *daman*, qui en a deux en haut et quatre en bas.

L'*éléphant* a des molaires, et deux défenses implantées dans l'os incisif supérieur, mais il manque d'incisives inférieures et de canines.

Ou des molaires et des canines sans incisives ;
Les *paresseux* et le *dugong*.

Les molaires étant les plus essentielles des dents, ne manquent que les dernières de toutes, excepté dans le *narval*. Ainsi lorsqu'il n'y a qu'une sorte de dent, ce sont toujours des molaires. C'est le cas des *tatous*, de l'*ornithorhinque*, de l'*oryctérope*, du *rhinocéros bicorne*, et du *lamantin*.

On peut aussi ranger dans cette classe les *dauphins*, qui ont tout autour des deux mâchoires des dents uniformes et coniques, et les *cachalots*, qui en ont de telles à la mâchoire inférieure seulement.

Enfin le *narval* n'a pour toutes dents que deux défenses implantées dans l'os incisif, et dont l'une tombe le plus souvent.

Les mammifères absolument sans dents sont les *fourmiliers*, les *pangolins*, les *échidnés*, et les *baleines*; ces dernières les ont remplacées par des lames de corne.

2°. *Nombre des dents de cha*

NOMS.	Incisives supér.	Incisives infér.	Canines supér. d'un côté seulement.	Canine infér. d'un cô seuleme
Homme.	4	4	1	1
Singes, Guenons, Magots, etc.	*Id.*			
Sapajous et Alouattes.	4	4	1	1
Makis et Loris.	4	6	1	1
Indris.	4	4	1	1
Galago.	2	6	1	1
Tarsier.	4	2	1	1
Chauve-Souris.	4	6	1	1
Rhinolophes.	2	6	1	1
Roussette.	4	4	1	1
Phyllostomes.	4	4	1	1
Noctilions.	4	2	1	1
Galéopithèque.	4	4	1	2
Hérisson.	6	6	2	1

Tanrec.

...e dans les mammifères.

...aires supér. ...côté ...ment.	Molaires infér. d'un côté seulement.	TOTAL.	*REMARQUES.*
	5	32	
		Id.	
	6	36	
	5	36	
	6		
...ns le ...eau.	5 ou 6		
	6	34	
...u 5	5 ou 6	32 à 36	
	5		Les incisives supérieures et toutes les canines ressemblent à des molaires à plusieurs pointes.
	4		Les incisives intermédiaires plus longues ; les canines plus courtes que les incisives.

NOMS.	Incisives supér.	Incisives infér.	Canines supér. d'un côté seulement.	Can inf d'un seulem
Tanrec.	6	6	2	2
Musaraignes de France.	6	4	1	1
Desman.	2	4	?	?
Scalope.	2	4	?	?
Chryso-Clore.	2	4	3	
Taupe.	6	8	1	1
Ours.	6	6	1	1
Blaireau.	6	6	1	1
Glouton.	6	6	1	1
Coati.	6	6	1	1
Raton.	6	6	1	1
Marte.	6	6	1	1
Chien, Loup, Renard.	6	6	1	1
Hyène.	6	6	1	1
Chat.	6	6	1	1
Civette.	6	6	1	1

…aires supér. …côté …ment.	Molaires infér. d'un côté seulement.	TOTAL.	REMARQUES.
[illegible]	5		Les incisives supérieures crochues dans le tenr. demi-epin :
	3	28	4
	?		
?	?		
5	5	40	
7	6		
5	5		La première molaire très-petite, loin des autres et près de la canine.
4	5		
5	6		
5	6		Les premières molaires tombent aisément ; il faut prendre garde que les dents usées jusqu'aux racines, ne multiplient le nombre apparent des dents.
5	6		
5 4	6 5		
5	Loup. 7	42	
5	4	34	
…ou 4	3	28 ou 30	
5	6		

NOMS.	Incisives supér.	Incisives infér.	Canines supér. d'un côté seulement.	Canines infér. d'un côté seulement
Sarigue.	10	8	1	1
Phalanger.	8	2	3 ou 4	4 ou 5
Kanguroo géant.	6	2	0	0
Porc épic.	2	2	0	0
Lièvre.	2	2	0	0
Cabiai.	2	2	0	0 Coc. d'In
Agouti.	2	2	0	0
Castor.	2	2	0	0
Polatouche.	2	2	0	0
Écureuil.	2	2	0	0
Marmotte.	2	2	0	0
Rat d'eau.	2	0	0	2
Ondatra.	2	2	0	0
Rat.	2	2	0	0

[Mo]laires [su]pér. [d'u]n côté [seule]ment.	Molaires infér. d'un côté seulement.	Total.	*Remarques.*
[illegible]	7	30	
4	4		Les incisives supérieures extérieures ressemblent à des canines ; les canines inférieures ant. sont très-petites.
[illegible]	7	36	
[illegible]	4	20	
	5	24	
	5 4		
: *Id.*	4 *Id.*	20	
	4	20	
	4	22	La première molaire d'en haut extrêmement petite.
	4	22	
	4	22	
	3	16	
	4	20	
	3	16	

NOMS.	Incisives supér.	Incisives infér.	Canines supér. d'un côté seulement.	Canine infér. d'un cô seuleme
Hamsler.	2	2	0	0
Rat-Taupe.	2	2	0	0
Gerboise.	2	2	0	0
Loir.	2	2	0	0
Fourmilier Pangol : etc.	0	0	0	0
Ornithorinque.	0	0	0	0
Oryctérope.	0	0	0	0
Tatou.	0	0	0	0
Paresseux.	0	0	1	1
Éléphant.	2	0	0	0
Rhinocéros.	Bic. 0 Unic : 2	0 4	0 0	0 0
Daman.	2	4	0	0
Hippopotame.	4	4	1	1

…aires …ér. … côté …ment.	Molaires infér. d'un côté seulement.	TOTAL.	*REMARQUES.*
	3	16	
	3	16	
celle …cap.	4	20	
	4	20	
	0	0	
	2	8	
…1 6	5 ou 6	20 ou 24	Les antérieures tombent de bonne heure.
	8	30	
	3	18	
…u 2	1 ou 2		Il en a successivement huit de chaque côté à chaque mâchoire.
	7 7	28 34	Les incisives inférieures ne passent pas la gueule.
	7	34	
	6		Il y en a quatre, quelquefois sept molaires; mais les antérieures tombent aisément.

NOMS.	Incisives supér.	Incisives infér.	Canines supér. d'un côté seulement.	Canines infér. d'un côté seulement.
Tapir.	6	6	1	1
Cochon.	6	6	1	1
Cochon d'Eth.	2	6	1	1
Chameau.	2	6	1 ou 2	1 ou 2
Lama.	2	6	1	0
Chevrotain, Musc, Cerf commun et Renne.	0	8	1	0
Autres Cerfs, Giraffe, et ruminans à cornes creuses.	0	8	0	0
Solipèdes.	6	6	1	0
Phoque.	6	4	1	1
Morse.	2	0	1	0
Dugong.	2	0	0	0
Lamantin.	0	0	0	0

…res …r. …ôté …ent.	Molaires infér. d'un côté seulement.	TOTAL.	*REMARQUES.*
	7	44	
	7	44	La molaire inférieure de devant est distante des autres.
	3		Les incisives et les molaires tombent dans un âge avancé.
	5	34 ou 36	
	5	20	
	6	34	
	6	32	
	6	38	
…u 6	4 ou 5		
	4	18	Les incisives ressemblent à des molaires.
	3	14	
	10	40	

3°. *Formes de chaque sorte de dents, dans les mammifères.*

A. *Incisives.*

Les incisives varient peu pour la forme ; celles de l'*homme*, des *singes* et de la plupart des carnassiers sont en *coins*, à base épaisse et arrondie. La face interne est taillée en biseau. Dans les momies de jeunes Egyptiens, le tranchant de la dent étoit plus mince et comme perpendiculaire sur une base ronde. Voilà comment on explique que les incisives des momies soient toutes tronquées et à couronne plate.

Les *makis* ont leurs incisives inférieures singulièrement couchées en avant.

Les *chiens* et les *ours* ont les latérales d'en bas échancrées au côté externe, et les supérieures souvent à trois pointes. Dans le *lion* elles le sont aussi ; mais pas toujours dans les autres *chats*.

Les *chauve-souris* les ont quelquefois dentelées ; mais aucun animal ne les a aussi singulières que le *galéopithèque* ; elles sont profondément divisées en lanières étroites et parallèles, absolument pareilles à des dents de peigne.

Les *phoques* ont leurs incisives tout-à-fait coniques, ce qui commence à nous conduire aux *dauphins* et aux autres *cétacés* où toutes les dents ont cette forme, et sont à peu près de même grandeur.

Les incisives des *rongeurs* sont des prismes ou cylindres courbés en arcs de cercle et usés obliquement par le bout; celles d'en haut font souvent plus d'un demi-cercle. Leur face antérieure est quelquefois sillonnée longitudinalement comme dans les *lièvres*, ou striées en travers. Il arrive souvent qu'elle est seule garnie d'un émail épais, qui s'usant moins vite que le reste de la dent, maintient toujours en avant un tranchant acéré. Celles d'en bas se terminent tantôt en pointe comme dans les *rats*, tantôt en coin comme dans la plupart des autres; celles des *écureuils* sont comprimées latéralement, et celles de l'*aye-aye* le sont si fort que leur diamètre d'avant en arrière est trois fois plus grand que le transverse.

Aucune classe n'a les incisives aussi variées que les *pachydermes*, et pour les formes et pour le nombre, sans parler des deux énormes défenses ou incisives supérieures de l'*éléphant*. L'*hippopotame* a toutes les siennes coniques; celles d'en bas couchées en avant, celles d'en haut recourbées en dessous. Celles des *cochons* ont à peu près les mêmes directions; mais elles sont prismatiques et mousses. Il y en a toujours six en bas; mais en haut tantôt six comme dans notre *cochon*, ou quatre comme dans le *pécari* et le *babiroussa*, ou deux comme dans le *sanglier d'Ethiopie*. Le *daman* en a en haut deux triangulaires, arquées, pointues, et en bas quatre en coins dentelés.

Le *rhinocéros d'Asie* en a en haut deux grandes

en coin et deux petites latérales, qui tombent de bonne heure; en bas deux grandes cylindriques et deux très-petites, intermédiaires, coniques. Le *rhinocéros d'Afrique* n'en a point du tout.

En général les pachydermes sont sujets à perdre sans remplacement tout ou partie de leurs incisives à certaines époques de leur vie.

Le *morse*, qui pourroit à plusieurs égards passer pour un pachyderme, a entre ses deux énormes défenses, et dans l'os intermaxillaire, deux petites dents tronquées semblables à ses molaires pour la forme, mais que leur position décide incisives.

Les *ruminans* ont des incisives inférieures en coins bien tranchans. Les *solipèdes* ont d'abord leurs latérales à tranchant double, ce qui produit ces creux qui indiquent l'âge des chevaux.

B. *Canines.*

Les *canines*, mieux appelées *laniaires*, parce qu'elles servent ordinairement à déchirer, ont toujours une forme conique, et ne varient pour la plupart que dans leur volume.

Celles de l'*homme* sont taillées en biseau comme les incisives; seulement elles sont un peu plus fortes et plus alongées que ces dernières, et à couronne plus épaisse. Elles ont comme celles-ci, dans les momies d'Egypte, le tranchant usé et applati horizontalement.

Leur forme, dans les *singes*, est décidément conique, et par conséquent beaucoup plus différente de celle des incisives que dans l'homme adulte.

L'*orang-roux* les a courtes, épaisses, et ne dépassant guères les incisives; mais dans la plupart des autres singes, elles forment de longs crochets pointus, recourbés en arrière, ayant de ce côté une arrête tranchante et longitudinale. Lorsque les mâchoires sont fermées, les canines supérieures sont toujours placées derrière les inférieures, de sorte que le tranchant de celles-ci agit comme une lame de ciseaux sur la face antérieure des premières. Les *makis* ont ces dents crochues et comprimées sur les côtés. On les retrouve longues et coniques dans les *loris*. Elles ne s'écartent plus de cette forme générale dans tous les *carnassiers*, excepté le *galéopithèque* qui les a courtes, larges et dentelées en scie, et les *hérissons* et *musaraignes* qui les ont courtes et bicuspides. Celles des pachydermes, qui en sont pourvus, sont remarquables par leur grandeur. Les supérieures, dans les espèces de cochon, sont recourbées en haut et en arrière comme les inférieures. Celles-ci sont plus longues que les premières dans le *sanglier;* le contraire a lieu dans le *babiroussa*. Dans tous elles sont prismatiques et à trois faces. On connoît le volume considérable des défenses de l'*éléphant d'Afrique*. Cette proportion est beaucoup moindre dans celles de l'*éléphant d'Asie*, et particulièrement dans la femelle.

Les deux laniaires supérieures des *cerfs*, celles

des *chameaux*, des *dromadaires* et des *lamas*, parmi les *ruminans*, celles des *solipèdes*, n'ont plus ce grand volume qui les fait appeler défenses dans les *pachydermes*. Elles ont une pointe mousse dans le *cerf*. Celles du *dromadaire* sont coniques.

Dans le *cheval*, où elles portent le nom particulier de *crochets*, leur pointe s'émousse et s'applatit avec l'âge. La jument n'en a point.

Dans le *morse* et le *dugong*, les grandes défenses de la mâchoire supérieure, cylindriques comme dans l'éléphant, ont une direction opposée, c'est-à-dire, qu'elles sont recourbées en bas et en arrière.

C. *Molaires.*

Les molaires de l'homme se divisent en petites *molaires* ou *bicuspides*, qui n'ont que deux tubercules, et en grosses qui en ont quatre; il y en a douze de celles-ci qui sont en arrière, les autres sont au nombre de huit.

Les *singes* proprement dits et les guenons sont à cet égard à peu près comme l'homme. Dans les magots, les cynocéphales, les babouins, la dernière molaire est plus longue que les autres et a un cinquième tubercule en arrière. La première d'en bas est tranchante et coupée très-obliquement, parce qu'elle s'use contre la canine d'en haut.

Les sapajous, qui ont vingt-quatre molaires, ont douze bicuspides; leur dernière molaire est la plus petite.

Les *makis* commencent à avoir les molaires antérieures d'en haut un peu tranchantes ; les *loris* les ont pointues comme autant de petites canines, et leurs molaires postérieures sont armées de tubercules pointus. Il en est de même du *tarsier* et du *galago*.

L'ouistiti et le *marikina* parmi les sagouins, ont déjà cette forme de molaires ; aussi tous ces animaux sont-ils plus ou moins insectivores.

Les molaires des carnassiers se divisent en *coniques*, en *tranchantes à plusieurs pointes*, et en *plates à plusieurs tubercules*. Celles-ci sont toujours situées en arrière des autres ; moins il y en a, et plus l'animal est exclusivement carnivore.

Le genre des *chats* n'a qu'une seule dent pareille, petite et située en travers, tout en arrière de la mâchoire supérieure. Elle ne répond à aucune dent de l'inférieure, et tombe souvent sans conséquence.

Leur première molaire supérieure est tranchante à une seule pointe et fort petite ; la seconde a trois pointes, dont celle du milieu est plus grande ; la troisième a trois pointes presque égales et un petit talon en avant et en dedans ; la quatrième est la petite indiquée tout à l'heure. En bas il y a trois dents toutes tranchantes et sans talon, deux à trois pointes, dont celle du milieu plus grande et la dernière à deux pointes égales. Quelquefois il y en a encore en avant une petite conique.

Les *martes* et *belettes* sont le genre le plus voisin des chats pour cet article. Elles n'ont comme eux qu'une dent plate et transverse en arrière ; mais elle est beaucoup plus grande et répond à une pareille et toute petite de la mâchoire inférieure. La grosse tranchante d'en bas, qui n'a que deux pointes dans les chats, en a trois ici. Enfin il y a souvent en avant une ou deux molaires coniques qui manquent dans plusieurs chats.

Le glouton du nord (*ursus gulo*, Lin.), et ceux d'Amérique (*viverra fasciata*, et *mustela barbara*, Lin.), ont les dents comme les martes.

Les molaires de l'*hyène* ne diffèrent de celles des chats que parce que leurs pointes sont plus grosses et plus rondes, et que la dernière d'en bas a un petit talon qui répond à la transverse, et plate d'en haut.

Dans les *chiens* il y a d'abord, tant en haut qu'en bas, les quatre dents tranchantes analogues aux tranchantes des chats ; ensuite il y en a aussi, tant en haut qu'en bas, deux plates à plusieurs tubercules, dont celles d'en haut sont transverses et fort grandes, sur-tout la première des deux ; et la dernière des tranchantes a, comme dans l'hyène, un talon en arrière qui répond en partie à la première des plates d'en haut. On doit aussi remarquer que les tranchantes antérieures ont en arrière deux ou trois petites pointes, en avant une très-petite, et au milieu une fort grande, et que la quatrième molaire supérieure a le même petit

petit talon intérieur en avant, que dans les genres précédens.

Lorsque les chiens mangent de l'herbe, ils l'enfoncent jusque dans l'arrière-bouche pour la faire broyer par leurs molaires plates.

Les *civettes* tiennent en quelque façon le milieu entre les chiens et les autres genres. Elles n'ont qu'une dent plate en bas et deux en haut, dont la dernière fort petite. Le talon de la dernière tranchante est fort grand.

Les *ratons* et les *coatis* ont trois molaires à tubercules en haut et deux en bas, trois dents presque coniques en haut et quatre en bas; les coniques sont en avant.

Les *ours* ont une très-petite dent derrière la canine; puis en viennent quatre autres, tant en haut qu'en bas, qui sont toutes plates et à tubercules.

Dans les *blaireaux* on observe la même très-petite dent en avant; les trois suivantes sont coniques et tranchantes; puis viennent en haut une très-grande dent à tubercules, large et presque carrée, et en bas deux dont la première est oblongue et a deux pointes un peu tranchantes à sa partie antérieure.

Enfin dans les *phoques* toutes les molaires sont coniques.

Le *morse* a les dents cylindriques terminées par une troncature simple.

Le *dugong* a les premières aussi cylindriques.

Les dernières sont comprimées avec un sillon de chaque côté. Elles se terminent toutes par une troncature simple.

Les petits plantigrades, tels que le *hérisson*, la *taupe*, la *musaraigne*, et parmi les *pédimanes*, les *sarigues*, les *dasiures*, les *péramèles* et les *phalangers*, ont beaucoup de rapport entre eux par les tubercules aigus d'une partie de leurs dents, tubercules qui en font des animaux insectivores.

Dans le *hérisson* les trois premières sont coniques, les trois suivantes à trois, quatre ou cinq tubercules, et la dernière à deux en bas et simplement tranchante en haut. C'est une règle générale commune à ces animaux insectivores, que leurs dents du haut sont plus larges transversalement que les autres.

Dans le *tanrec semi-spinosus*, les molaires d'en bas sont toutes tranchantes et tricuspides.

La *taupe* a quatre dents coniques et tranchantes en avant, puis quatre à tubercules en haut et trois en bas. Il n'y en a point de petite en arriere.

La *chrysoclore* a des dents molaires très-jolies, comprimées fortement d'avant en arrière et terminées par trois pointes aiguës, deux en dedans, une en dehors.

Parmi les pédimanes, les *sarigues* ont dans chaque mâchoire trois molaires tranchantes et quatre à tubercules pointus. La couronne de ces dernières a son plan triangulaire en haut, oblong en bas. Les *phalangers* ont leurs premières molaires d'en haut coniques ou tranchantes, celles d'en bas très-petites et rondes; les postérieures ont des tubercules transverses.

Dans le *kanguroo* géant toutes les dents sont à tubercules, et dans celles de derrière les tubercules sont réunis par des collines transverses, qui changent absolument ces dents en dents d'herbivores, semblables à celles du *tapir*. Aussi le kanguroo ne se nourrit-il que de végétaux; et le *phascolome* qui, quoique animal à poche, est cependant un vrai rongeur par les dents, a ses molaires toutes composées de collines transverses, comme les cabiais, etc.

Les molaires des rongeurs se divisent en deux classes: celles dont les tubercules restent saillans, et ne s'usent point entièrement; elles appartiennent à des espèces omnivores; et celles dont la couronne s'use, devient plate, et est traversée par des lignes d'émail, les animaux qui les ont sont entièrement herbivores.

La *marmotte*, le *rat*, appartiennent à la première de ces classes.

Les molaires supérieures de la *marmotte* ont en dedans un gros tubercule, d'où partent deux lignes saillantes, qui vont aboutir à deux tubercules du bord externe. Les inférieures ont aussi trois tubercules, mais l'interne est en avant, et il n'y a point de lignes de réunion. Ces dents vont en augmentant d'avant en arrière.

Les molaires des rats ont plusieurs tubercules

mousses, disposés irrégulièrement. La première est la plus grande; la dernière la plus petite.

Le *rat-taupe* ne diffère du rat que parce que les tubercules de ses molaires sont usés plus vite, ou qu'il est plus complètement herbivore.

Les autres rongeurs appartiennent à la seconde classe ; ils se subdivisent eux-mêmes en deux :

Ceux qui ont leurs molaires entièrement composées de lames transverses et verticales; tels sont le *cabiai;* ses molaires sont composées, savoir : la première supérieure d'une, la deuxième de deux, la troisième de trois, la quatrième de quatre, et la cinquième de six lames; les trois premières inférieures, chacune de deux, et la dernière de onze lames: plusieurs de ces lames, surtout en avant, sont bifurquées; la surface triturante est parfaitement plane, et monte obliquement de dedans en dehors.

Le *cochon-d'Inde*, dont les molaires sont composées chacune de deux lames, dont la postérieure est bifurquée en dehors dans les supérieures, en dedans dans les inférieures.

Les *lièvres* et *lapins*, dont toutes les molaires sont formées de deux lames simples.

La seconde division de cette seconde classe est celle dont les dents ne peuvent se diviser entièrement en dents partielles, mais où l'émail ne forme sur la couronne que des angles rentrans, et des cercles, ou autres figures.

Tels sont :

Le *castor*, où il y a à chaque dent un angle rentrant au côté externe d'en bas et à l'interne d'en haut, et trois autres plus profonds au côté opposé. Lorsque la dent s'use davantage, les derniers ne forment que des ellipses allongées et transversales sur la couronne. Ce degré d'usure arrive plutôt dans le *porc-épic*, qui a du reste des dents arrangées presque de même.

La *gerboise du Cap* n'a à ses dents qu'un seul angle rentrant, au côté interne en bas, à l'externe en haut.

En général on doit remarquer que dans tous les animaux dont les molaires s'usent, lorsqu'il y a quelqu'analogie entre le dessin des molaires supérieures et inférieures, ce dessin est toujours placé en sens inverse, et que les parties situées d'un côté dans les unes de ces dents le sont du côté opposé dans les autres.

Dans l'*éléphant*, les molaires sont composées de lames transversales et parallèles, réunies par le cément. Dentelées lorsqu'elles sont entières, elles présentent, quand elles sont usées, des losanges dans l'éléphant d'Afrique, des rubans étroits et festonnés dans l'éléphant des Indes.

Ces molaires se succèdent de manière qu'il n'y en a jamais plus de deux de chaque côté; la première a quatre lames, la deuxième huit ou neuf, la troisième douze ou treize, la quatrième quinze, et ainsi de suite, jusqu'à la septième, qui en a vingt-deux ou vingt-trois, ce qui est le plus grand nombre qu'on ait encore observé.

Les lames montent obliquement en arrière dans les inférieures, et descendent de même dans les supérieures; le côté externe de chaque molaire est plus convexe que l'interne. La face triturante est convexe dans les supérieures et concave dans les inférieures.

Ces molaires sont énormes.

Dans l'*hippopotame* les molaires intermédiaires, tant supérieures qu'inférieures, ont deux paires de cônes, adossés et marqués à leur face opposée à l'adossement de deux sillons; de sorte qu'en s'usant ils figurent chacun un trèfle : le caractère de ces dents est donc de présenter chacune deux doubles trèfles.

Dans les postérieures il y a un cône de plus, impair et formant derrière les autres une sorte de talon.

Les deux ou trois molaires antérieures de l'hippopotame ne représentent qu'une simple pyramide conique; lorsqu'elles s'usent, elles n'ont point de dessin sur leur couronne.

Dans l'*animal fossile de l'Ohio,* les molaires présentent de grosses saillies coniques mousses, et quelquefois anguleuses, disposées par paires; quatre dans les antérieures, six dans les intermédiaires, et huit ou dix dans les postérieures. Lorsqu'elles s'usent, elles forment des losanges irréguliers.

Dans l'*animal fossile de Simore et du Pérou*, qui se trouve aussi en Italie, les cônes des molaires étant un peu sillonnés, leur coupe présente des figures trilobées, mais moins profondément que dans l'hippopotame. La dent antérieure a quatre pointes; les suivantes six et douze.

Les molaires de ces deux animaux sont les plus grandes connues après celles de l'éléphant.

Dans le *sanglier d'Éthiopie*, les dents sont formées de plusieurs cylindres ou prismes, unis par le cément; leur coupe présente des ovales ou des figures anguleuses rangées trois à trois. Les postérieures, qui sont très-longues, en ont huit ou neuf rangs, les intermédiaires trois, les antérieures deux.

Les autres *sangliers* ont des dents plus nombreuses, et dont chacune est moins grande. Elles présentent des pointes mousses et sillonnées ou subdivisées; une dans les deux premières, deux dans les deux suivantes, quatre dans les cinq et sixième, et sept dans la dernière. Dans l'âge avancé ces pointes s'usent, et présentent des figures correspondantes, qui ont quelque rapport avec celles de l'hippopotame; mais elles sont toujours plus mammelonnées que ces dernières.

Dans les *tapirs* communs et fossiles, les molaires ont deux collines transverses rectilignes, et dentelées lorsqu'elles ne sont point encore usées; la dernière a trois de ces collines.

Les dents du *lamantin* ont la même conformation.

Dans le *rhinocéros*, le *daman*, et l'*animal fossile de Montmartre*, les molaires inférieures sont formées de deux croissans, placés à la file, et un peu obliquement. La postérieure a trois croissans, l'antérieure un seul.

Les molaires supérieures sont carrées, ont une ligne saillante parallèle au côté externe, et deux autres transversales, allant un peu obliquement. La seconde de ces lignes transversales donne dans le rhinocéros un grand crochet qui va en avant. Dans le *daman* elles en ont chacune un petit.

La molaire postérieure d'en haut s'approche plus ou moins de la forme triangulaire. L'antérieure n'a qu'une ligne transverse.

Dans les *solipèdes* la saillie de la couronne représente dans le germe une ligne serpentante, dont les concavités ont l'entrée plus étroite que le fond, et sont alternatives. Leurs dents sont plus oblongues dans la jeunesse lorsqu'il y en a moins; avec l'âge elles se rapprochent de la figure carrée.

Dans tous les *ruminans*, sans exception, même dans les *chameaux*, les molaires intermédiaires sont formées de deux doubles croissans parallèles. Dans celles d'en bas la convexité est tournée en dehors; dans celles d'en haut, en dedans.

Les postérieures d'en bas ont trois doubles croissans; celles d'en haut ressemblent aux autres.

Les deux antérieures d'en bas n'ont que deux croissans simples, placés à la file, et non parallélement. Dans les deux antérieures d'en haut il y a deux croissans simples placés parallélement.

Les molaires supérieures sont plus larges que celles d'en bas, et le plan de rencontre des unes et des autres est obliquement descendant de dedans en dehors.

Nous avons vu que les phoques, animaux amphibies, n'ont que des molaires coniques: ceux des *cé-*

tacés, qui ont des dents, les ont toutes, sans exception, de cette forme; la pointe en est seulement plus ou moins aiguë, et le corps plus ou moins renflé.

Le *dugong* a des molaires en cone tronqué, marqué de chaque côté d'un sillon longitudinal et profond.

ARTICLE III.

Examen particulier des dents des reptiles.

Les oiseaux et les reptiles chéloniens n'ayant point de dents proprement dites, nous renvoyons à la fin de cette leçon ce que nous avons à dire de la substance qui arme leurs mâchoires, et nous passons immédiatement aux trois derniers ordres de reptiles.

Les reptiles sauriens, ophidiens et batraciens sont à-peu-près dans le cas des cétacés; ils ne mâchent guère leur proie, et leurs dents ne servent qu'à la retenir et non à la diviser; aussi ont-elles beaucoup moins d'influence sur leur économie que celles des quadrupèdes vivipares; elles s'accordent cependant assez avec les genres et sous-genres naturels.

Ces dents sont presque toujours semblables dans les différentes parties de la mâchoire, et ne peuvent être divisées en diverses sortes, quant à la configuration, que dans un petit nombre d'espèces.

Elles sont tantôt attachées aux deux mâchoires seulement, comme dans les mammifères; c'est le cas des sauriens (un seul genre excepté, celui des iguanes, qui a aussi des dents palatines); et tantôt il y en a aussi au palais; ce qui arrive dans presque tous les serpens, les amphisbènes seuls en étant privés.

Leur nombre est moins important à observer; d'une part, parce qu'il est considérable et peu déterminé; de l'autre, parce qu'elles tombent sans régularité, ni par rapport à la situation, ni par rapport au temps.

1°. *Dents des sauriens.*

Les *crocodiles* n'ont que des dents coniques, creuses, le plus souvent un peu crochues, et ayant des lignes longitudinales saillantes.

Le *caïman*, ou crocodile à tête mousse d'Amérique, en a dix-neuf en haut et dix-neuf en bas de chaque côté. Il y en a cinq inter-maxillaires. La troisième, la quatrième et la cinquième maxillaires sont les plus longues. Les quatre dernières sont mousses. En bas, la première et la quatrième sont les plus longues; elles entrent dans des trous de la mâchoire supérieure. La onzième vient après ces deux-là pour la grosseur. Les quatre dernières sont mousses.

Il y en a dix-neuf en haut et quinze en bas seulement dans *le crocodile du Nil;* la première et la quatrième d'en bas sont aussi les plus longues; mais la quatrième se place dans une échancrure, et non pas dans un trou de la mâchoire d'en haut.

Le *gavial*, ou *crocodile du Gange*, en a vingt-sept en haut, dont cinq inter-maxillaires, vingt-cinq en bas, toutes presque égales, excepté la quatrième d'en bas, qui se loge aussi dans une échancrure de la mâchoire supérieure.

Dans le *tupinambis du Nil* on en trouve seize en haut, dont cinq inter-maxillaires, treize en bas; toutes coniques, légèrement arquées en arrière; les postérieures sont plus grosses, plus renflées et plus mousses. Un *tupinambis* des Moluques ne nous en a montré que six en haut et sept en bas, toutes comprimées et pointues.

Les *lézards* ordinaires, les *iguanes*, les *agames* ont des dents tranchantes, et plus ou moins dentelées sur leur tranchant; elles le sont toutes dans l'iguane, où plusieurs ont six ou huit dentelures, et qui en a vingt ou vingt et une de chaque côté. Le lézard ordinaire en a de vingt et une à vingt-deux; mais les antérieures ne sont pas sensiblement dentelées, et les autres n'ont guère qu'une échancrure. L'*agame* en a dix-neuf ou vingt, toutes à trois dentelures.

Dans ces trois genres elles vont en augmentant de grandeur d'avant en arrière.

Dans le *stellion* elles sont triangulaires, avec une petite dentelure en avant et en arrière; il y en a seize ou dix-sept de telles de chaque côté, et deux canines grosses et coniques. Il y a de plus en haut deux petites inter-maxillaires coniques, auxquelles rien ne répond en bas.

Le *dragon* ressemble au *stellion* par les dents, excepté que ses canines sont plus longues à proportion que ses incisives : le nombre est le même.

Dans le *gecko*, les dents sont toutes égales, serrées, simples, grêles et pointues, au nombre de trente-cinq à trente-six de chaque côté. Le *gecko à tête plate* en a soixante-dix ou soixante-quatorze de chaque côté.

Dans le *scinque* on en compte vingt-deux de chaque côté, tant en haut qu'en bas, toutes coniques, courtes, serrées et égales.

Dans le *caméléon* il y en a dix-huit en haut et dix-neuf en bas, de chaque côté, dont les antérieures sont extrêmement fines, et les postérieures beaucoup plus grandes, et à trois pointes.

2°. *Dents des batraciens.*

Les batraciens ont tous des dents au palais ; quant aux mâchoires, les *salamandres* en ont à toutes les deux, les *grenouilles* à la supérieure seulement, les *crapauds* ni à l'une ni à l'autre.

Les dents palatines forment dans les *crapauds* et les *grenouilles* une ligne transverse interrompue dans son milieu. Elles sont implantées dans les os palatins. Dans la *salamandre* elles sont sur deux longues lignes parallèles.

Les dents maxillaires sont grêles, pointues, fines et serrées ; la grenouille en a environ quarante en haut de chaque côté, dont huit inter-maxillaires; la salamandre soixante, tant en haut qu'en bas, et trente de chaque côté au palais.

3°. *Dents des ophidiens.*

Les serpens se divisent d'abord en deux familles : ceux qui peuvent écarter les deux moitiés de la mâchoire supérieure; ils n'ont jamais d'incisives, mais ils ont des maxillaires, des palatines et des mandibulaires : et ceux qui ne peuvent point écarter ces deux moitiés, et qui, ayant tout le pourtour de la mâchoire supérieure garni de dents, ont par conséquent aussi des espèces d'incisives.

Cette seconde famille se réduit aux orvets et aux amphisbènes. Les orvets, outre les dents coniques un peu crochues, égales, qu'ils ont aux deux mâchoires (dix-huit ou vingt en haut, et quinze ou seize en bas, de chaque côté), en ont sur la moitié postérieure de chaque arcade palatine, de très-petites et très-courtes, rangées sur deux rangs.

L'autre famille se subdivise elle-même en deux tribus, les venimeux et les non-venimeux; dans ceux-ci il y a des dents coniques, crochues, très-pointues, dirigées en arrière, tout le long de chaque arcade maxillaire palatine et mandibulaire; il y en a par conséquent quatre rangées à la machoire supérieure, et deux à l'inférieure, toutes les quatre à-peu-près longitudinales.

Mais dans les venimeux il n'y a à la branche maxillaire que les dents creuses, attachées à son extrémité antérieure seulement, et par conséquent il n'y a dans la plus grande partie de la bouche que les deux rangées palatines et les deux de la mâchoire inférieure.

On sait que les dents venimeuses se distinguent des autres par le canal qui les traverse, et qui donne issue à une liqueur dont nous décrirons ailleurs l'organe sécrétoire.

Voici une table des nombres de chaque côté.

NOMS.	Incisives.	Maxillaires.	Palatines.	Mandibulair
Boa devin. (*Boa constrictor.*)	2	18	14	
Couleuvre molure. (*Col. molurus.*)	0	18	24	20
Couleuvre nasique.	0	16 dont les antérieures plus grandes.	25 égales, très-petites	18 dont les an rieures plu grandes.
Couleuvre ordinaire. (*Col. natrix.*)	0	18 les postérieures plus grandes.	28	24

NOMS.	Incisives.	Maxillaires.	Palatines.	Mandibulaires.
pens à sonnettes. (*rotalus horridus.*)	o	1 et plusieurs germes non fixés.	14	5 ou 6
Ajé d'Égypte. (*Col. haje.*)	o	Id.	25 et une rangée parallèle de petites.	12 à 14
Naja. (*Col. naja.*)	o	Id.	Id.	
Orvet, (*Anguis fragilis.*)				
Amphisbène. (*Amphisbena fuliginosa.*)	3 de chaque côté, et une impaire.	5	o	8

ARTICLE IV.

Examen particulier des dents des poissons.

LES dents des poissons peuvent être divisées par des caractères pris de leurs formes, et par d'autres pris de leurs positions. Leur nombre est en même temps trop considérable, et trop variable, pour qu'on puisse en donner des tables.

I. *De la forme des dents.*

Ces formes, quoique variées presqu'à l'infini, se réduisent cependant à quatre principales.

Les dents en *crochet*, c'est-à-dire coniques, aiguës, et plus ou moins courbées en arrière. Ce sont celles qui forment le plus grand nombre; presque tous les poissons en ont de telles, au moins dans quelques-unes des parties de leur bouche.

Les dents en *cône*, qui sont beaucoup moins aiguës que les précédentes, et dont la pointe est à-peu-près mousse. Telles sont les dents antérieures de l'anarrhique.

Les dents à *couronne plate*, tantôt absolument comme celles du pharynx de la *carpe*, ou tantôt simplement arrondie, comme les postérieures du *spare dorade*, et de beaucoup d'autres *spares*.

Enfin les dents *tranchantes*, ou en forme de coin. Leur tranchant est tantôt simple, comme dans les dents maxillaires de la *plie*, tantôt dentelé, comme dans celles des *theuties*.

Le plus grand nombre des poissons n'a que des dents en crochets; tels sont les *murènes*, les *vives*, les *uranoscopes*, les *gades*, les *perce-pierres*, les *cottes*, les *rascasses*, presque tous les *trigles*, les *sucets*, quelques *pleuronectes*, les *scombres*, les *perches*, les *zées*, les *harengs*, les *saumons*, les *brochets*, plusieurs *silures*, etc.

Il y en a qui ont des dents en crochets, réunies à des dents d'une ou de plusieurs autres espèces;

Par

Par exemple,

Des dents en crochet en arrière, et des tranchantes en avant; les *theuthies*, les *ostracions*, les *balistes.*

Des dents en crochet en arrière, des plates au milieu, des coniques en avant; les *anarrhiques*, quelques *spares.*

Les mêmes combinaisons, excepté que les dents de devant sont tranchantes; le *sparus sargo*, et quelques-autres.

Quelques poissons n'ont point de dents en crochet, mais seulement des *plates*, et des *incisives;* telle est la *plie* (*pleuronectes platessa*). Elle a des incisives aux deux mâchoires, des plates au pharynx, et point ailleurs.

D'autres en ont de plates seulement; telle est la *carpe* (*cyprinus carpio*), qui n'en a qu'au *pharynx.* Le *barbeau* (*cyprinus barbus*), et la *brème* (*cyprinus brama*), ont au même endroit des dents tranchantes seulement.

II. *De la position des dents.*

Par rapport à la position, les dents des poissons peuvent être implantées, ou dans les os *inter-maxillaires*, ou dans la mâchoire inférieure, ou *os mandibulaire* (ces deux sortes de dents se répondent d'ordinaire comme celles de nos deux mâchoires): ou dans les os qui représentent les arcades palatines des oiseaux; nous les nommons *palatines* : ou dans l'os qui descend perpendiculairement du crâne pour former la partie moyenne du palais;

nous les nommons *vomériennes* : ou sur l'os qui soutient la langue ; ce sont les *linguales* : ou sur les osselets qui supportent les branchies ; ce sont les *branchiales* : ou enfin sur des os placés en arrière des branchies, à l'origine de l'œsophage, et que nous nommons pharyngiens ; ce sont les *dents pharyngiennes.*

Il y a des poissons qui ont des dents dans tous les endroits de la bouche où il peut y en avoir ; tels sont le *saumon*, le *brochet.*

D'autres en manquent à la langue seulement ; tels sont la *vive*, la *perche.*

D'autres aux branchies et à la langue seulement ; l'*uranoscope.*

Il y en a qui ne manquent que des dents palatines et linguales ; les *gades*, les *trigles*, (excepté le *volitans*), les *anguilles*, le *turbot*, la *sole*, la *dorée.*

Dans quelques-uns il manque trois sortes de dents ; les palatines, les linguales et les vomériennes, comme dans les *lutjans.*

Le *malarmat* (trigla cataphracta) n'en a qu'au pharynx et aux branchies ; les *carpes*, rien qu'au pharynx.

Les *raies* et les *squales* n'en ont qu'aux mâchoires.

L'*esturgeon* n'en a nulle part.

III. *Rapports de ces formes et de ces positions avec l'ordre naturel.*

Ces formes et ces positions des dents pourroient

servir de base à des divisions méthodiques de poissons, mais ni l'un ni l'autre de ces caractères ne donneroit des familles naturelles : on en a deux sortes de preuves; des poissons très-semblables ont des dents fort différentes, et des poissons très différens ont des dents fort semblables; c'est ce qu'on verra dans la revue que nous allons faire des principaux genres de poissons, et dans la description sommaire que nous allons donner de leurs dents.

Nous les parcourrons simplement dans l'ordre reçu jusqu'ici par les naturalistes, quoique nous ne le regardions pas comme le plus naturel, ainsi que nous l'avons déja dit, et que cette description de leurs dents va encore le confirmer.

A. *Chondroptérygiens.*

Les *raies* en général ont leurs deux mâchoires garnies de dents disposées comme des pavés; quelquefois chacune d'elles a son milieu relevé d'une épine, comme dans *la torpille*; d'autrefois toutes sont plates; le plus souvent toutes ces dents sont petites et à-peu-près égales; d'autres fois celles du milieu sont plus grandes, et en forme de bandes transverses, les latérales seules sont en carreaux; c'est le cas de la *raie aigle*, et sans doute encore de plusieurs raies étrangères. Ces dernières espèces ont aussi leur pavé dentaire prolongé jusqu'assez avant sur le palais.

Les *squales*, en général, ont plusieurs rangées de dents tranchantes, dont une seule sert, et les

M 2

autres sont recourbées en dedans de la bouche. Le nombre des rangées recourbées est variable dans la même espèce.

Le *requin* (*squalus carcharias*) a ses dents en triangle isocèle, un peu plus longues que larges, et finement crénelées au bord.

Le *marteau* (*squalus zygena*) les a presqu'isocèles en bas, obliques en haut, sur-tout vers les côtés, plus longues que larges, et très-finement crénelées.

Le *milandre* (*squalus galeus*) les a plus larges que longues, et la pointe inclinée sur le côté, de manière à laisser une large échancrure sous elle au bord externe de la dent. Les crénelures sont un peu moins fines et moins égales qu'au requin.

Le *squalus mustelus* les a obliques comme le milandre, mais presque sans crénelures au bord interne.

Le *perlon* (*squalus cinereus*) les a à la mâchoire supérieure beaucoup plus larges que longues, a six fortes dentelures au côté externe, et autant de très-petites à l'interne, toutes dirigées en dehors. Vers l'angle de la bouche sont de petites dents simples et tranchantes à la mâchoire inférieure. Les dents de devant sont en simple pointe aiguë, avec une dent de chaque côté à la racine; les latérales ont des dentelures comme en haut, et l'on retrouve aux angles les petites dents simples.

Une autre espèce de squale, dont les mâchoires sont pointues, a en avant de petites dents rondes, relevées au milieu d'une petite pointe, et en arrière des rangées transversales de grandes dents en pavé, placées à la suite les unes des autres, et représentant une espèce de demi-coquille spirale.

Le *rochier* (*squalus stellaris*) a toutes ses dents en longue pointe, avec une seule dentelure de chaque côté de la base.

Le *nez* (*squalus nasus*) les a de même forme, mais en bien moindre nombre.

L'*ange* (*squalus squatina*) n'a qu'une simple pointe, à base élargie, sans dentelure.

Les *squalus maximus* et *glaucus* ont les dents à tranchant absolument simple, et sans dentelure.

B. *Branchiostèges.*

Les *balistes* ont à chaque mâchoire huit dents en coins, larges, plates, à tranchant oblique; et au pharynx, des dents coniques, grêles, serrées, très-régulièrement placées sur deux rangs, tant en haut qu'en bas.

Les *coffres* (*ostracion*), qui ont d'ailleurs peu de rapport avec les balistes pour le squelette, portent aussi huit dents à chaque mâchoire, mais comprimées par les côtés.

Nous avons déjà suffisamment décrit les mâchoires des *diodons* et des *tétrodons*.

Dans la *chimère* la mâchoire inférieure présente à nu deux pièces saillantes, tranchantes, striées; la supérieure en a deux autres presque carrées qui répondent aux premières, et le palais offre deux plaques osseuses triangulaires.

L'esturgeon n'a, comme nous l'avons dit, de dents nulle part; mais le *polyodon* a les deux mâchoires et deux bandes latérales au palais hérissées de très-petites dents, comme celles d'une rape.

Dans le *cycloptère lump*, les mâchoires ont une ou deux rangées de petites dents pointues; de pareilles hérissent le pharynx, il n'y en a point ailleurs.

La *baudroye* (*lophius piscatorius*) a deux rangées à chaque mâchoire, une petite de chaque côté du palais, et les quatre plaques du pharynx garnies de dents crochues assez fortes.

C. *Apodes.*

Dans le *loup marin* (*anarrhichas lupus*), les dents maxillaires et celles des mandibulaires qui leur répondent, sont grosses et coniques; les mandibulaires latérales et les vomériennes forment de gros tubercules hémisphériques; la rangée interne de chaque arcade palatine est semblable aux secondes et l'externe aux premières. Le pharynx est hérissé de petites dents coniques.

L'anguille et le *congre* (*muræna anguilla* et *conger*) ont les deux mâchoires et le vomer hérissés de petites dents droites, fortes, mousses, serrées. Le *congre* n'a presque qu'une rangée aux mâchoires.

La *murène* (*mur. helena*) n'a que des dents

comprimées, tranchantes et très-pointues ; une rangée à chaque mâchoire, une impaire au vomer, dont la première dent, fort éloignée des autres, est aussi beaucoup plus grande. Les plaques du pharynx sont linéaires et garnies de deux rangées chacune.

D. *Jugulaires.*

Les *gades* ont des dents en crochet, nombreuses et fortes par-tout, excepté à la langue et aux arcades palatines. Leur vomer n'en a qu'une bande transverse en avant. La *molue* (*gadus molua*) se distingue des autres parce qu'elle en a une rangée de coniques et très-fortes à la mâchoire inférieure, et une au vomer. Celles du *merlus* (*gadus merluccius*) sont plus droites et terminées par une pointe applatie plus blanche et plus opaque que le reste.

Le *blennius superciliosus* porte à chaque mâchoire une rangée bien régulière de dents longues, étroites et serrées. Le *blennius ocellaris* a de plus une forte dent en crochet à chaque mâchoire, en arrière de toutes les autres ; quatre en tout.

La *vive* (*trachinus draco*) n'en manque qu'à la langue. Elles sont toutes petites et serrées presque comme du velours. Chaque os palatin en porte deux bandes longitudinales, et le vomer une transverse en avant.

Le *rapeçon* (*uranoscopus scaber*) n'a que douze ou quatorze dents en crochet à la mâchoire inférieure; la supérieure en est hérissée de petites, ainsi que le pharynx ; et deux petites plaques latérales en avant du vomer.

Le *dragonneau* (*callionymus dracunculus*) a les deux mâchoires et le pharynx hérissés de petites dents en soie.

E. *Thorachiques.*

Le *trigle volant* a des dents maxillaires et mandibulaires en forme de petits tubercules mousses, et point d'autres.

Le *trigle cuirassé* ou *malarmat* a des dents branchiales, et les vomériennes fines et serrées comme du velours, et rien en avant.

Les *trigles* ordinaires en ont de telles, mais un peu plus fortes, non seulement à ces endroits, mais aux deux mâchoires, et une petite plaque vomérienne en avant.

Dans le *cottus scorpius* on voit les deux mâchoires, une bande transverse en avant du vomer, les dentelures des branchies, et le pharynx hérissés de petites dents pointues.

Le *cottus insidiator* et le *cottus grunniens* ont de plus une rangée aux arcades palatines et au vomer, qui ne fait qu'une seule courbe avec celle du devant du vomer; leurs dents sont moins nombreuses et plus fortes.

La *rascasse* (*scorpœna porcus*) a la bande du vomer et celles des arcades toutes hérissées, comme le reste, de très-petites dents.

Dans les *echeneis*, le vomer entier forme une longue et large plaque toute hérissée de petites dents serrées, rases comme du velours; la langue est de même. Le bord antérieur du vomer, les deux mâchoires et le pharynx sont hérissés de dents en crochet.

Le *zeus vomer* n'a qu'à la mâchoire inférieure une rangée de dents à peine sensibles au tact. Le *zeus faber* porte à toutes deux des dents en crochet, petites et peu nombreuses.

Les *plies* (*pleuronectes platessa*, *flesus*, *hippoglossus*) ont aux deux mâchoires des incisives en coins, très-régulièrement placées sur un rang, et au pharynx des tubercules plats, amoncelés comme des pavés. Les dentelures de leurs branchies n'ont point de dents, non plus que la langue et le palais.

Les *soles* (*pleuronectes solea*, *lineatus*, etc.) ont aux mâchoires et au pharynx des dents en soie, comme veloutées.

Le *turbot* (*pleuronectes maximus*) a de petites dents en crochet nombreuses, aux mâchoires, au pharinx, sur les dentelures de ses branchies, et un très-petit groupe en avant du palais.

Les *chætodons* ont aux deux mâchoires des dents en soies longues et serrées comme les soies d'une brosse.

Dans les *theuthis* ou *acanthures*, il n'y en a qu'une rangée de tranchantes à tranchant dentelé.

Les uns et les autres ont celles du pharynx en crochet.

Les *labres* ont des dents pharyngiennes bien remarquables ; il y a en haut deux os et en bas un seul, formant des plaques qui broyent et qui sont garnies de dents hémisphériques, larges, absolument disposées comme des pavés, beaucoup mieux formées et plus régulièrement placées que celles de la plie : les antérieures varient. Dans quelques-uns elles sont en coin, à peu près égales et sur une seule rangée ; dans d'autres en crochet ou sur deux rangs ; quelquefois celles de devant sont plus longues que les autres, comme dans la *girelle* (*labrus julis*), qui a les maxillaires latérales mousses et sur deux rangs, et dans le *labrus virens* qui les a pointues sur un seul.

Ils n'en ont point dans l'intérieur de la bouche.

Le *labrus niloticus* paroît très-différent des autres. Il a aux mâchoires plusieurs rangées de dents longues, étroites, à pointes fourchues ou tridentées, et son pharynx est hérissé de dents droites, très-élevées, minces et pointues.

Plusieurs *lutjans* ont une grande ressemblance avec les *labres*.

Les *spares* ont les dents latérales de leurs deux mâchoires, celles qui, par leur position, répondent à nos molaires, en forme de pavés et rangées sur deux ou plusieurs rangs, selon les espèces. Dans quelques-unes d'elles, où deux de ces dents se distinguent des autres par leur grandeur et quelquefois par leur forme plus ovale et plus plate, les dents de devant de ces deux mêmes mâchoires varient beaucoup pour la forme. Par exemple, la *dorade* en a six en haut et six en bas en forme de cône. Les *sparus erithrinus*, *anchorago*, etc., ont ces mêmes dents plus longues et plus pointues. Le *spinifer* n'en a en bas que quatre. Le *sargo* en a huit en haut et six en bas en forme de coins, tranchantes et presque pareilles aux incisives de l'homme. Le *pagre* a un rang de douze à quinze dents en crochet, et derrière elles une multitude de petites formant velours ; les dents en pavés, sont plus petites et plus égales que dans les précédens. Quelques *spares* manquent cependant de ces dents en pavés. La *saupe* n'en a qu'une rangée de vingt à vingt-deux toutes en coins ; celles d'en haut à tranchant échancré, celles d'en bas pointues. Une espèce voisine a ses dents du milieu seulement échancrées, mais aux deux mâchoires ; et les latérales petites et pointues. Le *sparus dentex* a à chaque mâchoire une rangée de petites dents en cône, les quatre antérieures d'en haut et les six d'en bas beaucoup plus longues que les autres ; derrière cette rangée, il y en a formant velours.

Les *perches* ordinaires (*perca fluviatilis*, *labrax*, *punctata*, *nilotica*, etc.), ont de petites dents en crochet, formant rape ou velours, aux deux mâchoires, à une plaque en avant du vomer, à une de chaque côté du palais, à quelques-unes de la langue et au pharynx.

Les *holocentres* sont comme les perches.

Le *maquereau* (*scomber scombrus*) en a une simple rangée de petites en crochet à chaque mâchoire, une de plus petites encore de chaque côté du palais, quelques-unes d'éparses sur la langue et le vomer, et le pharynx garni de très-longues soies formant velours.

Le *saurel* (*scomber trachurus*) n'en a que de presqu'imperceptibles aux deux mâchoires, de veloutées au pharynx et point ailleurs.

Le *scomber sansun* en a une rangée de coniques à chaque mâchoire, une petite plaque de velours sur la langue, une à chaque arcade palatine; et le pharynx en a de turberculeuses ou en pavé.

Les *gobies* ont les deux mâchoires et le pharynx hérissés de plusieurs rangs de dents minces et pointues.

Les *cépoles* n'en ont aux machoires qu'une seule rangée, et celles d'en bas sont singulièrement étalées.

F. *Abdominaux.*

Les *Silures anguillaris*, *bagre*, *mystus*, *bajad*, *docmac*, etc., ont les deux mâchoires et le pharynx garnis de petites dents en soie; et il y en a au palais une plaque en arc de cercle parallèle et contiguë à l'arc de la mâchoire supérieure.

Dans l'*electricus* ces deux bandes se confondent et représentent un large croissant.

Le *silurus clarias* en a à la mâchoire inférieure

de très-singulières, comprimées, très-longues, recourbées en ∽ italique renversée, et terminées en pointe; le milieu seul en est garni. En haut leur répondent des dents grêles, droites et pointues. Le pharynx en a en crochet.

Le *galeatus* a des dents droites et un peu mousses aux deux mâchoires et au pharynx ; son palais offre deux larges plaques de dents en tubercules, une à droite, l'autre à gauche.

L'*aspredo* a des dents en soie au milieu de la mâchoire inférieure, et deux petites plaques à la supérieure. Le pharynx en est aussi garni, mais non le palais.

Le *loricaria cataphracta* porte à la mâchoire supérieure une petite plaque carrée de longues dents en soie, assez fortes, et deux à l'inférieure. Au pharynx sont deux larges plaques triangulaires de dents serrées, les antérieures en soies, les postérieures grossissant tellement qu'elles représentent un vrai pavé.

Le pharynx de l'*anableps* est assez semblable à celui de la loricaire; les dents y sont seulement un peu plus petites. Les deux mâchoires sont garnies de soies.

Le genre *salmo*, tel qu'il est établi par Linnæus, présente des différences énormes dans les dents, des différences telles que parmi les *mammifères* elles suffiroient pour établir des ordres.

Le *saumon ordinaire* et les *truites* ont des dents en crochet, aux deux mâchoires, sur la langue, aux arcades palatines, au vomer, au pharynx, et même dans un endroit où les poissons n'en ont presque jamais, c'est-à-dire aux os qui représentent les arcades zygomatiques, et qui dans les poissons forment ce qu'on nomme les mystaces, ou la lèvre extensible.

Le *salmo dentex* a à chaque mâchoire dix ou douze longues et grosses dents en crochet ; son pharynx est velouté et voilà tout.

Dans le *salmo nefasch* les deux mâchoires sont garnies de dents, presqu'aussi fines et aussi serrées que dans les chœtodons, mais se terminant en fourche. Ensuite le pharynx est velouté.

Le *salmo niloticus* a aux deux mâchoires des dents grosses, tronquées, à couronne armée de deux ou trois tubercules coniques, comme les molaires de certains quadrupèdes.

Le *serrasalme* (Lacép.) a aux deux mâchoires des dents en coin tranchantes, à trois ou cinq dentelures au tranchant, dont celle du milieu est plus saillante. Chaque mâchoire porte dix ou douze de ces dents.

Dans le *salmo rhomboïde* (Lin.) les deux mâchoire ssont garnies de très-petites dents en soies courtes et flexibles.

Aucun de ces cinq n'a de dents dans l'intérieur de la bouche, comme les saumons ordinaires.

Les *cyprinus*, quoiqu'aussi nombreux que les *salmo*, se ressemblent davantage. Aucun d'eux n'a de dents excepté au pharynx. L'os supérieur du pharynx présente une plaque unique, et les deux inférieurs sont armés chacun d'un certain nombre de très-grosses dents, qui frottent en partie contre celle de l'os analogue, en partie contre l'os supérieur.

La *carpe* en a quatre et quelquefois cinq ; les trois ou quatre postérieures et supérieures sont à couronne plate, et sillonnées en travers ; l'antérieure et inférieure est ronde, avec une petite pointe au milieu.

La petite *dorade de la Chine* (*cyprinus auxtus*) en a quatre, comprimées et tranchantes.

Le *cyprinus bipunctatus* en a cinq pareilles.

La *brème* (*cyprinus brama*) en a cinq, également comprimées, et dont le tranchant s'use obliquement contre l'os supérieur.

La tanche (*cyprinus tinca*) ne diffère de la brème que parce que ses dents sont plus grosses, et que la première est ronde et mousse.

La *rosse* (*cyprinus rutilus*) les a comme la tanche, et encore plus grosses à proportion.

Le *barbeau* en a neuf, placées sur trois rangs, quatre en bas, trois au milieu, deux au-dessus, en forme de massues, terminées par une pointe un peu crochue.

Le *meûnier* (*cyprinus dobula*) en a sept sur deux rangs ; deux en haut, cinq en bas, toutes pointues et un peu crochues.

Le *nez* (*cyprinusnasus*) en a une vingtaine, toutes comprimées, et qui vont en diminuant vers le haut ; les inférieures seules sont un peu grosses.

Et la *carpe du Nil* (*cyprinus niloticus*) en a

onze, placées sur trois rangs en un groupe arrondi, toutes comprimées, et à pointe tronquée par le frottement contre la plaque supérieure.

Le genre des *harengs* n'a que de très-petites dents en crochet sur le devant des deux mâchoires; le *hareng* ordinaire en a de plus un grand groupe au vomer et un sur la langue. Ils sont presque insensibles dans l'*alose*.

Les *mormyres* ont à chaque mâchoire une simple rangée de petites dents plates et échancrées.

Les *brochets* sont au nombre des poissons qui ont le plus de dents. L'espèce ordinaire (*esox lucius*) en a de très-grandes en crochet; sa langue, ses deux os palatins en sont hérissés d'une multitude dont les palatines sont plus grandes; le vomer est tuberculeux comme une rape. L'*orphie* (*esox belone*) en a à chacune de ses longues mâchoires une rangée de grandes en crochet, et une multitude de petites; mais point sur la langue, et seulement une petite plaque vomérienne.

ARTICLE V.

De la substance qui remplace les dents, dans les oiseaux et les tortues, et de quelques autres parties qui font l'office de dents.

Cette substance est, dans les oiseaux, une corne fibreuse absolument semblable à celle qui forme les ongles et les cornes proprement dites, c'est-à-dire, les cornes creuses; elle se moule sur les

deux

deux mandibules osseuses du bec. Ses divers degrés de dureté et les configurations qu'elle prend, influent autant sur la nature des oiseaux, que le nombre et la figure des dents sur celle des quadrupèdes.

La dureté du bec est extrême dans les oiseaux qui déchirent leur proie, comme les aigles et les faucons, ou qui brisent des fruits durs, comme les perroquets, les gros-becs, ou enfin qui percent les écorces, comme les pics.

Elle diminue par degrés dans ceux qui prennent des nourritures moins solides, ou qui avaient leurs alimens sans les mâcher; et elle se change en une simple peau presque molle dans ceux qui ne se nourrissent que de choses tendres, et sur-tout dans ceux qui ont besoin de sensibilité pour aller chercher leur nourriture dans la vase, ou au fond des eaux, comme les canards, les courlis, les bécasses, etc.

Divers oiseaux, notamment ceux de proie et quelques gallinacés, ont la base du bec couverte d'une peau molle, nommée *cire*, dont on ignore l'usage; peut-être supplée-t-elle à l'insensibilité du reste du bec.

Le bec servant à la fois à l'oiseau d'organe de préhension et de manducation, influe sur la totalité de ses habitudes; aussi doit on sur-tout avoir égard au bec dans la formation des genres des oiseaux.

Toutes choses égales d'ailleurs, un bec court

est plus fort qu'un bec long, un épais plus qu'un mince, un solide plus qu'un flexible; mais la forme générale fait varier à l'infini l'application de la force.

Un bec comprimé, à bords tranchans, à pointe formant un crochet aigu, caractérise les oiseaux qui vivent de proie, soit d'oiseaux et de petits quadrupèdes, comme les oiseaux de proie proprement dits, soit de poisson, comme les frégattes, les albatrosses, les pétrels, etc. Les premiers ont le bec plus court, delà leur plus grande force proportionnelle. Une dent de chaque côté ajoute beaucoup à la force d'un tel bec. C'est pourquoi les faucons, cresserelles et hobereaux passent pour des oiseaux nobles et plus courageux que les oiseaux de proie qui n'ont pas cette dent. Les pies-grièches, qui en sont pourvues, ne le cèdent guères en courage aux oiseaux de proie ordinaires, malgré leur petitesse et la foiblesse de leurs ailes et de leurs pieds. Lorsque le bec crochu s'amincit, il s'approche du bec en couteau, propre aux demi-oiseaux de proie, aux oiseaux lâches et voraces, corbeaux, corneilles, pies, etc. Le milan, qui a un de ces becs crochus amincis, s'approche plus des corbeaux par ses mœurs que des vrais oiseaux de proie. Le bec en couteau annonce des mœurs semblables dans les oiseaux d'eau; les groëlands, mouettes, etc. en sont la preuve.

Une autre espèce de bec fort et tranchant, mais d'une forme alongée et sans crochet, sert à couper et à briser, et non à déchirer. C'est celle des oiseaux qui vont chercher dans les eaux des animaux de résistance comme reptiles, poissons, etc. Il y a de ces becs absolument droits, comme dans les *hérons*, les *cigognes*, les *fous*; il y en a de courbés vers le bas, comme dans les *tantales*, ou vers le haut, comme dans le *jabiru*.

Certains becs tranchans ont leurs côtés tellement rapprochés qu'ils ressemblent à des lames de couteaux, et ne peuvent servir qu'à saisir de petites choses pour les avaler promptement; tels ils sont dans les pingouins et autres alques, dans les *macareux* (où le bec a de plus la singularité d'être aussi haut que long), dans les *becs en ciseaux*, où l'on remarque cette autre singularité que la mandibule supérieure est plus courte que l'autre, de manière que l'oiseau ne peut saisir qu'en effleurant l'eau et en poussant les objets en avant de lui. Il y a enfin des becs tranchans qui sont applatis horizontalement; ils servent à saisir des poissons, des reptiles et d'autres objets de grande dimension. Le *savacou* a un tel bec, qui même est armé de dents à ses côtés. Quelques *gobe-mouches* et quelques *todiers* approchent assez en petit de cette forme.

Parmi les becs non tranchans on doit remarquer d'abord ceux qui sont applatis horizontalement. Lorsqu'ils sont longs et forts comme dans le *pélican*, ils servent à avaler une forte proie, mais de peu de résistance, comme des poissons. Longs et foibles comme dans la *spatule*, où l'extrémité s'élargit et mérite ce nom à l'oiseau; ils ne servent qu'à palper dans la vase ou dans l'eau de très-petits objets.

Les becs plus ou moins applatis des canards, ceux plus coniques des oies et des cygnes, et celui du flamand dont la mandibule inférieure est ployée en longueur et la supérieure en travers, ont tous des lames transversales rangées le long de leurs bords, qui, lorsque l'oiseau a saisi quelque chose dans l'eau, laissent écouler l'eau superflue. Aussi tous ces oiseaux sont-ils aquatiques. Dans les *harles*, genre d'ailleurs voisin des canards, ces lames se changent en petites dents coniques, qui servent très-bien à retenir les poissons dont les *harles* détruisent beaucoup.

D'une toute autre nature sont les becs longs, minces, foibles et tendres par le bout, des oiseaux qui sondent la vase et les bords des eaux dormantes. Les *bécasses* les ont droits, les *courlis* recourbés vers le bas, les *avocettes* et quelques *barges* vers le haut. Des oiseaux voisins, les pluviers et les vanneaux, font un usage à peu près pareil, mais dans la terre seulement, d'un bec droit, court, ferme et renflé par le bout.

Les becs des *toucans* et des *calaos* sont remarquables par leur excessive grandeur, qui égale quelquefois celle de l'oiseau. La substance osseuse de ces becs n'est qu'une cellulosité extrêmement légère, sans quoi ils auroient détruit tout équilibre dans le vol. La corne qui les revêt est elle-même si mince qu'elle se dentèle irrégulièrement sur ses bords par l'usage que l'oiseau en fait. Les *calaos* ont encore, sur leur énorme bec, des proéminences de même substance et de formes variées dont l'utilité est inconnue. Le plus remarquable à cet égard est le *calao rhinocéros* qui semble avoir deux énormes becs l'un sur l'autre. Les *couroucous*, les *touracos*, les *musophages*, les *barbus*, les *tamatias*, les *barbicans*, tiennent une sorte de milieu entre le grand et foible bec des toucans, et le bec renflé, dur et gros des perroquets; celui-ci est très-robuste, et ils s'en servent pour grimper comme d'un troisième pied.

D'autres grimpeurs, les *pics*, ont un bec prismatique, long, fort, et terminé par une compression, qui leur sert à fendre et à percer les écorces des arbres. Celui des martins-pêcheurs est presque pareils, mais beaucoup plus long proportionnellement à l'oiseau, il ne pourroit servir au même usage : la langue, qui est fort importante pour déterminer l'emploi du bec, est d'ailleurs toute différente

Le bec court, conique et voûté des gallinacés ne leur sert qu'à avaler le grain, si rapidement que beaucoup de petits cailloux passent avec.

Ces oiseaux, dans leur état libre, se nourrissent autant d'insectes que de grains; les petits même ne mangent que des insectes, dans plusieurs espèces, pendant les premiers jours de leur vie.

Les petits oiseaux, nommés en général *passe-*

reaux, nous offrent toutes les nuances de la forme conique, depuis le cône à base large des gros-becs, jusqu'au cône presqu'en forme de fil des oiseaux-mouches et des colibris, et chacune de ces formes a la même influence que dans les grands oiseaux. Les oiseaux à bec court et fort vivent de graines; ceux à bec long et mince, d'insectes. Si ce foible bec est court, plat et fendu très-avant, comme dans les *hirondelles* et les *engoulevens*, l'oiseau engloutit en volant les mouches et les papillons; s'il est long et arqué et qu'il conserve quelque force, comme dans les *hupes*, il ira fouiller la terre et les fumiers pour y chercher des vers. La langue tubuleuse et alongeable du *colibri* lui permettra de faire usage du sien pour sucer le miel dans le calice des fleurs.

De tous les becs, le plus extraordinaire sans doute est celui du *bec-croisé*, où les pointes des deux mandibules se dépassent et se croisent; car cette disposition semble directement contraire à la destination naturelle de tout bec. Cependant l'oiseau trouve encore moyen de l'employer pour arracher les graines des cônes des sapins; aussi est-il réduit à cette nourriture.

L'enveloppe cornée qui revêt les mâchoires des *tortues*, ne diffère point essentiellement de celle du bec des oiseaux; seulement elle est appliquée sur un organe susceptible de beaucoup moins de mouvement: car la mâchoire supérieure est toujours fixe dans ce genre. Cette substance y est encore sensiblement fibreuse, et tantôt homogène et comme fondue. Les bords en sont tantôt à simple tranchant, tantôt à petites dentelures, comme celles d'une scie, tantôt découpés en grosses dents inégales : l'extrémité est tantôt entière et arrondie, tantôt échancrée, tantôt aiguisée en pointe. Ces différens caractères pourroient être utiles dans la distribution des genres des chéloniens en petites familles.

C'est ici le lieu de dire un mot des *fanons* des baleines ; on nomme ainsi des lames de corne implantées dans leur palais, et descendant verticalement dans la bouche. Les os maxillaires et palatins forment à leur face inférieure deux plans inclinés qui donnent au palais l'air d'un toit renversé ; les deux faces en sont concaves : c'est sur elles que les fanons s'attachent ; ils sont tous parallèles entre eux, et leur direction est transverse à l'axe du corps. On en compte plusieurs centaines sur chaque face, et dans la grande baleine il y en a qui ont plus de dix pieds de haut.

Ils sont fixés sur l'os par une substance plus charnue, qui se change par degrés dans la leur. Chaque fanon présente intérieurement une couche de fibres cornées revêtue de deux lames cornées aussi, mais plus minces, plus serrées et dont les fibres sont moins apparentes ; les fibres sortent d'entre les lames, et forment une frange libre sur tout le bord inférieur du fanon ; d'où il résulte que ces franges garnissent toute la partie du palais qui est au-dessus de la langue, et qui se trouve par-là entièrement velue.

Ces fibres ne sont pas égales dans toutes les espèces. Le *rorqual*, par exemple, les a beaucoup plus grosses que la *baleine franche*, quoique celle-ci ait les fanons bien plus longs.

DIX-HUITIÈME LEÇON.

Des organes de l'insalivation et de la déglutition.

Les alimens se réduiroient, par la seule mastication, en une poudre difficile à avaler, s'ils n'étoient humectés par la salive, et transformés en une espèce de bol d'une pâte plus ou moins molle, par l'action simultanée de toutes les parties de la bouche.

Ainsi, à mesure que les mâchoires se meuvent, leurs muscles compriment des glandes qui font jaillir diverses liqueurs dans la bouche. La langue ramasse sans cesse de petites parcelles qui échappent aux dents, et les ramène dessous ces instrumeus de trituration ; les lèvres en se fermant a propos empêchent que rien ne tombe de la bouche. Quand la petite boule est formée, la langue en se soulevant la porte dans l'arrière-bouche, où le voile du palais se relève pour fermer les arrière-narines, et empêcher l'aliment d'entrer dans le nez ; l'épiglotte s'abaisse en même temps pour l'empêcher de pénétrer dans le larynx. Alors le bol alimentaire est saisi par les muscles du pharynx et conduit par leurs contractions successives dans l'œsophage, d'où il tombe dans l'estomac. Ce n'est qu'à cet instant que la déglutition est consommée.

Voilà de quelles opérations la déglutition se com-

BIBLIOTHEQUE ROYALE

pose dans l'homme ; mais on n'en trouve pas autant dans tous les animaux.

Il y en a qui n'ont point de lèvres ; les *oiseaux*, par exemple.

Il y en a qui n'ont point de salive ; les *poissons*. Dans plusieurs la langue n'a point de mobilité, ou n'existe pas du tout ; beaucoup n'ont ni voile au palais, ni épiglotte, et ne peuvent en avoir, n'ayant ni arrière-narines, ni larynx.

Dans ceux même où ces parties diverses se trouvent, elles sont susceptibles de variétés dans leur composition ; l'os qui suspend la langue et qu'on appelle *hyoïde*, a des formes très-diverses, et ses muscles, ainsi que ceux de la langue elle-même, diffèrent en nombre, en insertion et en étendue. Beaucoup d'animaux se servent de leur langue, non-seulement pour faire passer leur nourriture de la bouche dans l'œsophage, mais encore pour prendre cette nourriture au-dehors et la mener dans la bouche. Tels sont les quadrupèdes fourmiliers, les pics, les caméléons, etc. Ils ont dû naturellement avoir une structure particulière.

De même la quantité et la nature de la salive ont dû être en rapport avec l'espèce des alimens, la manière dont l'animal les broie, et les ressources qu'il peut avoir d'ailleurs pour les humecter : les animaux aquatiques s'en passeront plutôt que les autres, etc.

Les moyens de déglutition dépendent de la position de l'animal quand il mange; ceux qui laissent tomber leurs alimens dans le sens de la pesanteur, n'ont pas besoin de tant de force, que ceux qui mangeant la tête en bas, doivent les faire remonter contre cette pesanteur.

Ces derniers ont aussi besoin d'un voile du palais plus étendu et plus fort, puisqu'ils courent plus de risque de laisser leurs alimens pénétrer dans les narines.

Les animaux qui doivent pomper une nourriture fluide, dans quelque vaisseau fermé, soit d'un autre animal, comme les taons, les punaises, soit d'une plante, comme les cigales, ont dû avoir encore dans leurs organes de déglutition une disposition particulière; il a fallu qu'ils fussent accompagnés d'instrumens propres à entamer ces vaisseaux, d'espèces de lancettes, etc. Mais ceux qui n'avoient à pomper leur nourriture que dans des vaisseaux ouverts, comme les *papillons*, les *abeilles*, pouvoient se passer de tels instrumens.

ARTICLE PREMIER.

Des glandes salivaires.

Nous parlerons, dans cet article, des glandes qui versent dans la cavité de la bouche une humeur particulière qui se mêle aux alimens pendant leur mastication, pour les préparer à être digérés et faciliter leur action sur l'organe du goût, en les dissolvant et en maintenant cet organe humecté. Nous réserverons pour un autre article l'histoire des glandes analogues, telles que le pancréas et autres, dont le liquide, qui en est séparé, coule immédiatement dans un des points du canal alimentaire ; mais nous comprendrons dans celui-ci celle des glandes dont l'humeur gluante enduit la langue de certains animaux, et sert à agglutiner à cette langue les substances dont ils se nourrissent. Nous y joindrons encore l'histoire des glandes venimeuses qui distillent leur venin dans la bouche de plusieurs reptiles.

Les glandes salivaires n'existent pas dans tous les animaux vertébrés ; la classe des poissons en est à peu près dépourvue. On les trouve dans les reptiles et dans les oiseaux, mais dans l'une et l'autre de ces classes elles ont une structure particulière qui les distingue de celle des mammifères. Ce n'est que dans ces derniers qu'elles sont de la nature des glandes conglomérées, c'est-à-dire, qu'elles sont composées de grains glanduleux réunis par un tissu cellulaire plus ou moins serré en lobules et même en lobes et en masses de différentes grandeurs. Il sort, de chacun de ces lobules, de petits canaux excréteurs qui, après un très-court trajet, versent l'humeur de la glande dans la cavité de la bouche ; ou bien ces petits conduits se réunissent pour en former de plus grands, et ensuite s'abouchent encore entre eux, pour ne plus composer qu'un ou plusieurs canaux principaux, qui parcourent un chemin plus moins long, pour atteindre la même cavité. Ce dernier cas a lieu lorsque la glande est réunie en masse ; le premier arrive au contraire lorsqu'elle n'est formée que de lobules séparés. De petites artères pénètrent ces glandes en grand nombre, et des injections heureuses de ces vaisseaux ont fait voir qu'ils composoient, en très-grand partie, les grains glanduleux. Les veines qui en sortent sont dans une moindre proportion relativement aux artères, que dans les autres organes. Elles reçoivent également un assez grand nombre de filets nerveux qui les rendent sensibles.

On est encore à désirer une analyse comparée de l'humeur que ces glandes séparent. Il n'y a que la salive de l'homme dont la nature chimique soit bien connue. On sait qu'elle est composée d'une très-grande proportion d'eau, d'un peu de muriate et de phosphate de soude, d'ammoniaque et de chaux, de mucus très-peu dissoluble dans l'eau, et d'albumine en petite quantité.

D'après les usages que doit avoir ce liquide, il est facile de prévoir qu'il n'est pas aussi nécessaire aux animaux dont les alimens ne séjournent point dans la cavité de la bouche, pour y être mâchés, mais sont avalés de suite ; et qu'il perd une partie de son utilité chez ceux dont la langue osseuse n'est pas propre à goûter ces alimens. Aussi les glandes salivaires manquent-elles généralement dans les poissons ; celles que l'on présume de cette nature dans les *raies*, indiquent, par leur petitesse, leur peu d'importance. Ces glandes semblent, par la même raison, être moins essentielles aux *reptiles* et aux *oiseaux*; et parmi les *mammifères* elles doivent avoir moins d'importance chez ceux qui vivent dans l'eau, et chez ceux qui se nourrissent de substances animales, qu'ils ne font que déchirer et qu'ils avalent goulument. Mais elles paroissent avoir été plus nécessaires à ceux dont l'espèce de nourriture demandoit à être broyée, pénétrée de liquide, et réduite, pour ainsi dire, en pâte avant d'être avalée. Aussi observerons-nous, dans les détails où nous allons entrer, que les glandes salivaires sont plus grandes dans les animaux qui vivent de végétaux, que dans ceux qui se nourrissent de parties animales.

En suivant la même idée sur les usages de la salive, il est aisé de prévoir que l'endroit de la bouche où parvient ce liquide, ne doit pas être absolument indifférent, et que la situation des orifices des principaux canaux excréteurs doit avoir un certain rapport avec la manière dont l'aliment sera soumis à l'action des dents. Les orifices des glandes principales sont, d'une part, vis-à-vis des dernières molaires supérieures; de l'autre, au-devant du frein de la langue, ou sur les côtés de ce frein, un peu en arrière des incisives et des canines, ou quelquefois au niveau de ces dernières. L'humeur des premières se mêle particulièrement aux alimens mâchés par les molaires; celle des dernières humecte ceux qui ont été coupés par les incisives ou déchirés par les laniaires. Dans les animaux chez lesquels les incisives et les canines exercent la fonction principale de la mastication, nous trouverons que la proportion des glandes qui versent leur liquide près des incisives augmente, et que celle des glandes dont les canaux dirigent cette humeur près des molaires supérieures diminue. Nous ne connoissons que très peu d'exceptions à cette règle, qui s'applique sur-tout aux *carnassiers*, et semble aussi trouver son application dans les *rongeurs*.

A. *Dans les mammifères.*

Dans l'*homme*, les glandes salivaires peuvent être séparées en deux sections. Les unes forment de simples lobules rouges, applatis, lenticulaires, dispersés dans l'épaisseur des lèvres et des joues, entre les muscles de ces parties et la membrane qui tapisse la cavité de la bouche. Quelques-unes sont dans l'épaisseur de ces muscles; elles portent les noms de *labiales* et de *buccales* : on a donné celui de *molaires* à un groupe particulier de ces glandes qui se trouve vis-à-vis des dernières molaires supérieures. Les glandes de cette première section ont de très-petits canaux excréteurs qui percent la membrane palatine par un assez grand nombre d'orifices.

Quelques anatomistes ont mis en doute si elles devoient être placées au nombre des glandes salivaires, et s'il ne falloit pas plutôt les ranger avec les cryptes muqueuses. Ce doute est bientôt levé lorsqu'on les observe dans les animaux où elles sont plus apparentes que chez l'homme. Leur structure paroît évidemment la même, pour l'essentiel, que celle des autres glandes salivaires. Les glandes de la deuxième section forment des masses conglomérées assez considérables, toutes situées dans le voisinage de la mâchoire inférieure.

La plus grande de ces masses porte le nom de *parotide.* Elle est placée dans la fosse que bornent en arrière le conduit auditif et les apophyses mastoïde et styloïde, et en avant la branche montante de la mâchoire inférieure et son condyle. Elle remplit exactement cette fosse, descend jusqu'à l'angle de la mâchoire, à la rencontre de la glande maxillaire, et déborde en avant le masséter, sur lequel elle envoie un, rarement deux prolongemens. Un de ces prolongemens, le supérieur, est quelquefois séparé et porte le nom de *parotide accessoire.* Cette glande est formée de lobes de couleur rouge, réunis par un tissu cellulaire peu dense. Les petits canaux excréteurs qui en sortent se réunissent en un seul canal qui traverse le masséter vers le milieu de sa hauteur, atteint le buccinateur, pénètre entre ses fibres et perce la membrane palatine, par un orifice sans papille, vis-à-vis de la deuxième ou de la troisième des grosses molaires supérieures. C'est le conduit de *Stenon.*

Les *maxillaires*, qui viennent après les paro-

tides

tides, pour la grandeur, sont placées derrière l'angle de la mâchoire, en dedans du ptérygoïdien interne, à l'extérieur et sous le tendon du digastrique, et immédiatement sous le peaucier. Leur forme est ovale et leur structure semblable à celle des précédentes. Elles n'ont jamais qu'un canal excréteur, le canal de *Warton*, qui s'introduit sur le mylo-hyoïdien, et est quelquefois accompagné, sur ce muscle, par un prolongement de la glande, puis entre les génio-hyoïdien et stylo-glosse; il gagne ensuite la membrane interne de la bouche, et traverse cette membrane vers la base du frein de la langue; son orifice est percé au centre d'une légère papille.

Le canal excréteur de la maxillaire rencontre, dans son trajet, une autre glande plus alongée, plus petite, et quelquefois contiguë à cette dernière, et paroissant alors en être la continuation. Cette glande, que l'on appelle *sub-linguale*, est placée immédiatement sous la membrane interne de la bouche et sur les côtés de la langue. Elle est en dehors du canal excréteur de la maxillaire; le sien se joint quelquefois à ce dernier près de son orifice, ou bien il en a un particulier, à peu de distance de ce dernier. D'autres fois il existe plusieurs canaux excréteurs qui ont une rangée d'orifices sur les côtés de la langue.

B. *Dans les autres mammifères.*

Ces glandes existent dans presque tous les mammifères, et n'offrent guères de différence que pour leur forme, leur couleur, leur grandeur relative et la direction de leurs canaux excréteurs. Leur situation est d'ailleurs à peu près la même, et leur structure paroît absolument semblable.

Les labiales et les buccales sont presqu'insensibles dans un grand nombre d'entre eux. Les *molaires* forment ordinairement une série très-distincte vis-à vis des dents du même nom. Les *sublinguales* manquent quelquefois, quoique cela soit très-rare, et lorsqu'il n'y a point de *parotides*, comme cela a lieu dans l'*echidna - histrix* et le *fourmilier*, la proportion des *maxillaires* augmente considérablement. Ce changement n'a pas lieu de même dans les *phoques*, où les parotides manquent aussi. Ce sont les trois seuls exemples connus du défaut de parotides.

Il existe dans un petit nombre d'espèces, outre ces glandes communes à l'homme, un groupe de glandes semblables quelquefois aux molaires, qui en paroît être la continuation, remonte le long de l'os sus-maxillaire, sous l'arcade zygomatique, jusque derrière le globe de l'œil, et dont les canaux excréteurs percent la membrane palatine à l'extrémité du bord alvéolaire supérieur. D'autres fois c'est une glande dont l'apparence est semblable à celle des maxillaires, et dont le canal excréteur perce la membrane palatine au même endroit : c'est ce qui a lieu dans le *chien*. Le *bœuf*, le *mouton* et le *cheval* offrent des exemples du premier cas.

Dans les *singes*, la parotide est extrêmement grande et forme une masse épaisse, de figure quarrée, qui s'étend en arrière bien au-delà du canal auditif, jusqu'à la rencontre de la portion occipitale du trapèze, et sur le sterno-mastoïdien. Les *maxillaire* et *sub-linguale* ont chacune un canal unique qui s'ouvre sur les côtés d'une longue papille que porte le frein de la langue. Dans la *guenon-patas* (*simia patas*), cette papille est conique, et les deux canaux s'ouvrent sur les côtés de sa base, celui de *Warton* au côté interne, et le canal de la sub-linguale au côté opposé. Dans le *babouin* à museau de *chien* (*simia hamadryas*. Lin.), cette même papille est applatie horizontalement, et l'orifice du canal de Warton est à sa surface supérieure, près de sa base, tandis que celui du canal de la sub-linguale est à la surface inférieure, plus près de l'extrémité.

Dans les *carnassiers*, les parotides ne sont pas ordinairement plus grandes que les maxillaires, très-souvent même elles sont plus petites; leur tissu paroît plus serré et leur couleur plus rouge que dans les *herbivores*.

Les *maxillairés* sont plus grandes que les parotides dans les *chauve-souris*; elles ont une forme arrondie, et leur substance est plus ferme. Elles sont également plus grandes dans le *chien*, la *sarigue manicou* (*didelphis virginiana*), etc. Dans cette dernière, les *maxillaires* sont au moins une fois plus considérables que les parotides ; l'orifice de leur canal est placé à la base du palais, un peu en arrière de la canine. On n'y a pas observé de papille.

Les parotides forment dans le *chien* et le *chat* une sorte de croissant, dont la concavité embrasse la conque de l'oreille en dessous, et dont les cornes se prolongent en arrière et en avant de cette conque. Elles s'étendent inférieurement jusqu'à la rencontre des maxillaires. La portion inférieure est, dans le *chien*, distincte du reste de la masse, et c'est à l'endroit de sa réunion avec la supérieure que viennent rayonner les petits canaux excréteurs pour se réunir en un seul, qui perce la membrane palatine vis-à-vis de la troisième molaire supérieure.

Les *sub-linguales* manquent dans le *chat*. Dans le *chien* elles ne semblent être qu'un prolongement des *maxillaires*.

Les *molaires* forment dans le *chien* une série, non interrompue, qui s'étend vis-à-vis des dents inférieures du même nom, depuis la première jusqu'à la dernière ; elles touchent immédiatement la membrane du palais, et percent cette membrane par une quantité de petits orifices. Dans le *chat* elles forment une masse ovale serrée, située également vis-à-vis des molaires inférieures.

Le *chien* a de plus une glande de même apparence que la maxillaire, qui peut égaler la moitié de sa masse, et quelquefois n'en fait pas le quart. Cette glande est placée dans la fosse zygomatique, immédiatement sous l'arcade de ce nom ; elle remonte jusque sous le globe de l'œil, et déborde un peu cette arcade en bas. On en découvre l'extrémité inférieure dès que l'on à enlevé le masséter. Son canal, dont le diamètre est plus considérable que celui des canaux de *Stenon* et de *Warton*, descend derrière l'os sus-maxillaire, et s'ouvre à l'extrémité du bord alvéolaire de cet os.

Dans les *rongeurs* les glandes salivaires sont plus considérables que dans les carnassiers. Les *parotides* embrassent inférieurement, dans le *lapin*, la conque de l'oreille, et descendent jusqu'à la rencontre des *maxillaires ;* leur portion inférieure est grande et arrondie ; leur canal traverse le haut du masséter, et perce la membrane palatine vis-à-vis la dernière molaire supérieure.

Les *maxillaires* sont arrondies ; l'orifice de leur canal, placé sur le côté du frein de la langue, n'a point de papille. Les sub-linguales sont minces et alongées. Les *molaires* sont rapprochées en masse vis-à-vis des dents du même nom.

Dans le *sur-mulot* les *maxillaires* sont plus grandes que les *parotides*. Dans le *paca* celles-ci forment une masse très-épaisse, d'un tissu plus serré, plus rouge, et composé de lobes plus petits que cela n'a lieu ordinairement dans les herbivores. Les *sous-maxillaires* sont également très-grandes, mais un peu moindres. Les *sub-linguales* sont larges et applaties.

Le *kanguroo-géant* a un système salivaire

encore plus considérable que celui des *rongeurs*, et ressemblant en cela au système salivaire des *ruminans*. Les parotides, formées de lobes peu serrés, se prolongent en arrière sur les côtés du cou, jusqu'au tiers postérieur de cette partie. Les maxillaires, plus ramassées, mais également très-grandes, ont la situation ordinaire. Les sublinguales sont alongées, et de grandeur médiocre.

Dans les *édentés* les glandes salivaires offrent plusieurs particularités, qui méritent d'être notées.

Les *parotides* sont plus petites que les maxillaires dans les *tatous* et les *paresseux*. Dans les premiers le canal de Stenon règne le long du bord inférieur du masséter, et perce la lèvre supérieure près de la commissure. Les *maxillaires* se portent en arrière, au-delà du larynx, le long du muscle *sterno-génien*, et leur portion antérieure prend la forme de l'angle de la mâchoire qu'elle embrasse. Dans le *paresseux didactyle* ces glandes se prolongent sur le mylo-hyoïdien, jusqu'aux *sub-linguales*, qui sont minces, alongées, et se portent en avant jusque vis-à-vis du frein de la langue.

Dans le *fourmilier didactyle*, les glandes qui semblent répondre aux *sous-maxillaires*, forment une masse conique, qui recouvre le haut de la poitrine et le devant du cou; elle s'enfonce comme un coin entre les glandes mammaires, vis-à vis du sternum, et s'étend en avant jusqu'au larynx, puis se porte sur les côtés du cou, en remontant autour des oreilles, et fournit un prolongement étroit, qui s'avance entre le *masséter* et le *mylo-hyoïdien*. Quoique réunie en apparence en une seule masse, cette glande nous a paru avoir deux canaux excréteurs principaux, qui s'insinuent sur le bord postérieur du *mylo-hyoïdien* et suivent ce muscle de chaque côté, jusque derrière l'arc du menton, où ils vont s'ouvrir. Cette description a besoin au reste d'être confirmée par des recherches ultérieures, faites sur des individus plus grands et mieux conservés que celui qui a été à notre disposition.

Les *molaires* sont réunies en une masse alongée, recouverte par le buccinateur. Elles s'étendent sur la face externe des branches de la mâchoire inférieure, depuis le bord antérieur du masséter jusqu'à l'angle des lèvres.

Les *sub-linguales* sont formées de grains glanduleux, disposés en série sous la membrane palatine, le long des *génio-glosses*.

Les *parotides* paroissent être remplacées par la masse glanduleuse, que nous avons dit être analogue aux maxillaires, à cause de la direction de ses canaux excréteurs.

Une autre glande, qui paroît de même nature, remplit une grande partie de la fosse commune (qui tient lieu des fosses temporale, zygomatique et orbitaire). Elle est contiguë, en bas, au bord supérieur du masséter; en arrière et en haut elle répond au crotaphite, et elle embrasse en avant le globe de l'œil. Sa substance est plus compacte que celle de la parotide, qui est d'ailleurs formée de grands lobes polygones, qui ne s'observent pas dans celle-ci. Il paroît que son canal excréteur va s'ouvrir derrière l'os sus-maxillaire.

Enfin nous avons observé une dernière glande, qui sert probablement à enduire la langue de ces animaux de la viscosité nécessaire pour retenir les fourmis. Elle est ovale et applatie, et descend au-devant du tendon du masséter, derrière l'angle des lèvres, puis le long du bord de la lèvre inférieure, jusque vers le milieu de cette lèvre. Son canal s'ouvre extérieurement dans une rainure, qui est à la commissure des lèvres. En pressant la glande, il sort de cet orifice une matière blanche, épaisse, gluante, qui remplit les cellules dont la glande est formée.

Dans l'*echidna-histrix*, les *sous-maxillaires* sont très-grandes; elles se portent très-loin en arrière, jusqu'au devant des clavicules. Les lobes, dont elles sont formées, sont très-distincts, et leurs petits canaux excréteurs se déchargent dans le principal par une quantité d'embouchures visibles. Le diamètre de celui-ci est très-grand; il se porte dans la direction de l'axe de la glande sur les muscles qui vont à la langue, et perce la membrane palatine très-près de l'arc du menton. Il y a, dans le même animal, deux *sub-linguales*, de forme ovale, plus petites que les *sous-maxillaires*, composées de lobes plus serrés, situées sous la membrane palatine, de chaque côté de la base de la langue, et dont l'humeur paroît s'échapper par plusieurs petites ouvertures placées à cet endroit.

Parmi les *pachydermes* le cochon a deux *sub-linguales.* L'une très-étroite, fort alongée, accompagne, en dehors, le canal excréteur de la maxillaire, depuis l'angle de la mâchoire jusqu'à la deuxième sub-linguale. Elle est composée de petits lobes d'un rouge pâle. Son canal excréteur en sort près du tiers postérieur, et marche à côté et en de hors de celui de la sous-maxillaire. Il se termine à quelques millimètres de l'orifice de ce dernier, par une plus petite ouverture ; son diamètre est également plus petit. La deuxième sub-linguale est placée au-devant de la première ; sa forme est carrée et applatie, et les lobes, dont elle est composée, sont plus rouges et plus grands. Elle a huit à dix canaux excréteurs, qui percent la membrane palatine sur une rangée.

Le canal de la parotide suit le bord inférieur du masséter, et forme un arc dont la convexité est en bas. Il perce la membrane palatine vis-à-vis de la troisième molaire, sur le côté d'un grand tubercule qui existe à cet endroit. Les *molaires* forment deux masses alongées, qui s'étendent le long des dents molaires supérieures et inférieures, jusque vis-à-vis des canines. Leurs canaux excréteurs sont nombreux, et percent la membrane palatine par un assez grand nombre d'orifices. Ces glandes ont, pour la forme des lobes et leur couleur, l'apparence des secondes sub-linguales.

Dans les *ruminans* et les *solipèdes* les glandes salivaires sont plus grandes que dans tous les autres mammifères. Elles ont une couleur pâle, et sont formées de grands lobes peu serrés entre eux.

La *parotide* a, dans le bœuf, à sa partie antérieure et supérieure, un lobe arrondi, qui repose sur le masséter. Le canal de Stenon sort de sa portion inférieure, qui descend plus bas que l'angle de la mâchoire; il suit, comme dans le cochon, le bord inférieur du masséter, en formant un arc dont la convexité est en bas, et va percer la membrane palatine vis-à-vis de la deuxième molaire. Ce canal a la même direction dans le mouton. Il perce la membrane palatine vis-à-vis de la troisième molaire.

Les *maxillaires* sont très-longues dans le bœuf et le mouton. Elles remontent en arrière sur les côtés du larynx et du pharynx, jusque derrière celui-ci, et se portent en avant jusqu'au milieu des branches de la mâchoire inférieure. Leur canal excréteur sort de ces glandes vis-à-vis de l'angle de la mâchoire. Il perce la base du palais au-devant du frein de la langue, à la face inférieure d'une papille dure, qui remplit en guise de valvule une fossette du palais. Les sub-linguales sont aussi très-longues dans ces animaux. Leur canal excréteur marche à côté de celui de Warton, et perce la papille tout près de l'orifice de ce dernier. Les buccales forment dans le mouton une couche très-épaisse entre le buccinateur et la membrane palatine. Les molaires sont rapprochées en un groupe de glandes lenticulaires, en dehors du buccinateur, et au-devant du masséter, vis-à-vis des dernières dents molaires supérieures.

Dans le *bœuf* et le *mouton* il existe derrière l'os sus-maxillaire, et dans la fosse *zygomatique*, un groupe de glandes semblables aux *molaires*, qui s'étend en haut jusqu'au globe de l'œil, et déborde en bas l'arcade zygomatique sous le masséter. Ses canaux excréteurs, qui sont très-apparens, percent la membrane palatine, vis-à-vis du bord alvéolaire, en arrière de la dernière molaire. Il est rare de rencontrer cette glande. On en a trouvé une analogue dans le *serval*, nous ne l'avons pas vue dans le *chat*, mais nous l'avons déja indiquée plus haut dans le *chien* et le *fourmilier*.

Dans le *cheval* cette glande n'est qu'un prolongement des molaires, qui remonte derrière l'os sus-maxillaire jusqu'à quelque distance de l'abducteur de l'œil; ses *parotides* sont très-grandes; elles s'étendent en haut derrière la conque de l'oreille, et se prolongent en bas au-delà de l'angle de la mâchoire. On peut y distinguer trois portions principales, dont les trois canaux excréteurs se réunissent bientôt en un seul, qui suit la même marche que dans les ruminans. Il s'ouvre au centre d'un tubercule, placé vis-à-vis de la quatrième molaire supérieure, très-près de la cinquième.

Les *maxillaires* s'enfoncent en arrière sur les côtés du larynx et du pharynx, comme dans les ruminans. Leur canal excréteur s'ouvre au centre d'une papille ronde placée sur un des replis de la membrane palatine, qui forme le frein de la langue.

Les *sub-linguales* ont beaucoup de petits conduits excréteurs, dont les orifices, rangés sur plusieurs lignes, se voient sur les côtés de la langue.

Dans les *mammifères amphibies* le système salivaire est beaucoup moins grand que dans les ordres précédens. Il n'y a point de *parotides*, de *sub-linguales*, ni de glande *zygomatique* dans le *phoque commun ;* on n'y trouve que deux *maxillaires*, une grande et une petite, dont le canal excréteur commun va s'ouvrir, comme à l'ordinaire, à côté du frein de la langue.

Dans les *cétacés* le système salivaire paroît manquer entièrement.

C. *Dans les oiseaux.*

Les glandes salivaires ne se rencontrent dans cette classe que sous la langue ; elles répondent par leur position aux sub-linguales des mammifères, mais leur structure n'est pas la même. Ce sont des amas de petits grains ronds creux, dont l'humeur parvient dans la bouche par plusieurs orifices. Celle-ci est ordinairement épaisse, et presque gluante. Elle a cette qualité à un haut degré dans les pics.

Dans l'*émerillon* la glande salivaire est formée d'une série de grains réunis en une petite masse alongée, placée sous la membrane palatine, de chaque côté de la langue, en arrière de la portion cornée.

Dans les *gallinacés* ces glandes paroissent considérables. Il y en a deux paires dans le *dindon*. Celles de la première paire ont la forme d'un cône, dont la pointe est dirigée vers celle du bec ; elles se touchent dans presque toute leur étendue, et remplissent en avant l'angle de la mâchoire inférieure. Elles sont placées immédiatement sous la peau, et il n'y a que leur portion antérieure qui touche la membrane palatine. En arrière elles sont recouvertes par une autre paire de glandes et par les serpi-hyoïdiens. C'est un amas de grains ronds, colorés en jaune comme l'humeur qu'ils contiennent. Celle-ci parvient dans la bouche par plusieurs orifices. La deuxième paire, plus petite, de forme alongée, repose sur le tiers postérieur des premières ; elle est recouverte immédiatement par la membrane interne de la bouche.

Dans l'*autruche* les glandes salivaires sont ramassées en une masse en forme de croissant, qui borde la langue, et en forme la plus grande partie. Leur humeur s'échappe par une foule d'orifices percés à la face inférieure de cet organe.

Deux autres masses glanduleuses, larges et applaties, séparant une humeur analogue, sont suspendues à la voûte du palais, à l'entrée du pharynx. Leur surface est percée par des milliers d'orifices très-visibles.

Ces glandes fournissent, dans le *perroquet*, une matière gluante de couleur grise; elles sont également aux deux côtés de la base de la langue.

La glande qui sépare l'humeur qui enduit la langue des *pics* est très-considérable. Elle déborde en dessous la mâchoire inférieure, et se porte jusqu'à l'occiput; les grains qui la composent sont gros, blancs, et remplis d'une humeur très-gluante de même couleur, qui se décharge dans la bouche par un seul canal percé sous la pointe de la langue. Cette glande est contiguë en avant à une autre glande de couleur rouge, qui s'étend jusqu'à la symphise des branches de la mâchoire.

Dans les oiseaux d'eau en général, il n'y a qu'une paire de glandes salivaires, qui semble même dans plusieurs réunie en une seule masse, séparée en deux lobes en arrière. Cette masse est très-petite dans l'*oie*, placée d'ailleurs sous la membrane palatine, derrière l'angle des branches de la mâchoire inférieure. L'humeur épaisse, blanchâtre, visqueuse que renferment ses petits grains, s'en échappe par un assez grand nombre d'orifices rangés principalement sur la ligne moyenne qui répond aux deux glandes.

D. *Dans les reptiles.*

Les glandes *salivaires* des *reptiles*, comparées à celles des *mammifères*, offrent également des différences frappantes. Dans quelques-uns la langue est composée, en grande partie, d'une masse glanduleuse épaisse, formée d'une foule de petits tuyaux réunis par leur base, et qui se séparent vers la surface de la langue. Ce sont autant de papilles qui hérissent cette surface, ou qui la rendent veloutée lorsqu'elles sont très-fines. Les côtés de la masse sont percés d'une foule de pores qui laissent passer la liqueur que sépare cette glande. Elle repose immédiatement sur les muscles de la langue, et suit les mouvemens que ces muscles impriment à l'os qui la soutient. Cette glande existe dans les *chéloniens*. La structure que nous venons d'indiquer est très-apparente dans la *tortue grecque*. Elle existe également dans plusieurs *sauriens*. Nous l'avons observée dans le *gecko* à tête plate (*g. fimbriatus*), l'*iguane* ordinaire, le *scinque schneidérien*.

Dans l'*agame umbra* elle est surmontée en avant, au lieu de papilles, de feuillets transverses pressés les uns contre les autres. Ces feuillets s'observent sur toute la surface de celle du *caméléon*.

La langue des *batraciens* paroît couverte d'une substance glanduleuse analogue.

Dans les *reptiles* qui ont une langue écailleuse, ou lisse et couverte d'une simple membrane, cette glande paroit être remplacée par deux autres alongées granuleuses, situées sous la peau le long de la face externe des branches de la mâchoire inférieure, et dont l'humeur est versée au côté externe des dents de la même mâchoire. Elles touchent immédiatement de ce côté la membrane palatine.

Ces glandes sont très-marquées dans les *tupinambis*, les *couleuvres*, les *boas*.

Les *amphisbènes* ne les ont pas situées au même endroit, quoiqu'elles aient la même structure apparente. Elles sont chez ces dernières immédiatement sous la langue, entre les muscles *génio-glosses* et *génio-hyoïdiens*.

Outre ces glandes, quelques *ophidiens* en ont d'autres qu'il est important de connoître à cause du venin qu'elles séparent. Elles existent dans tous les animaux de cet ordre, dont les mâchoires supérieures sont armées de crochets, et sont, comme les salivaires des *mammifères*, de la nature des glandes conglomérées. On les trouve placées sur les côtés de chaque branche de la mâchoire supérieure, en arrière de l'orbite, et presque immédiatement sous la peau. Deux muscles destinés à redresser les crochets, et à abaisser ces branches, ou les os sus-maxillaires, conséquemment à fermer la bouche, les traversent d'avant en arrière, l'un extérieurement, et l'autre du côté inférieur, de sorte qu'ils ne peuvent agir sans comprimer la glande et chasser le venin dans son canal excréteur. Celui-ci conduit l'humeur venimeuse à la base des crochets, où elle pénètre par une fente, ouverte en avant, dans un canal qui règne dans toute leur étendue, et s'ouvre vers leur pointe, du côté antérieur, par une autre ouverture oblique.

E. *Dans*

E. *Dans les poissons.*

Les *poissons* manquent généralement de glandes salivaires. Elles paroissent remplacées dans la *carpe* par une substance glanduleuse placée sous la base du crâne, et, ce qui est remarquable, précisément devant les dents mâchelières, propres à ce poisson, recouvrant à cet endroit l'articulation supérieure des os branchiaux, s'avançant même sous la voûte du palais, où elle cache plusieurs muscles de l'os quarré. Cette substance adhère fortement à la membrane muqueuse qui la revêt. Elle est d'un gris sale, rougeâtre, d'une apparence homogène. D'autres glandes formant des couches plus ou moins étendues, plus ou moins épaisses dans des points différens du canal alimentaire, suivant les espèces, mais particulièrement à son origine, et que nous décrirons plus en détail avec ce canal, suppléent probablement, dans ces animaux, au défaut de glandes salivaires. Il y a cependant dans les *raies*, et sans doute dans les *squales*, un amas de grains glanduleux situés immédiatement sous la membrane du palais, sur le grand muscle abaisseur de la mâchoire inférieure. Ces grains sont de la grosseur d'un petit grain de navet, composés de plusieurs petites cavités; ils paroissent dégorger une humeur muqueuse à la base du palais. Nous n'avons pu nous en assurer, quoique nous ayons comprimé fortement la glande. Les autres poissons n'offrent rien de semblable.

ARTICLE II.

De l'os hyoïde et de ses muscles.

La langue des trois premières classes d'animaux vertébrés prend son principal appui sur une espèce de chaîne ou de demi-ceinture, composée d'un nombre d'os variable selon les espèces, et suspendue par ses deux bouts à la partie postérieure et inférieure du crâne, derrière l'articulation de la mâchoire inférieure, et en avant du cou. Cette ceinture a des appendices, soit articulées, soit faisant partie des pièces transverses qui se portent, soit en avant, soit en arrière; celles-ci servent à porter le larynx; les autres pénètrent plus ou moins dans le corps de la langue, et en font quelquefois la plus grande partie. Il y en a qui ne servent qu'à l'insertion de certains muscles ou de certains ligamens. Cette chaîne d'os se nomme l'*os hyoïde*. Ses mouvemens influent puissamment sur ceux de la langue et sur ceux du larynx, souvent même sur ceux de la mâchoire.

A. *Dans l'homme et les mammifères.*

a. *De l'os hyoïde.*

La partie principale de cet os forme, dans l'*homme*, un peu plus d'un demi-anneau, placé horizontalement entre la base de la langue et le larynx, et ayant sa convexité dirigée en avant. Il tient à la premiere par les muscles qu'il lui envoie, et par un prolongement de la membrane palatine qui se fixe à son bord supérieur. De son bord inférieur descend une substance ligamenteuse, qui s'attache au bord supérieur du cartilage thyroïde. Les deux extrémités reposent sur les cornes ou apophyses supérieures de ce cartilage, et leur sont unies par des ligamens. Les anatomistes distinguent dans cet os un corps et quatre cornes, deux grandes et deux petites. Le corps situé en avant forme à-peu-près le tiers de la convexité du demi-anneau ; sa face concave présente une petite cavité, que nous verrons augmenter beaucoup dans plusieurs singes. Ses extrémités s'articulent avec les grandes cornes, qui sont plus minces et moins courbées que lui, et prolongent sur les côtés l'arc qu'il forme en avant. Les petites cornes ont la forme et la grandeur d'un grain d'orge ; elles sont posées sur l'articulation des grandes avec le corps, de manière que leur extrémité supérieure est dirigée en arrière. De celle-ci remonte un ligament qui se porte à l'extrémité de l'apophyse styloïde, et suspend l'os hyoïde au crâne.

Dans tous les autres *mammifères*, l'os hyoïde présente à peu près les mêmes rapports ; seulement il faut observer, pour l'intelligence des descriptions que nous en allons donner, que sa position absolue change avec celle de l'animal, et que tout ce qui est antérieur chez l'homme, devient inférieur dans les mammifères et ainsi de suite. Il peut être semblablement divisé, dans ces animaux, en corps et en cornes; mais dans plusieurs d'entre eux les cornes qui répondent aux grandes de l'homme se soudent avec le corps et n'en peuvent plus être distinguées, et celles qui répondent aux petites sont plus grandes que les autres, aussi ne peut-on plus leur conserver cette dénomination. Comme elles s'articulent constamment en avant de celles qui répondent aux grandes chez l'homme, nous les appellerons *cornes antérieures*, et les autres, *cornes postérieures*. Les premières sont toujours suspendues à l'extrémité de l'apophyse styloïde, ou de l'os qui remplace cette apophyse; celle-ci ne paroît exister que dans les singes. Dans les autres mammifères elle est remplacée par un os, ordinairement très-long, qui est articulé dans une cavité située au même endroit du crâne, ou suspendu à cette partie lorsqu'il ne s'élève pas jusque-là. Il offre quelques particularités que nous indiquerons dans les détails sur l'os hyoïde. La corne qui s'articule avec lui pourroit encore porter le nom de *corne styloïde*, et l'on appelleroit, par la même raison, *corne thyroïde* celle que nous sommes déja convenus de nommer *corne postérieure*.

Dans les *orangs*, cet os est à peu près comme dans l'homme. On n'a même remarqué aucune différence dans celui du *chimpansé*. Le corps de l'os hyoïde du *gibbon* présente à-peu-près la forme de la même pièce chez l'homme, seulement son bord inférieur ou postérieur a une échancrure dans le milieu, qui le partage en deux larges apophyses; la cavité de la face supérieure est plus profonde et moins évasée : les grandes cornes sont proportionnellement plus longues; les petites n'existent pas. Il n'y en avoit du moins aucune trace dans l'individu que nous avons observé.

L'os hyoïde des *sapajous* s'écarte déja de ce modèle. Le corps a une forme quarrée dans le *tamarin;* il est mince, convexe en bas et concave en haut. Son bord antérieur est épais et porte de petites cornes à ses angles; le postérieur est mince et échancré au milieu. Les grandes cornes sont très-larges et amincies comme des lames; elles s'articulent plus en dedans que les petites.

Dans les *guenons* et les *macaques*, le corps de cet os a une forme triangulaire, anguleuse et bombée à sa face inférieure, présentant une cavité de même forme à la face opposée. Les grandes et les petites cornes s'articulent aux deux angles antérieurs, les grandes plus en dedans que les petites. L'angle postérieur est tronqué et échancré; il se prolonge sous le cartilage thyroïde.

Les petites cornes sont plus grêles que les grandes; mais elles égalent presque en longueur ces dernières, au devant desquelles elles sont articulées; elles forment ensemble un angle très-aigu.

L'os *hyoïde* des *baboins* a la forme de celui des *guenons* et des *macaques*.

Mais dans les *alouattes*, cet os offre une particularité extrêmement remarquable, parce qu'elle sert à expliquer les hurlemens que produisent ces animaux. Le corps est comme soufflé pour former une caisse osseuse à parois très-minces et très-élastiques, dont le diamètre excède quelquefois 0.06 mètres, de forme irrégulière, très-bombée en dessous, applatie en dessus, présentant en arrière une grande ouverture dont le diamètre est presque égal à celui de la cavité. Deux petites apophyses, qui répondent aux petites cornes, s'élèvent de chaque côté de cette ouverture. Les grandes cornes sont articulées un peu plus haut; elles sont droites, minces et médiocrement longues. L'intérieur de la caisse présente quelques crêtes osseuses près de l'ouverture. Celle-ci communique avec la cavité droite du sac *thyro-hyoïdien* qui s'ouvre dans le larynx, derrière la face externe du cartilage thyroïde. Nous reviendrons sur cette organisation en traitant de la voix.

L'os *hyoïde* des *makis* a plusieurs caractères qui le distinguent de celui des *singes*. Les petites cornes sont formées de deux os grêles; elles ont les deux tiers de la longueur des grandes, et forment avec elles un angle très-aigu. Elles sont supportées par l'os styloïde, qui est long et grêle. Les grandes s'articulent en arrière des petites. Le corps a l'apparence d'un bouclier convexe inférieurement et concave à sa face supérieure, dans les *loris* ; mais dans les *makis* proprement dits, il a simplement la forme d'une branche courbée en arc.

Dans les *carnassiers*, l'os hyoïde est formé, en général, de parties grêles et alongées. Le corps est cylindrique et à peu près droit, sa courbure est très-peu marquée. Les cornes antérieures sont plus longues que les postérieures ; elles sont formées de deux pièces, dont la seconde, toujours plus longue que la première, est portée par l'os styloïde. Celui-ci est ordinairement plus grand que toutes les pièces précédentes ; son extrémité temporale est élargie et présente une facette articulaire. Il n'y a guères de différence que dans la longueur et la grosseur relatives de ces pièces, qui varient d'ailleurs très-peu, et dans l'ouverture des angles qu'elles forment en s'articulant entre elles. En général la première pièce des petites cornes est dirigée en avant, et la seconde s'élève presque perpendiculairement sur celle-ci.

Dans le *hérisson* cependant les pièces de l'os hyoïde sont larges et applaties. Les grandes cornes sont légèrement recourbées en avant ; elles le sont également dans le *blaireau*, mais d'une manière plus sensible.

Dans les *sarigues*, l'os hyoïde s'écarte aussi du type qu'il offre généralement dans les *carnassiers*. Son corps est plat et presque quarré ; les cornes s'articulent à ses angles qui sont tronqués pour cela. Les grandes sont très-larges à leur base et se recourbent en avant en s'amincissant en pointe ; les petites sont plus longues, de forme cylindrique, dirigées en avant et un peu en haut, élargies vers leur extrémité postérieure. Nous ignorons si l'os dont elles sont formées s'articule avec l'os styloïde, ou s'il y a un second os intermédiaire.

L'os *hyoïde* varie davantage dans les *rongeurs*. Celui du *cochon d'Inde* a le corps triangulaire, et offre en avant une surface plate, en arrière et en haut une surface concave. Les cornes antérieures sont grêles et s'élèvent perpendiculairement de chaque angle supérieur ; les cornes postérieures sont peu marquées. L'os *hyoïde* du *lièvre* a beaucoup de ressemblance avec le précédent ; son corps est épais, spongieux et à peu près de même forme. Les cornes antérieures sont longues, grêles et recourbées en arcs ; les postérieures sont très-petites. Dans le *porc-épic*, le corps de l'os hyoïde forme une petite portion d'anneau qui offre en arrière une protubérance au milieu de son bord. Les cornes postérieures sont larges, plates et longues ; les antérieures sont composées de deux pièces, dont la première est presque quarrée et la seconde fort longue et grêle. Toutes ces parties sont minces et alongées dans l'*écureuil*. Le corps forme, avec les cornes postérieures, un arc très-courbé ; les cornes antérieures sont composées de trois pièces dont l'intermédiaire est la plus longue, et celle qui s'articule avec le corps, la plus épaisse.

Dans le *castor*, le corps de l'os *hyoïde* a une

longue et forte apophyse ovale, qui descend perpendiculairement du milieu de son bord inférieur. Les cornes postérieures sont au moins aussi fortes et prolongent l'arc de ce corps ; les antérieures sont petites et cartilagineuses.

Dans la *marmotte*, les cornes postérieures sont longues et grêles ; elles se continuent avec le corps, qui est très-courbé ; du milieu de sa convexité descend une large apophyse. Les cornes antérieures sont formées de trois os ; les deux premiers sont courts, gros et bosselés ; les troisièmes sont longs, grêles et cylindriques, et s'articulent sur le corps, qui forme un un arc très ouvert.

Dans le *rat vulgaire*, le *rat-d'eau*, l'*ondatra*, le corps forme également un arc très-court, et présente une pointe plus ou moins marquée dans le milieu de son bord inférieur. Ce sont les cornes antérieures qui semblent continuer cet arc plutôt que les postérieures. Celles-ci sont très-courtes, larges et plates dans l'*ondatra ;* il n'en existe qu'un rudiment dans le *rat vulgaire*, le *campagnol*, le *rat-d'eau*. Les premières sont au contraire longues et grêles dans toutes ces espèces, et formées d'un seul os. Il y en a deux dans celles du *loir* et du *lérot*, dont le premier descend obliquement en dehors. Le corps, dans ces derniers, n'offre pas de courbure sensible ; les cornes postérieures forment avec lui un angle très-ouvert. Toutes ces pièces sont très-grêles et cylindriques, à l'exception des deux premières des cornes antérieures, qui sont courtes et applaties.

Dans une partie des *édentés*, les cornes antérieures sont couchées le long du bord antérieur du corps, et se réunissent par leur extrémité inférieure ; elles sont courtes et s'articulent avec l'os styloïde, qui est beaucoup plus long.

Dans l'*echidna-histrix*, l'os hyoïde a une structure toute particulière. Le corps est formé d'une branche plate et droite ; les extrémités de son bord antérieur supportent les cornes du même côté, qui sont cylindriques, dirigées en avant et formées d'une seule pièce. L'os styloïde descend presque perpendiculairement à leur rencontre. Les cornes postérieures sont arquées en avant, larges, plates, articulées sur les côtés du corps ; leur extrémité, dont le bord postérieur est convexe, tient à une seconde pièce qui descend parallèlement à la première, jusque derrière le corps, où elle est jointe à celle du côté opposé. Deux autres pièces sont soudées à celles-ci vers l'endroit de leur jonction, et s'en séparent sur les côtés.

Dans l'*éléphant*, le corps est soudé avec les cornes postérieures ; il a la forme d'une lame applatie, un peu arquée de bas en haut. Ces dernières forment deux branches également applaties, qui remontent obliquement en arrière et se recourbent légèrement en dedans. L'os styloïde est bifurqué : la branche postérieure est arquée, longue et terminée en pointe ; l'antérieure, moins longue et droite, s'articule avec les cornes antérieures.

Parmi les *pachydermes*, l'os hyoïde du *cochon* a ses cornes postérieures soudées avec le corps, et forment ensemble un os applati, courbé en arc; les cornes antérieures sont très-courtes, plates et dirigées en avant : l'os styloïde est grêle et alongé.

Dans le *rhinocéros*, l'os hyoïde est semblable à celui des *ruminans à cornes*. Dans ceux-ci, les cornes postérieures forment un arc avec le corps, qui présente une tubérosité au milieu de son bord inférieur, et sont ordinairement soudées avec lui; les cornes antérieures ont deux pièces, dont la première est toujours la plus longue, quoiqu'elle le soit moins que les postérieures : elle se porte toujours directement en avant. La seconde pièce, qui est très-courte, s'articule avec l'os styloïde; celui-ci est fort long, élargi à son extrémité supérieure, qui présente antérieurement une facette articulaire.

Dans le *chameau* le corps est épais et à-peu-près quarré; il n'a point de tubérosité. Les cornes postérieures sont longues et grêles, et s'élèvent en arc de ses angles postérieurs; les antérieures sont articulées aux angles du même côté; la première pièce, qui est dirigée en avant, est beaucoup plus courte que la seconde; celle-ci s'élève presque perpendiculairement à la rencontre de l'os styloïde, qui est plus court à proportion que dans les *ruminans* à cornes.

Les cornes postérieures sont peu distinctes du

corps dans les *solipèdes*. Elles forment avec lui un arc plus ouvert dans le *zèbre* que dans l'*âne* et le *cheval*. Du milieu de cet arc descend une longue apophyse ; elle égale dans le *cheval* la portion qui répond aux cornes postérieures ; elle est plus courte que cette portion dans le *zèbre*, et plus longue dans l'*âne*. Les cornes antérieures sont formées d'une seule pièce qui est très-courte, dirigée en avant, et s'articule à angle droit avec l'os styloïde. La forme de ce dernier os est à-peu-près la même que dans les *ruminans* à cornes.

Dans les *mammifères amphibies* le corps est mince, alongé, peu courbé en arc, sans tubérosité ni apophyse. Les cornes postérieures prolongent l'arc du corps ; elles ont à-peu-près la même épaisseur. Les antérieures sont formées de trois os, dont le premier est très-court, le deuxième est plus long.

Dans les *cétacés* l'os *hyoïde* a une position et une forme particulières. L'os styloïde est long ; il se porte très-obliquement en avant et en dedans, sous la base de la langue, où il se joint à la corne antérieure de son côté. Celle-ci est courte ; elle va directement en arrière s'articuler au milieu de la convexité du corps, qui est applati, soudé aux cornes postérieures, et représente la figure d'un croissant, dont les pointes sont tournées en arrière. Celles-ci sont libres, et ne tiennent pas par des ligamens au cartilage thyroïde.

b. *Des muscles de l'os hyoïde.*

Il y a beaucoup de muscles qui viennent se rendre à l'os hyoïde ; nous ne décrirons ici que ceux qui semblent appartenir plus particulièrement à cet os, en ce qu'ils partent de points plus fixes que lui, qui sont immobiles, ou qu'ils ne peuvent mouvoir que d'une manière insignifiante.

Ces muscles sont, dans l'*homme*, au nombre de quatre paires.

1°. Les *sterno-hyoïdiens*, qui s'élèvent de dessous l'angle claviculaire du sternum au-devant de la trachée-artère, entre les *sterno-thyroïdiens*, et viennent se fixer au bord inférieur du corps de l'os hyoïde.

2°. Les *omo-hyoïdiens*, décrits dans la quatrième leçon, page 254.

3°. Les *stylo-hyoïdiens*, qui sont fixés d'un côté à la racine et au bord postérieur de l'apophyse styloïde, et de l'autre à l'extrémité antérieure du corps de l'os hyoïde ; ils descendent obliquement en avant et en dedans pour gagner cette seconde attache, et sont traversés dans leur portion inférieure par le tendon du digastrique.

4°. Les *génio-hyoïdiens*, dont le tendon est fixé en avant à l'éminence *géni*, derrière le menton ; ils se portent à l'os hyoïde en dessous et en dedans des *génio-glosses*, et en dessus du *mylo-hyoïdien*, et s'attachent à la convexité du corps de cet os.

5°. Outre ces quatre paires de muscles il en existe un impair, le *mylo-hyoïdien*, dont les fibres transversales se portent du bord inférieur de la mâchoire inférieure à une ligne moyenne, qui le partage d'avant en arrière en deux portions égales. Le bord postérieur de ce muscle tient au corps de l'os hyoïde, mais il est clair, d'après la direction de ses fibres, qu'il doit agir très-foiblement sur cet os; il sert plutôt de soutien aux parties qui sont au-dessus de lui; nous verrons même des animaux où il peut les soulever d'une manière très-marquée, et chez lesquels il n'a évidemment pas le premier usage.

La première et la seconde paire abaissent l'os hyoïde, la deuxième le porte en même-temps de côté; la troisième paire l'élève et le porte de côté lorsque l'un des deux agit seul; la quatrième le porte en avant et le fait un peu remonter.

Il y a peu de remarques à faire sur ces muscles dans les autres *mammifères*. La conformation de l'os hyoïde variant assez, il en résulte de légères différences dans la disposition des muscles qui s'y fixent, mais elles ne sont pas assez importantes pour nous y arrêter beaucoup.

Dans les *alouattes*, les *sterno-hyoïdiens* sont fixés au bord inférieur de l'ouverture que présente en arrière la caisse hyoïde. Les *géni-hyoïdiens* tiennent en bas à la convexité de la même caisse.

Les premiers se prolongent, dans le *lion*, en dedans de la poitrine, suivent le sternum jusqu'à l'extrémité postérieure de la troisième pièce, et se fixent dans toute l'étendue de la même pièce. Cette particularité, qui paroît due en partie à l'étroitesse du sternum, n'est pas commune à tous les mammifères qui ont cet os semblablement conformé. Ainsi dans le *phoque*, dont le sternum est terminé en avant par une pointe grêle, qui dépasse de beaucoup la première côte, et se trouve trop foible pour donner attache à des muscles, les *sterno-hyoïdiens* sont fixés à la première côte. Ils sont renforcés par une languette qui vient de la petite tubérosité de l'humérus, et ne tarde pas à se joindre à eux; elle remplace le *coraco-hyoïdien*. Les muscles dont nous parlons sont confondus dans le *dauphin* en un seul muscle impair, singulier par sa largeur et par son épaisseur.

A l'exception des *singes*, le *stylo-hyoïdien* n'est percé dans aucun mammifère pour donner passage au digastrique, même lorsque ce muscle a un tendon moyen. Le premier a un tendon commun, dans l'*éléphant*, avec le stylo-pharyngien, qui est fixé à la branche postérieure de la bifurcation de l'os styloïde : ces deux muscles sont même réunis jusqu'à la voûte du pharynx.

Dans le *cochon*, le même muscle donne une portion qui va derrière l'angle de la mâchoire se réunir au digastrique. Dans les ruminans il vient de la pointe ou de l'angle postérieur et supérieur de l'os *styloïde*.

Dans le *paca*, chez lequel l'os styloïde n'atteint pas jusqu'au crâne, il n'y a point de stylo-hyoïdien; mais la partie moyenne du digastrique adhère très-fortement au corps de l'os hyoïde.

Le *stylo-hyoïdien* est, dans le *dauphin*, très-large et court; ses fibres se portent du bord postérieur de l'os styloïde au corps de l'os hyoïde.

Le *mylo-hyoïdien* a ses fibres postérieures dirigées obliquement en arrière et en dedans vers l'os hyoïde, lorsque celui-ci est reculé et que les mâchoires sont alongées. Dans ce cas il contribue essentiellement à porter cet os en avant.

Dans l'*éléphant* il se continue avec le sterno-hyoïdien; ses fibres se dirigent pour cela d'avant en arrière avec très-peu d'obliquité.

Outre ces muscles, communs à l'homme et aux mammifères, on trouve dans ceux-ci un petit muscle qui de la face externe de l'apophyse mastoïde, se porte à la face interne de l'extrémité temporale de l'os styloïde : c'est un *stylo-mastoïdien;* lorsque cette extrémité a un angle prolongé en arrière, comme dans les ruminans, auquel se fixe le *stylo-mastoïdien*, alors ce muscle agit sur l'os styloïde comme sur un lévier, et tend à porter son extrémité inférieure en haut et en dehors.

Lorsque l'os styloïde n'atteint pas jusqu'au crâne, le *stylo-mastoïdien* sert pour ainsi dire à le suspendre. Dans le *paca* ce muscle s'attache derrière

le

le digastrique, dont il semble former une portion; il descend le long de ce dernier jusqu'à l'extrémité de l'os styloïde, s'attache à la moitié supérieur de cet os, se prolonge sur les côtés du pharynx, et remplace ainsi le *stylo-pharyngien*. Nous allons voir que dans le *fourmilier* le même muscle sert également à suspendre au crâne l'os styloïde.

Quelques *mammifères* (*les carnassiers*) ont de plus un muscle mince et plat, dont les fibres remplissent une partie de l'intervalle des deux cornes hyoïdes du même côté.

Dans les *fourmiliers* le larynx et l'os hyoïde sont peu éloignés du sternum, et conséquemment très en arrière des mâchoires. Il en résulte des particularités remarquables dans les muscles de l'os hyoïde et de la langue. Nous n'indiquerons dans cet article que celles qui concernent le premier.

L'analogue du *stylo-hyoïdien* est un très-petit muscle fixé à la partie moyenne et antérieure de l'os styloïde; il descend obliquement en arrière et en dedans pour s'unir au bord du *génio-hyoïdien*, près de son extrémité postérieure.

L'analogue du *stylo-mastoïdien* est encore un très-petit muscle, qui descend de l'endroit du crâne où seroit fixé l'os styloïde, s'il y atteignoit, jusqu'à l'extrémité de cet os, qu'il doit rapprocher du crâne et porter en avant.

Le *mylo-hyoïdien* est fort long. Il ne s'unit pas à l'os hyoïde, et se termine à quelques millimètres du corps de cet os ; mais ses dernières fibres montent jusqu'à la base de l'os styloïde, à laquelle elles se fixent : plus en avant, quelques-unes de ses fibres s'élèvent encore plus haut, pour s'attacher aux apophyses transverses des vertèbres cervicales moyennes. Celles qui précèdent ces dernières s'attachent plus en dedans à la membrane de la base de la bouche, et il n'y a que la portion qui répond aux deux tiers antérieurs de la mâchoire inférieure, qui se fixe au bord de ses branches. Toutes les fibres de ce muscle sont transversales, et ne sont point divisées par une ligne tendineuse médiane.

Il n'y a, proprement, qu'un *génio-hyoïdien*, fixé à l'angle du menton, par un tendon extrêmement grêle, qui s'étend jusque vis-à-vis des angles de la mâchoire inférieure, en suivant le milieu du *mylo-hyoïdien* ; là commence sa partie charnue, très-mince dans toute sa longueur, d'abord étroite, puis s'élargissant et paroissant alors composée de deux portions. Elle se rétrécit ensuite avant de se fixer à la face inférieure du corps de l'os hyoïde.

Les *sterno-hyoïdiens* paroissent d'abord très-courts, mais ils se prolongent en arrière, sur le sternum jusqu'au milieu de sa longueur ; ils sont l'un à côté de l'autre, entre les *sterno-glosses*.

Dans l'*échidna*, le *mylo-hyoïdien* est fixé, en bonne partie, à la membrane palatine ; sa portion la plus reculée remonte sur les côtés de l'occiput.

Dans l'*ornithorinque* ce muscle a une ligne médiane tendineuse, de chaque côté de laquelle partent ses fibres, dirigées obliquement d'arrière en avant, et s'attachant de ce côté au bord inférieur des branches de la mâchoire, jusqu'à leur angle de réunion.

Une seconde portion du même muscle pourroit aussi être regardée comme l'analogue du *génio hyoïdien*, qui manque, ou bien appelée *hyo-maxillien*. Ses fibres partent de l'hyoïde et de la base de la langue, et s'avancent plus obliquement en dehors, jusqu'à la portion la plus reculée des branches de la mâchoire, au bord inférieur desquelles elles se fixent.

Les *omo-hyoïdiens* existent dans le même animal, et les *sterno-hyoïdiens* se prolongent en arrière, sur le sternum, comme dans les *fourmiliers*, jusqu'au milieu de la longueur de cet os environ, y compris l'os claviculaire. Ils se fixent à la seconde pièce. La même chose a lieu dans l'*échidna*, où elle facilite les grands mouvemens de la langue: mais pourquoi se trouve-t-elle dans l'*ornithorinque*, dont la langue n'est pas propre à ces grands mouvemens?

B. *Dans les oiseaux.*

a. *De l'os hyoïde.*

Cet os peut être divisé dans les oiseaux, comme dans les mammifères, en corps et en cornes. Le premier a ordinairement une forme alongée et cylindrique; mais, au lieu d'être situé, comme dans la classe précédente, transversalement au cou de l'animal, il prend la même direction que celui-ci. Son extrémité antérieure présente quelquefois une facette articulaire, qui est reçue dans une cavité de l'os ou du cartilage de la langue, lorsque l'un ou l'autre existe. Cette facette est arrondie de droite à gauche, et ne permet guères que des mouvemens dans l'un ou l'autre de ces sens. D'autres fois, il n'y a aucune facette articulaire, et l'os ou le cartilage hyoïde est simplement soudé avec celui de la langue. Son extrémité postérieure a, de chaque côté, une cavité articulaire arrondie, dirigée en arrière, qui sert à unir le corps à la base des cornes. Au-delà de ces deux cavités, la même extrémité se prolonge en une pointe plus ou moins étendue, qui se porte souvent au-devant du larynx supérieur et de la partie adjacente de la trachée-artère. Cette dernière portion n'est presque jamais entièrement ossifiée. On pourroit l'appeler corne moyenne, ou queue de l'os hyoïde. Telle est la forme générale du corps de l'os hyoïde dans les oiseaux; mais dans quelques-uns il s'écarte de cette forme. Dans le *pélican* il est plat et pentagone; l'angle qui se présente en avant n'a point de facette articulaire, et le côté qui regarde en arrière en a deux qui se touchent et ne laissent point d'intervalle pour la corne moyenne, qui n'existe pas en effet. Il a, à-peu-près, la même forme dans la *spatule*, mais les facettes articulaires sont moins rapprochées, et les deux angles latéraux s'alongent en crochets, recourbés en arrière.

Les cornes ne sont qu'au nombre de deux, de figure cylindrique, grêles, plus ou moins alongées, s'amincissant vers le bout, dirigées en arrière et en dehors, et se recourbant de bas en haut pour s'adapter à la tête, derrière laquelle elles remontent. Leur base regarde en avant, et présente une facette arrondie, qui entre dans la cavité articulaire du corps. Chacune de ces cornes est formée de deux portions articulées ensemble, à l'endroit où le tiers postérieur touche au tiers moyen. C'est de leur longueur que dépend la sortie plus ou moins grande de la langue hors du bec. Dans le *pic*, dont la langue peut être portée au-dehors, de la longueur de huit pouces, ces os ont une grandeur proportionnée à cet effet. Ils descendent sur les côtés du cou, puis se recourbent sur la tête et se prolongent jusqu'à la racine du bec; là, ils se détournent à droite, et pénètrent dans une cavité de la mandibule supérieure, qui est en dedans de la narine droite, et qui règne dans les deux tiers de la longueur de cette mandibule. Ils ont plus de huit pouces de long.

b. *Des muscles.*

Le dindon nous servira d'exemple pour la description de ces muscles.

On trouve d'abord, 1°. l'analogue du *mylo-hyoï-*

dien, le *génio-hyoïdien* de Vicq-d'Azyr, formé d'une couche très-mince de fibres fixées au bord inférieur et à la face interne de la mandibule ; leur direction est transversale ; elles sont partagées par une ligne tendineuse, qui s'étend jusque sous la queue de l'os hyoïde. Ce muscle relève l'os hyoïde et la langue, et les rapproche du palais.

2°. L'analogue des *stylo-hyoïdien* et *stylo-glosse*, ou *serpi-hyoïdien*, le *mylo-hyoïdien* de Vicq-d'Azyr ; il vient de l'apophyse serpi-forme de la mâchoire inférieure, et se divise en plusieurs portions. La postérieure descend obliquement en avant, et s'insère à la ligne blanche qui lui est commune avec le muscle précédent ; la portion moyenne s'insère à la queue de l'os hyoïde ; celle qui est antérieure passe sur le milieu du *cérato-glosse*, et s'insère au côté du corps de l'os hyoïde, sur le hyo-glosse transverse. L'usage de ces différentes portions doit varier comme leur insertion. La première et la seconde, en relevant la queue de l'os hyoïde, abaissent la pointe de la langue. La dernière relève l'os hyoïde et la langue, et les porte de son côté lorsqu'elle agit seule.

3°. Le *muscle conique* de l'*os hyoïde* de Vicq-d'Azyr, analogue des *génio-hyoïdiens*, prend son origine de deux bandes charnues, dont l'une, plus petite, s'attache au bord inférieur de la mâchoire, derrière le *mylo-hyoïdien*, et en dehors de ce muscle ; l'autre, plus large, vient de la face interne de ce même os, en dedans du mylo-hyoïdien. Ces deux portions se réunissent et se contournent autour de la corne de l'os hyoïde qu'elles enveloppent entièrement. C'est le muscle qui, en portant en avant l'os hyoïde, fait sortir la langue du bec.

4°. Le *cérato-hyoïdien* se porte du bord interne du premier os de chaque corne à la queue de l'os hyoïde. Il rapproche la queue de la corne, et porte ainsi la langue du côté opposé.

Les *sterno-hyoïdiens* sont remplacés par une languette qui descend du muscle *hyo-laryngien* au *sterno-laryngien*. Nous verrons ces muscles en parlant du larynx.

Ces muscles existent généralement, et ne présentent que quelques variétés. Ainsi, dans le *canard*, le premier ne s'étend pas sous la queue de l'os hyoïde ; il s'attache à la face interne et postérieure des branches de la mâchoire et à la membrane palatine. Le second n'a que deux portions, dont la deuxième se fixe à la base de la corne de l'os hyoïde. Le troisième n'en a qu'une, au lieu de deux.

Dans le *coq*, le premier n'existe pas; le deuxième est comme dans le canard ; le troisième comme dans le *dindon*.

Dans la *chouette* ces muscles sont comme dans le canard, mais plus foibles à proportion.

Dans le *pic* les muscles coniques de l'os *hyoïde* ont une longueur proportionnée à celle des cornes auxquelles ils s'attachent. Il y a de plus dans cet oiseau une sixième paire de muscles; ce sont les *cérato-trachéens.* Ils s'attachent à la base des cornes, gagnent le haut de la trachée-artère, et font autour d'elle quatre tours de spirale, avant de s'y fixer, huit ou neuf lignes plus bas que le larynx. C'est le droit qui croise sur le gauche. Ce muscle fait rentrer la langue dans le bec, lorsqu'elle en est sortie.

C. *Dans les reptiles.*

a. *De l'os hyoïde.*

L'os hyoïde varie dans les différens ordres de cette classe; mais en général il se rapproche beaucoup de celui des oiseaux : celui des *sauriens* et des *ophidiens* n'en diffère pas essentiellement. Ses rapports avec le larynx se réduisent à très-peu de chose, comme dans la classe précédente. Il n'y a pas de muscle qui passe de l'un à l'autre; une simple membrane est leur moyen d'union. Il se trouve même des genres de *sauriens* où ils sont tout-à-fait séparés, celui, par exemple, du *caméléon.* Ils le sont encore dans tous les *ophidiens*, à langue enfermée dans une gaine. Cette observation achève de prouver que la fonction essentielle de cet os est de servir de base à la langue, et de contribuer à ses mouvemens.

Dans les *chéloniens* la forme de l'os hyoïde varie beaucoup. Quelquefois celle du corps est à-peu-près quarrée, mince, et applatie. Alors les cornes postérieures sont droites, articulées aux angles du même côté, s'écartant l'une de l'autre en se portant en arrière, et ayant le larynx placé dans leur intervalle; et les cornes antérieures, soudées au corps, un peu en-deçà des angles antérieurs; elles se dirigent en arrière, et se recourbent en haut derrière l'occiput. En avant, le corps se prolonge en pointe, sous la langue qu'il soutient. Telle est entre autres la forme de l'hyoïde dans la *tortue grecque;* mais dans la *matamata* le corps de cette partie est très-solide, osseux, et de figure pyramidale, ayant la base dirigée en avant. Les cornes antérieures, coudées en avant, viennent s'articuler en arrière de chaque angle qui termine cette base, tandis que les cornes postérieures, plus grêles, et courbées en arc, sont fixées à côté l'une de l'autre au sommet de cette pyramide.

Dans les *sauriens* l'os hyoïde n'est ordinairement que cartilagineux, comme dans la plupart des autres *reptiles;* toutes ses parties sont le plus souvent grêles, alongées, et soudées ensemble. Cependant celui des *crocodiles* conserve cette figure applatie, en forme de large bouclier, que nous venons d'observer dans les *chéloniens*, et que nous retrouverons dans les *batraciens.* Il n'y a que deux cornes qui sont articulées, à-peu-près au milieu des côtés de cette plaque cartilagineuse. Elles semblent formées de deux portions soudées ensemble, mais distinctes par une espèce de coude qu'elles présentent en arrière.

Dans l'*iguane ordinaire* (*I. delicatissima*) le corps n'est, pour ainsi dire, que la réunion des sept cornes qui forment le *cartilage hyoïde*. Il y en a une en avant qui se porte sous la langue, sans s'y fixer. Les six autres sont en arrière. Les deux inférieures sont les plus longues; elles sont contiguës, un peu courbées en arc, et s'introduisent dans le goître, sans y donner attache à des muscles ou à des ligamens. Les quatre qui restent sont les vraies cornes du cartilage hyoïde. Deux se portent d'abord en avant, mais elles se recourbent bientôt en arrière, puis en haut, pour gagner l'occiput. Celles qui leur sont postérieures, sont recourbées en arrière et en haut, de manière à leur rester à-peu-près parallèles. Ces cornes sont semblables, pour la forme et pour les usages, à celles de l'os hyoïde des oiseaux.

Les cornes du *goître* se trouvent encore dans les *scinques*, les *agames*, les *dragons*. Dans le *dragon rayé* leur extrémité tient au fond du grand sac qui forme le goître, et doit le tirer en dedans, lorsque la langue sort de la bouche. Ces cornes manquent dans les autres *sauriens*. Il n'y a quelquefois que deux cornes hyoïdes : nous n'en avons trouvé que deux dans le *gecko à tête plate* (*G. fimbriatus*). Elles sont toujours parfaitement analogues à celles des oiseaux.

Dans le *caméléon* il y en a quatre, dont deux sont droites et dirigées obliquement en avant. Les deux postérieures se portent derrière la tête. Le corps se prolonge jusque vers le tiers antérieur de la langue, lorsque celle-ci est dans l'état de repos;

il est cylindrique et grêle dans toute cette partie, qui a trois à quatre centimètres de long.

Dans les *lézards* et les *tupinambis* ces cornes sont également au nombre de quatre. Les antérieures sont formées de deux pièces, soudées ensemble, ou mobiles l'une sur l'autre, dont la première est dirigée en avant, et la seconde se porte en arrière et se recourbe sur l'occiput.

Dans les *ophidiens*, dont la langue est enfermée dans un fourreau, le cartilage hyoïde est composé de deux filets parallèles, dirigés d'avant en arrière, très-rapprochés l'un de l'autre, et séparés dans leur moitié antérieure par la gaine de la langue, et dans le reste de leur étendue par les deux muscles *hyo-glosses*. Ces deux filets se réunissent en avant, à-peu-près entre l'extrémité postérieure des branches de la mâchoire, en se recourbant en demi-cercle sous le fourreau de la langue ; de leur convexité sort une courte pointe qui s'avance sous celle-ci. Dans les autres *ophidiens*, tels que les *amphisbènes*, etc., le cartilage hyoïde a une figure triangulaire. Les deux angles postérieurs s'alongent pour former les cornes.

Dans les *batraciens*, les salamandres exceptées, le cartilage hyoïde forme une large plaque à-peu-près quarrée, appliquée immédiatement aux parois inférieures du palais et de l'arrière-bouche. Ses cornes antérieures partent de ses angles du même côté, s'étendent en avant, s'élargissent avant de se courber en arrière, puis se portent vers l'angle de la mâchoire, et se recourbent de bas en haut, au-devant de cet angle, pour aller se fixer à la partie postérieure du crâne. Les cornes postérieures sont droites, fortes, osseuses, non soudées à la plaque, aux angles postérieurs de laquelle elles sont articulées et dirigées obliquement en arrière et en dehors. Le larynx est placé entre elles. Dans les *salamandres* le cartilage hyoïde a une forme triangulaire. Les cornes partent des angles postérieurs, et remontent sur les côtés du cou. Leur bord postérieur est soudé à un filet de même nature, courbé en anse, et dont l'extrémité antérieure se réunit avec celle de l'anse opposée, au milieu de la concavité que présente le cartilage hyoïde en arrièrre. Il y a de chaque côté des branches de ce cartilage, et en avant, une large plaque cartilagineuse, qui leur est à-peu-près parallèle, et ne leur est unie que par des muscles qui vont de l'une à l'autre. Elle tient lieu de corne antérieure.

b. *Des muscles de l'os hyoïde.*

Dans les *sauriens*, qui ont une langue plus ou moins protractile, ces muscles contribuent beaucoup à l'alongement de la langue, en portant l'os hyoïde en avant.

On retrouve, dans les *reptiles*, 1°. l'analogue du *mylo-hyoïdien*. Ce muscle est composé, dans les deux premiers ordres, de plusieurs portions, une *inter-maxillaire* qui se fixe au bord inférieur et à la face interne des branches de la mâchoire inférieure ; une seconde qui remonte derrière chaque angle de la mâchoire, sur l'analogue du digastrique, et s'attache à l'occiput ; elle est très-épaisse ; une troisième qui s'étend plus ou moins le long du cou, à la peau duquel elle se fixe en dessus, et qu'elle embrasse comme une sangle. Cette dernière est plutôt l'analogue du peaucier. Elle embrasse toute l'étendue du cou dans les *chéloniens*. Dans l'iguane ordinaire la portion inter-maxillaire ne s'étend pas jusqu'à l'arc du menton. Dans le *gecko* il n'y a qu'une aponévrose très-mince qui atteigne cet arc. Mais, en général, le mylo-hyoïdien se fixe à l'os hyoïde dans les deux ordres dont il est question : ce qui n'a pas lieu dans les *batraciens*. Il ne semble exister, dans ceux-ci, que pour remplir l'écartement considérable des branches de la mâchoire inférieure, et soutenir et même soulever les parties qui sont au-dessus de lui. Ses fibres sont dirigées transversalement d'une branche à l'autre ; elles sont divisées dans plusieurs espèces par une ligne médiane, et s'attachent à la face interne de ces branches, ce qui leur donne la faculté de soulever davantage les parties subjacentes. Dans la grenouille *ocellée* le bord postérieur se sépare de chaque côté, pour remonter en dedans de l'angle de la mâchoire inférieure, jusqu'à la partie de la membrane palatine qui est au-dessus.

2°. L'analogue du *sterno-hyoïdien* s'attache, dans les *chéloniens*, entre les deux cornes du même côté, et à la corne postérieure; il descend le long du cou, passe en dedans du premier os de l'épaule, et s'insère au côté interne du col du second os. Il est appliqué, dans ce trajet, sur les côtés de l'œsophage, et tient fortement au pharynx vers son extrémité antérieure.

Dans les *sauriens* le même muscle s'attache en dehors du sternum, entre les analogues des *sterno-mastoïdiens*, et se fixe aux cornes postérieures du cartilage hyoïde. Dans l'*iguane ordinaire* il tient à presque tout le bord postérieur de la première partie de ces cornes. Dans le *gecko* à tête plate il se fixe à la partie moyenne de ce bord. Dans le *caïman*, après avoir touché à l'os hyoïde, il se continue jusqu'à la mâchoire inférieure, au bord inférieur de laquelle il s'insère très en arrière.

Dans le *caméléon* il est très-alongé, et se porte fort loin en arrière, en dehors du sternum, en formant une pointe dirigée du même côté. Ce muscle en recouvre un autre plus mince et plus large, mais aussi long, également contigu à son semblable dans ses deux tiers postérieurs, qui se porte à l'extrémité des cornes postérieures de l'os hyoïde. Il pourroit être nommé *sterno-cératoïdien*. Dans l'*agame-umbra* le même muscle se prolonge également très-en arrière en dehors du sternum. Dans les *crocodiles* le *sterno-hyoïdien* a deux portions qui se séparent seulement au-delà du sternum; l'interne, plus mince, s'insère au bord de la plaque hyoïde; l'externe, plus large et plus épaisse, va gagner le bord postérieur de la corne du même côté, et après une légère intersection tendineuse, qui lui sert d'attache à cette corne, se continue dans la même direction jusqu'à la mâchoire, et forme la première couche du *cérato-maxillien.*

Dans les *ophidiens* ce muscle est remplacé par un *costo-maxillien,* qui s'étend des premières côtes à la mâchoire inférieure, et dont les fibres les plus internes vont de la mâchoire et des côtes au cartilage hyoïde : c'est en même temps un *génio-hyoïdien,* ou un *cérato-maxillien.*

Dans les *batraciens*, les salamandres exceptées, il se prolonge en dedans du sternum jusqu'à la partie la plus reculée de cet os, où il se fixe, ou bien il n'atteint que sa partie moyenne. Plusieurs de ses fibres s'épanouissent sur la plèvre. En avant il se divise en plusieurs languettes, qui s'insèrent successivement au bord externe de la plaque hyoïde. Une d'elles va jusqu'aux cornes antérieures, et s'y fixe par un tendon grêle. Dans les *salamandres* le *sterno-hyoïdien* se continue avec le muscle droit du bas-ventre, et participe à ses mouvemens.

3°. L'*omo-hyoïdien* n'existe pas dans les ophidiens.

Dans les *chéloniens* il vient gagner la gaine du *mylo-hyoïdien*, qui enveloppe l'extrémité des cornes antérieures de l'os hyoïde. Ce muscle est quelquefois très-considérable dans les *sauriens.* Dans le *gecko*, par exemple, il s'élargit beaucoup pour se fixer à la plus grande partie des cornes postérieures; il recouvre, en avant, le *sterno-hyoïdien.*

Dans l'*iguane* ordinaire il est contigu à un muscle, qui a la même direction, et s'attache, en arrière, à la *clavicule*, et en avant, au-dessus du corps du cartilage hyoïde, où il touche son semblable.

Dans le *caïman* il est composé de deux portions, comme le précédent. L'externe, qui se détache de bonne heure de la suivante, va s'insérer à la membrane palatine, près de la mâchoire inférieure. L'interne se fixe au coude de la corne hyoïde du même côté.

Dans le *caméléon* il est long et grêle; il passe en dehors du *sterno-cératoïdien*, et va se fixer au corps de l'os hyoïde, en dehors de l'insertion des *sterno-hyoïdiens*. Nous l'avons indiqué dans les *grenouilles*, Leç. II, pag. 264.

4°. L'analogue du *stylo-hyoïdien*. Nous n'avons trouvé ce muscle que dans les *grenouilles*, les *rainettes* et les *crapauds*. Il vient de la partie postérieure de la tête, derrière l'oreille, où il s'attache à côté du muscle analogue au *sterno-mastoïdien*. Dans la *grenouille occellée*, il se divise en deux portions; il en a trois dans la *grenouille commune*. La plus reculée s'attache à l'extrémité des cornes postérieures, c'est la plus forte; la moyenne s'attache à peu près à la partie

moyenne

moyenne du bord de cette même corne, et la plus antérieure un peu plus en avant.

5°. Le *génio-hyoïdien*. Dans les *chéloniens*, il n'y en a proprement qu'un, dont le tendon s'insère à l'arc du menton. Les deux portions charnues s'écartent l'une de l'autre en se portant en arrière, et vont se fixer à la base des cornes postérieures de l'os hyoïde. Dans plusieurs *sauriens*, ce muscle est à peu près semblable. Dans l'*iguane ordinaire*, il se fixe à l'arc du menton par un tendon grêle, et se divise en arrière pour se porter sur les côtés du cartilage hyoïde, et s'insérer à la base de ses cornes postérieures. Dans le *caïman*, il se porte au milieu de la plaque hyoïde, où il se fixe.

Dans le *caméléon*, ce muscle a deux portions ; une intérieure, longue, grêle, qui s'insère au corps de l'os hyoïde : l'autre extérieure, contiguë à la première, plus large et plus forte, qui s'attache à toute la longueur des cornes postérieures de cet os. Elle tient aussi aux cornes antérieures.

Dans les *ophidiens*, les *génio-hyoïdiens* se continuent en arrière avec les *costo-hyoïdiens*. Ils ne s'observent que dans ceux qui n'ont point la langue enfermée dans un fourreau.

Ces muscles, dans les *batraciens*, se divisent en arrière en deux portions. L'externe plus courte s'insère au côté de la plaque hyoïde au-dessus de son bord ; l'interne se prolonge sur les cornes postérieures et fournit une gaîne au muscle hyo-glosse. Le *sterno-hyoïdien* pénètre entre ces deux portions pour se fixer à la plaque.

6°. Les *cérato-maxilliens*. Ces muscles sont analogues, par leur fonction et leurs attaches, aux muscles coniques de l'os hyoïde des oiseaux. Ils n'en diffèrent qu'en ce qu'ils ne sont point contournés autour des cornes auxquelles ils se rendent. Ils n'existent pas dans les *batraciens*; mais ils se trouvent dans les trois premiers ordres. Leur attache, en avant, est à la face interne des branches de la mâchoire inférieure, au tiers postérieur de ces branches, d'où ils se portent en arrière et en dedans, à la rencontre des cornes postérieures, auxquelles ils s'insèrent. Il y en a deux de chaque côté dans l'*iguane ordinaire*, qui s'attachent aux quatre cornes. Il y a de plus, dans ce dernier animal, un muscle *transverse des cornes*, dont les fibres se portent obliquement en dehors, de la corne antérieure à la corne postérieure du même côté.

Dans l'*agame umbra*, ce dernier muscle est long et grêle, et va de l'extrémité de la corne postérieure à l'angle de la corne antérieure.

Dans les *chéloniens*, c'est à l'extrémité des cornes antérieures que s'insèrent les *cérato-maxilliens*.

D. *Dans les poissons.*

L'*hyoïde* est formé de deux branches qui s'appuient de chaque côté, en dedans de l'os analogue au quarré des oiseaux, descendent obliquement en avant, en se rapprochant l'une de l'autre, et se joignent par leur extrémité antérieure. Chacune d'elles est composée ordinairement de trois pièces réunies d'une manière fixe, de forme variée, dont la moyenne est généralement la plus grande, et l'antérieure la plus petite; mais quelquefois le nombre de ces pièces est plus considérable. On en trouve deux en avant, placées au-dessus l'une de l'autre, dans les *pleuronectes*, *les zées*, plusieurs *silures*, etc. Il y en a quatre à la partie moyenne dans le *turbot*. L'articulation supérieure de ces branches, qui a lieu à la face interne et postérieure de l'os analogue au quarré des oiseaux, est comparable à celle qui existe entre l'apophyse ou l'os styloïde et les cornes antérieures de l'hyoïde des mammifères, en ce qu'elle suspend à la tête l'hyoïde de ces animaux. Elle permet en particulier à celui des poissons, d'exécuter sur ce point des mouvemens d'élévation et d'abaissement, qui le rapprochent ou l'éloignent de la voûte du palais. Les deux branches qui le composent se meuvent l'une sur l'autre par leur articulation inférieure, et même sur les côtés de l'os lingual, lorsqu'il existe. Elles tiennent en arrière et en dessus, soit au moyen de l'os lingual, soit immédiatement, lorsque cet os manque, à l'extrémité de la chaîne d'os qui réunit antérieurement les arcs branchiaux, et elles sont fixées du même côté, mais en-dessous, par deux forts ligamens à l'os sur lequel s'attachent les analogues des *sterno-hyoïdiens* (*voy. leçon IV, pag.* 335); ou, si elles ne tiennent pas à cet os immédiatement, elles lui sont unies du moins par le moyen de l'os lingual, comme cela a lieu dans la *morue*.

Les branches hyoïdes existent dans tous les poissons, les *raies* seules exceptées. Dans les *squales*, elles descendent de l'angle des mâchoires, où elles s'articulent avec l'os quarré jusqu'au cartilage lingual, avec lequel elles sont unies par leur autre extrémité. Les deux premiers arcs des branchies viennent s'appuyer contre leur portion inférieure. Nous reviendrons sur l'*hyoïde* et ses connexions, en parlant des organes de la respiration dans les poissons. Il n'a point de muscles propres, et n'est pas susceptible de beaucoup de mouvemens. Celui qui lui est imprimé lui est communiqué par les parties avec lesquelles il a des connexions.

ARTICLE III.

De la langue, considérée comme organe mobile.

IL ne reste, pour compléter l'histoire de la langue, commencée dans notre XVᵉ Leçon, art. II, que de parler des moyens qu'elle a de se mouvoir en différens sens, et de servir ainsi à la déglutition.

A. *Dans les mammifères.*

Dans l'*homme* et les autres *mammifères* la substance de la langue, comme nous l'avons déja vu, est absolument charnue, et ne contient aucun os. C'est une masse composée de muscles susceptibles de lui donner differentes figures, de l'alonger, de la raccourcir, de la courber en arc, de la creuser en canal, et de faire passer sa pointe sur toutes les parties de la bouche où la mastication disperse les alimens.

Ces muscles sont,

1°. Les *stylo-glosses*, qui sont grêles, et viennent de l'extrémité et du bord antérieur de l'apophyse styloïde, descendent sur les côtés de la langue, et se prolongent jusqu'à sa pointe.

2°. Les *génio-glosses*, qui s'attachent au menton au-dessus des génio-hyoïdiens. Ils augmentent beaucoup d'épaisseur et de largeur à mesure qu'ils se portent en arrière. La couche inférieure de leurs fibres atteint la convexité du corps de l'os hyoïde, auquel elle se fixe; la couche supérieure se recourbe en haut et en avant, et se porte de la base vers la pointe de la langue; la couche moyenne se disperse sur les côtés de cet organe.

3°. Le *lingual*. C'est également un muscle pair, de forme alongée, qui va de la base de la langue à sa pointe sans avoir aucune connexion avec d'autres parties. Son extrémité postérieure tient à la membrane qui se porte de la langue à l'épiglotte et au corps de l'os hyoïde. Il marche à-peu-près parallèlement au *stylo-glosse*, dont il est séparé par le suivant.

4°. L'*hyo-glosse* a une base large, fixée au bord inférieur du corps de l'os hyoïde, puis à celui de la grande corne ; il se retrécit en montant vers la base de la langue, qu'il pénètre entre le stylo-glosse et le lingual. La portion de ce muscle, qui vient de la grande corne, a été distinguée par plusieurs anatomistes sous le nom de muscle *cérato-glosse*, et celle qui vient du corps a été appelée *basio-glosse*. Elles sont en effet séparées par un petit intervalle, rempli de tissu cellulaire, et leurs fibres ont des directions un peu différentes.

5°. On a encore distingué un petit muscle qui vient des petites cornes, et monte à la base de la langue, dans laquelle il se perd : c'est le *chondro-glosse*.

6°. Enfin quelques anatomistes ont indiqué dans l'homme une sixième paire de muscles, les *mylo-glosses* : ce sont de petits muscles fixés au-dessous de l'extrémité du bord alvéolaire, et qui se portent sur les côtés de la base de la langue : on ne les rencontre que fort rarement.

Ces muscles existent dans la plupart des *mammifères*, à-peu-près tels qu'ils sont dans l'homme. On n'a observé dans le plus grand nombre que de très-petites différences, qui méritent à peine d'être indiquées. Comme l'os styloïde descend plus bas que l'apophyse styloïde, il en résulte que, dans les animaux qui ont cet os, le *stylo-glosse*, qui vient ordinairement de son extrémité inférieure, a également son attache postérieure plus bas, et ne peut plus servir à relever la langue.

Il y a, dans l'*éléphant*, un *mylo-glosse* qui vient de tout le pourtour de la convexité de la mâchoire inférieure; il forme un plan mince, composé de trousseaux distincts, qui se rendent sur les parties latérales de la langue, et lui servent comme de gaîne. Les *stylo-glosses* croisent la base de la langue en manière de sangle. Les *hyo-glosses*, proprement dits, sont très-distincts des *cérato-glosses*.

Dans le *dauphin*, les *stylo-glosses* viennent du bord antérieur et supérieur de l'os styloïde. L'*hyo-glosse* vient du milieu de la convexité du corps de l'os hyoïde. Il y a un *mylo-glosse*, dont les fibres se portent obliquement en arrière et en dedans du pourtour antérieur de la mâchoire inférieure vers la langue.

De tous les animaux compris dans la classe dont nous parlons, les *fourmiliers* et les espèces d'*echidna* sont ceux dont la langue s'écarte le plus de cette conformation. On sait que, dans ces animaux, elle est fort longue et effilée, susceptible de s'étendre beaucoup hors de la bouche, et d'y rentrer en se raccourcissant considérablement. Ces grands mouvemens de contraction et d'extension ne sont pas dûs, comme nous le verrons dans la suite, dans quelques oiseaux et dans plusieurs reptiles, à la conformation particulière de l'os hyoïde, et par conséquent aux muscles qui agissent sur lui. Il y a, dans les animaux dont nous parlons, un autre mécanisme qui sert à la même fin.

La langue de l'*echidna histrix* s'amincit tout-à-coup à l'endroit où elle se détache du palais. Alors elle ne paroît plus composée que de deux cônes musculeux adossés l'un à l'autre, très-petits et très-alongés; leur pointe forme celle de la langue. Ces deux cônes sont composés chacun de deux muscles, l'un extérieur, composé d'une foule de petits trousseaux fibreux distincts, enveloppant le muscle intérieur circulairement, et formant autour de lui une quantité de petits anneaux, dont le diamètre diminue à mesure qu'ils s'approchent de l'extrémité de la langue. Les premiers tiennent au muscle *génio-glosse* du même côté. Le muscle intérieur est fort long et cylindrique. Il vient de la partie moyenne et supérieure du sternum, à laquelle il s'attache, se porte en avant le long du cou, pénètre entre deux feuillets du *mylo-glosse*, puis entre deux bandes de la petite portion du *génio-glosse*, et s'introduit, peu de temps après, dans le *muscle annulaire*. Il est composé de faisceaux distincts, roulés sur eux-mêmes en spire alongée. Les plus extérieurs se terminent aux premiers anneaux. Ceux qu'ils recouvroient atteignent les anneaux qui suivent, et ainsi des autres. Les plus intérieurs vont jusqu'à l'extrémité de la langue. Le diamètre de celle-ci diminue à mesure que ces faisceaux parviennent à l'endroit de leur terminaison. On conçoit facilement qu'ils peuvent raccourcir cet organe d'une grande partie de sa longueur, et le courber en différens sens. Le muscle *annulaire* sert au contraire à l'alonger.

Dans le même animal les *génio-glosses* forment la plus grande partie de la base de la langue, mais n'entrent pas dans la composition de la longue portion qui est détachée du palais. Il y a une espèce de *mylo-glosse*, qui a la même direction que le *mylo-hyoïdien*, et les mêmes attaches à la membrane palatine, sur les côtés de la langue, vis-à-vis de sa base. Il fournit un feuillet qui monte à celle-ci. Il n'y a point de *stylo-glosse.*

La langue des *fourmiliers* présente à-peu-près le même mécanisme que celle de l'*echidna.* Nous avons vu, dans l'article précédent, que l'os hyoïde étoit placé très en arrière ; il en résulte que la base de la langue est également très en arrière, quoique celle-ci ne tienne pas , pour ainsi dire , à l'os hyoïde. Elle ne semble composée que des *sterno-glosses* et d'un muscle *annulaire*, et les autres muscles accessoires en sont encore plus isolés que dans l'*echidna ;* ils ne forment pas, comme dans ce dernier, une base large et épaisse à la langue.

L'*hyo-glosse* est un très-petit muscle plat, qui vient du corps de l'os hyoïde, et se porte à la base de la langue. Il est recouvert immédiatement par la membrane de la bouche.

Les *cérato-glosses* sont aussi de très-petits muscles, qui viennent des cornes antérieures, et se portent sur les côtés de la membrane qui forme les parois latérales de l'arrière-bouche. Ce sont plutôt des *cérato-palatins.*

Le *génio-glosse* forme trois portions distinctes ; une moyenne et deux latérales, fixées toutes trois à l'arc du menton. La première est, dans son tiers antérieur, au-dessous des deux autres ; plus en arrière, celles-ci s'écartent ; elle touche alors immédiatement à la membrane palatine, et son extrémité postérieure unit ses fibres à la base de la langue ; il n'y en a point qui aille jusqu'à l'os hyoïde. Quelques-unes s'unissent à celles des portions latérales. Celles-ci sont d'abord supérieures à la portion moyenne ; elles s'écartent ensuite, et se portent sur les côtés de la base de la langue, où elles fournissent une gaîne tendineuse, qui enveloppe les *sterno-glosses*, et se continuent avec eux sur le sternum.

Ces derniers viennent de la partie la plus reculée du sternum ou de son appendice xiphoïde, qui est large et plate, pour leur donner attache ; ils se fixent à sa face inférieure, passent en dedans de la poitrine, se portent de cette cavité sur les côtés du larynx et de l'os hyoïde, puis se rapprochent au-devant de cet os pour s'unir au muscle annulaire de la langue, et ne paroissent pas se prolonger dans l'intérieur de ce muscle, comme cela a lieu pour l'*echidna.*

Le muscle *annulaire* ne paroît pas double non plus, comme dans l'*echidna ;* cela n'est du moins pas si évident. Il forme à lui seul presque toute la substance de la langue ; voilà pourquoi il est très-facile de la rompre, n'ayant point de fibres longitudinales. Ce muscle doit singulièrement alonger la langue. Le *génio-glosse* la porte au-dehors. Elle rentre dans la bouche par le simple relâchement du muscle *annulaire*, et par l'action des *sterno-glosses.*

B. *Dans les oiseaux.*

Nous avons vu, dans notre quinzième leçon, que la langue des oiseaux est toujours soutenue par un os ou un cartilage qui a la même direction. Quelquefois cet os n'est qu'un prolongement du corps de l'os hyoïde ; mais, le plus ordinairement, il est distinct de ce dernier, et s'articule avec lui par ginglyme, de sorte qu'il n'y a guères que les mouvemens de côté qu'il puisse exécuter : ceux d'abaissement sont cependant un peu libres, mais les mouvemens d'élévation sont tout-à-fait empêchés. C'est ce qui a lieu dans l'*oie*, le *canard*, le *perroquet*, etc.

Dans le *vautour*, le cartilage de la langue est plié en canal composé de deux pièces réunies dans leur longueur. Elles sont profondément échancrées en arrière, et l'échancrure est remplie par le corps de l'os hyoïde qui s'y introduit, et sur le bout duquel les deux pièces sont articulées. Leur bord supérieur se prolonge en arrière au-delà de cette articulation, qui permet des mouvemens de bascule. Les deux pièces peuvent encore se rapprocher par leur bord supérieur et rétrécir le canal.

Au reste, ce ne sont pas là, à beaucoup près, les seuls mouvemens dont la langue des oiseaux soit susceptible. Nous avons vu, à l'article de l'os hyoïde, que les plus étendus et les plus nombreux de ces mouvemens dépendoient de la conformation de cet os et des muscles qui agissent sur lui. Il ne nous reste plus à décrire que ceux qui appartiennent plus particulièrement à l'os de la langue. Ces muscles ne sont jamais assez gros pour ne former qu'une masse charnue, de la langue des oiseaux; et, lorsque cette dernière a une apparence semblable, elle ne la doit, en très-grande partie, qu'aux membranes qui la recouvrent et au tissu cellulaire graisseux qui remplit les cavités formées par celles-ci.

Les muscles propres de la langue des oiseaux se réduisent à trois paires.

1°. Les *cérato-glosses*, muscles alongés et ventrus qui descendent de l'extrémité postérieure de la première pièce des cornes, à laquelle ils sont fixés par un tendon court; leurs fibres charnues règnent le long du bord externe et supérieur des cornes et se changent en un tendon grêle, vis-à-vis de leur base ou un peu au-delà, selon les espèces; le tendon s'étend sur les côtés de l'os hyoïde, et va se fixer à ceux de l'os de la langue.

Ces muscles abaissent la langue, ou la portent de côté lorsque l'un des deux agit seul.

2°. Les *hyo-glosses transverses.*

Petits muscles couchés sur les côtés de l'os hyoïde, auxquels ils sont fixés d'une part; ils tiennent, d'autre part, à l'apophyse qui se trouve à la base de l'os de la langue. Ils portent cet organe de côté.

3°. Les *hyo-glosses droits.*

Autres petits muscles alongés, qui viennent de l'extrémité antérieure de l'os hyoïde, en dessous, règnent sous l'os de la langue et fournissent un tendon grêle, ou une aponévrose, qui se prolonge jusqu'à l'extrémité de la langue. Comme celle-ci est ordinairement flexible, ils doivent la plier en bas : ils servent aussi à l'abaissement de la langue.

Ces muscles ne se rencontrent pas toujours, du moins les deux dernières paires. Cela a lieu lorsque le corps de l'os hyoïde forme, en même temps, celui de la langue. Alors il n'y a que les *cérato-glosses*, qui se prolongent jusqu'à l'extrémité cartilagineuse de ce corps, comme cela se voit dans l'*autruche* et la *cigogne :* dans celle-ci, le cartilage en lame d'épée, qui forme la substance de la langue, est soudé à la pointe de l'os hyoïde. Dans la première, le même cartilage ne semble être que la continuation de cet os. Il n'y a pas non plus de muscles *hyo-glosses* droits et transverses dans le *fou* et le *pélican*; mais il n'y a que les derniers qui manquent dans le *héron* et l'*albatrosse.* Les hyo-glosses droits sont très-longs dans le premier, ainsi que le cartilage de la langue, qui est effilé, flexible et soudé à l'os hyoïde.

Dans le *vautour*, les *cérato-glosses* et les *hyo-glosses* droits sont très-forts ; il n'y a point d'*hyo-glosse* transverse. Le tendon des premiers se prolonge jusqu'à l'extrémité du cartilage de la langue ; l'*hyo-glosse* droit s'élargit à mesure qu'il avance sous la langue. Ses fibres extérieures se contournent sous la face du cartilage et remontent jusqu'à son bord, en arrière. Les fibres internes vont directement à la portion de ce cartilage qui est dans le même sens. Les premières, en se contractant, doivent ouvrir le canal que forment les deux cartilages, et élever la pointe de la langue en abaissant les angles postérieurs. La portion interne abaisse la pointe de la langue, ce que font aussi les *cérato-glosses*.

C. *Dans les reptiles.*

Parmi les animaux de cette classe, une grande partie des *sauriens* et des *ophidiens* ont une langue susceptible de s'alonger considérablement. Le mécanisme qui produit ces mouvemens tient à la fois de celui que nous avons observé dans quelques mammifères (les *echidna* et les *fourmiliers*), et de celui que nous venons d'indiquer dans les oiseaux. Il dépend des muscles qui agissent sur l'os hyoïde, et en même temps des muscles de la langue.

Dans les *chéloniens*, qui n'ont pas une langue

alongeable, les muscles de cet organe n'ont rien de bien particulier. Ils se réduisent à deux paires.

1°. Les *hyo-glosses*, qui viennent de la moitié antérieure des cornes postérieures, et pénètrent dans la langue sur les côtés de sa base.

2°. Les *génio-glosses*, qui sont très-forts et très-larges dans le sens vertical, viennent de l'angle du menton, et s'introduisent dans la langue plus en dehors et plus en avant que les précédens, avec lesquels s'entrelacent leurs trousseaux de fibres. C'est entre eux que pénètre la pointe du cartilage hyoïde; ils sont encore séparés par un petit cartilage cylindrique, auquel chaque muscle se fixe, qui se prolonge en arrière sous le corps du cartilage hyoïde, et s'étend en avant jusqu'à la pointe de la langue.

Dans les *sauriens* il y a, en général, trois paires de muscles qui se rendent à la langue de l'os hyoïde ou de l'arc du menton, et un muscle propre qui ne tient qu'à cet organe.

1°. L'*hyo-glosse* vient des cornes du cartilage hyoïde. Dans l'*iguane ordinaire*, il s'attache aux cornes postérieures vis-à-vis de l'*omo-hyoïdien*. Dans le *gecko à tête plate*, il se fixe à la partie moyenne des cornes à côté et en dedans du *cérato-maxillien* : il forme, avec le *génio-glosse* droit, la base de la langue et confond ses fibres avec celles du *muscle propre*.

Dans les *lézards* et les *tupinambis*, ce muscle est fort long et de forme cylindrique. Il vient de l'extrémité des cornes postérieures, s'approche de son semblable à mesure qu'il se porte en avant, lui devient contigu dès la base de la langue, vers l'extrémité de laquelle il se termine et forme les deux portions de cylindres dont cette langue paroît composée.

Dans le *caméléon*, il est fixé à tout le bord antérieur des cornes postérieures et fort épais dans cette partie. Passé l'angle que forment les deux cornes du même côté, il se recourbe et se porte directement en avant. Les trousseaux de fibres qui le composent s'insèrent à la moitié postérieure du fourreau de la langue. C'est précisément celle qui se regrimpe au moyen de ce muscle.

2°. Les *génio-glosses droits* viennent du bord inférieur de l'arc du menton, et se portent à la base de la langue, où ils rencontrent les *hyo-glosses* avec lesquels leurs fibres se confondent.

3°. Les *génio-glosses transverses* s'attachent à l'arc du menton et à l'extrémité antérieure des branches de la mâchoire en dehors des précédens. Au lieu d'être étroits et alongés, ils sont larges et courts. Leurs fibres se portent obliquement de dehors en dedans et en arrière sur la membrane de la bouche, jusqu'aux côtés de la langue, qu'ils doivent tirer en dehors et en avant. Ces deux dernières paires de muscle n'existent pas dans le *caméléon*.

4°. Le *muscle propre* ne se trouve que dans les sauriens dont la langue est alongeable par elle-même. Il est composé, en général, de fibres annulaires.

nulaires. Dans le *gecko à tête plate*, dont la langue est large, ce muscle est divisé en avant en six ou huit petites branches qui se réunissent, vers le tiers moyen de la langue, en deux rameaux, puis en un seul tronc, de chaque côté, qui forment les deux cuisses de la base de la langue.

Dans le *caméléon*, le *muscle annulaire* est très-épais; il forme un cylindre charnu qui enveloppe les trois quarts antérieurs de la partie de l'os hyoïde qui pénètre dans la langue. En avant, il est fendu sur les côtés et divisé en deux languettes, une supérieure et l'autre inférieure; celle-ci se replie vers le fourreau de la langue, auquel elle adhère. Il y a, de plus, un muscle propre à ce fourreau, que l'on pourroit appeler *rétracteur*. Ce muscle vient de dessous la partie glanduleuse, et se porte, de chaque côté, jusqu'à la partie qui se regrimpe. Lorsque l'hyo-glosse fronce cette dernière partie et la raccourcit, et que l'os hyoïde est porté en arrière par les sterno-hyoïdiens et cératoïdiens, le muscle *rétracteur* fait que le bout du fourreau reste appliqué à l'extrémité du muscle annulaire qui recule, parce qu'alors ses attaches postérieures sont les plus fixes. Au contraire, lorsque l'extrémité de l'os hyoïde et le muscle annulaire poussent le fourreau en avant, les attaches antérieures ont un point d'appui; les portions postérieures du rétracteur tirent en avant le fourreau et le déplissent.

En se rappelant ce que nous avons dit sur l'os hyoïde et ses muscles dans le caméléon, et ce que nous venons de dire sur les muscles de la langue de cet animal, on concevra facilement comment il peut alonger cet organe et le retirer dans sa bouche. Le *muscle annulaire* avec les *cérato-maxilliens* et les *génio-hyoïdiens* ont ce premier usage. Les *sterno-cératoïdiens* et *hyoïdiens* reportent en arrière l'os hyoïde, en même temps que l'*hyo-glosse* raccourcit le fourreau et le regrimpe.

Dans la plupart des *ophidiens* la langue est enfermée dans une gaine membraneuse, qui s'ouvre derrière l'intervalle des branches de la mâchoire inférieure, et se prolonge en arrière entre celles du cartilage hyoïde, sous la trachée-artère. La membrane de la bouche la tapisse intérieurement. Ce *fourreau* est porté en avant par une paire de muscles, qui sont les analogues des *génio-glosses*. Ils tirent leur origine de deux languettes, dont l'une vient de l'intervalle des branches de la mâchoire, l'autre de leur extrémité, se rapprochent l'une de l'autre, et se portent sur les côtés du fourreau jusqu'à son extrémité la plus reculée.

Les *hyo-glosses* sont deux muscles alongés contigus, et même réunis par quelques lames de tissu cellulaire. Ils remplissent exactement l'intervalle des cornes du cartilage hyoïde, et se redoublent même en arrière autour de leur extrémité. Ces muscles vont jusqu'à la base du fourreau.

Ils le retirent en arrière, lorsqu'il a été porté en avant par les deux premières paires.

Le muscle *propre* est formé de deux cylindres, accolés l'un à l'autre, qui se séparent vers le tiers antérieur de la langue, et s'amincissent considérablement dans cette partie, dont l'extrémité n'est plus qu'un filet.

C'est au moyen de ce simple appareil, combiné avec celui que forment l'hyoïde et ses muscles, que la langue de la plupart des *ophidiens* sort de son fourreau et y rentre, avec une promptitude qui lui a fait donner le nom de dard. Dégagée par les *génio-vaginiens*, ou les analogues des *génio-glosses*, brandie par les muscles propres, elle rentre dans le fourreau par l'élasticité des filets hyoïdes, qui tendent à se redresser, et par l'action des *hyo-glosses*. L'une ou l'autre de ces actions est aidée par les *costo-maxilliens*, suivant que la portion de ces derniers, qui répond au *sterno-hyoïdien*, se contracte, ou que c'est celle analogue au *cérato-maxillien;* et l'alongement de la langue, hors de la bouche, est d'autant plus grand, qu'elle sort par un orifice qui est très-près de l'extrémité du museau, et que sa base peut être transportée jusque près de cet endroit.

Dans les *amphisbènes* qui ont une langue applatie, non enfermée dans un fourreau, et peu susceptible de mouvemens un peu étendus, il y a 1°. deux *génio-glosses* qui s'attachent à l'arc du menton, plus en dedans que les génio-hyoïdiens;

2°. deux muscles *hyo-glosses*, et 3°. deux *cérato-glosses*, qui n'offrent d'ailleurs rien de particulier.

Les *batraciens* ont la langue fixée en avant à l'arc du menton, et libre en arrière. Elle sort de la bouche, et elle y rentre en tournant, pour ainsi dire, sur ce point fixe. Ces mouvemens dépendent de deux paires de muscles, les *génio-glosses* et les *hyo-glosses*.

1°. Les *hyo-glosses* forment, dans la *grenouille occellée*, deux masses cylindriques, couchées sous les cornes postérieures, et attachées à ces cornes; elles se réunissent bientôt en une seule masse, qui s'appuie à la plaque hyoïde, et pénètre dans la langue, au-devant de cette plaque, en se séparant en faisceaux successivement plus petits, qui vont se fixer au bord libre de la langue.

2°. Les *génio-glosses* forment d'abord deux petites masses sphériques, placées à l'arc du menton, sur le petit muscle transverse; ils s'alongent ensuite en deux cylindres contigus, dont les trousseaux fibreux se séparent l'un de l'autre, s'entre-croisent avec ceux du muscle précédent, et se fixent particulièrement au bord libre de la langue. Lorsque cet organe est dans la bouche, l'*hyo-glosse* est replié sur lui-même, et le *génio-glosse* a la même direction dans toute son étendue. C'est au contraire ce dernier muscle qui est replié sur lui-même, lorsque la langue a été renversée en dehors.

Dans la *grenouille* vulgaire ces deux paires de

muscles n'ont pas d'aussi nombreuses divisions, et les génio-hyoïdiens ne sont pas ramassés en corps sphériques vers l'arc du menton; mais ils sont d'ailleurs semblables.

D. *Dans les poissons.*

La langue est assez généralement soutenue, comme dans les oiseaux, par un os, ou un cartilage, qui n'en forme quelquefois qu'une petite partie, et ne s'avance que très-peu dans la substance de sa base, comme cela a lieu dans la *morue*, ou qui la traverse dans toute son étendue d'avant en arrière, comme cela se voit dans le *congre*. La portion postérieure de cet os s'articule, par son extrémité, avec l'extrémité antérieure du premier os intermédiaire, auquel viennent s'unir inférieurement les premiers arcs des branchies, et sur ses côtés entre les deux branches hyoïdes. Quelquefois même sa surface inférieure se joint d'une manière très-serrée avec l'os auquel se fixent les analogues des *sterno-hyoïdiens* (*voy.* LEÇ. IV, pag. 335). La *morue* en présente un exemple. Ces différentes articulations ne lui permettent que très-peu de mouvemens, et la plupart de ceux que la langue exécute dépendent des muscles qui agissent sur les branchies. Aussi cet organe manque-t-il généralement de muscles propres. Dans le *congre* cependant, dont la langue est très-grande, il y a une sorte d'*hyo-glosse*, dont les fibres viennent de l'extrémité des branches hyoïdes, et se portent en avant sur les côtés de l'os lingual. Lorsque les deux muscles n'agissent pas simultanément, chacun d'eux peut tirer cet os et toute la langue de son côté. Elle est rétrécie par des fibres transversales, qui vont de son bord libre à sa partie moyenne.

Dans les *balistes*, les *scorpènes*, les *trigles*, les *silures*, l'os lingual paroît manquer entièrement, et la substance de la langue s'appuie sur les deux premières pièces des branches hyoïdes, qui s'alongent quelquefois en pointe, à cet effet. Dans ce cas, plus encore que dans le premier, la langue ne peut exécuter aucun mouvement propre.

On trouve dans les *raies* un cartilage grêle, suspendu aux deux premiers arcs branchiaux, et qui traverse la base du palais parallèlement à la mâchoire inférieure; il soutient la membrane qui tapisse cette base, et lorsque la mâchoire se porte en arrière, au moment où la bouche s'ouvre, il fait faire une saillie à cette membrane, que l'on prendroit, au premier coup-d'œil, pour la langue de ces animaux, quoiqu'ils en soient absolument dépourvus.

ARTICLE IV.

De l'épiglotte et des autres couvertures du larynx en général.

L'épiglotte est une valvule fibro-cartilagineuse placée sur l'ouverture de la glotte, pour en défendre l'entrée aux substances alimentaires qui passent de la bouche dans le pharynx.

Dans *l'homme*, elle a une forme à-peu-près ovale; son extrémité inférieure tient à la langue par trois ligamens, et répond en dedans de l'arc que forme l'os hyoïde. La moitié inférieure de ses côtés donne attache à une autre substance ligamenteuse qui se rend aux cartilages aryténoïdes. La membrane qui tapisse l'arrière bouche, la recouvre de toutes parts et est pourvue de nombreuses follicules, qui séparent d'abondantes mucosités.

Cette valvule est particulière aux *mammifères*, à très-peu d'exceptions près. Elle a dans beaucoup de ces derniers un muscle propre, qui ne se voit pas dans l'homme. C'est un *hyo-épiglottien*. Il est cylindrique, s'attache d'une part au milieu de la face externe de l'épiglotte, s'enfonce entre la base de la langue et le corps de l'hyoïde, s'y partage en deux faisceaux qui s'écartent l'un de l'autre, et vont se fixer à la base des cornes antérieures de l'hyoïde. Aussi lorsqu'on découvre cette dernière portion, par-dessous la base de la langue, elle semble un digastrique destiné à rapprocher ces deux cornes l'une de l'autre. Ce muscle existe dans le *chien*, le *lion*, l'*ours*, l'*éléphant*, le *cheval*, etc.; son action est de découvrir la glotte en tirant l'épiglotte en avant.

La grandeur de l'*épiglotte* excède ordinairement, dans les *mammifères*, la proportion qu'elle a dans l'homme. Sa figure varie beaucoup ; mais ce n'est guères que dans les *cétacés* qu'elle offre une structure qui mérite de nous arrêter : elle forme, dans ces animaux, les parois antérieures d'une pyramide à quatre faces, dont les cartilages aryténoïdes composent les parois latérales, et qui élève la glotte jusqu'à la hauteur des ouvertures postérieures des narines. Nous reviendrons sur cette organisation à l'article du *larynx*.

Il faut encore remarquer que, dans l'*éléphant*, elle est très-alongée, et que son bord libre remonte jusqu'aux arrière-narines, au-dessus du voile du palais. Sa base est réunie dans une assez grande étendue avec les cartilages aryténoïdes; entre eux et la face interne du cartilage thyroïde, il y a, de chaque côté, une fosse profonde, où passent les alimens liquides et solides, pendant que la glotte reste ouverte et que l'animal souffle même ces liquides dans sa bouche, après les avoir pompés avec sa trompe.

Les *oiseaux* n'ont point d'épiglotte. On a voulu en attribuer une à l'*autruche*, mais c'étoit la langue même qu'on prenoit pour épiglotte. La glotte des oiseaux s'ouvre dans l'arrière-bouche par une fente longitudinale, dont les bords sont ordinairement hérissés de papilles dures, presque cartilagineuses, inclinées en arrière. Elles ont reçu le nom de *papilles récurrentes*. Ces papilles manquent quelquefois; on ne les trouve pas dans le *fou*, le *pélican*, la *cigogne*, le *héron*, etc.

D'épaisses mucosités qui se remarquent sur l'ouverture de la glotte, doivent servir également à la garantir de l'accès des corps liquides.

Dans la plupart des *reptiles*, l'ouverture de la glotte n'est pas recouverte d'une valvule, comme dans les mammifères, ni armée de papilles, comme dans les oiseaux. Cependant nous avons observé une sorte d'épiglotte dans l'*iguane ordinaire*, et dans le *scinque schneïdérien*. Il y en a un rudiment dans les *crocodiles*; nous ne l'avons pas retrouvée dans plusieurs autres animaux du même ordre, non plus que dans les *chéloniens*, les *ophidiens* et les *batraciens*.

ARTICLE V.

Du voile du palais et des autres couvertures des arrière-narines.

Dans l'*homme* et dans les autres *mammifères*, le voile du palais forme une sorte de valvule musculo-membraneuse, suspendue au bord postérieur de la voûte du même nom, et se relevant vers les ouvertures des arrière-narines, au moment du passage des alimens de la bouche dans le pharynx. Son bord libre se prolonge, dans son milieu, en une languette qui porte le nom particulier de *luette*.

Lorsque le voile du palais est descendu sur la base de la langue, ce qui est sa position ordinaire, la luette divise l'isthme du gosier en deux arcades, qui se continuent extérieurement avec les piliers de ce voile. Ceux-ci, au nombre de deux, de chaque côté, placés l'un devant l'autre, sont formés par autant de muscles; le pilier extérieur par le *glosso-palatin*, que nous allons décrire, le postérieur par le *palato-pharyngien,* dont il sera question dans l'histoire du pharynx. L'un et l'autre de ces muscles sont recouverts par la membrane palatine; celle-ci et la membrane pituitaire se prolongent en dessous et en dessus du voile du palais pour envelopper les glandes et les muscles qui le composent. Les premières sont des follicules muqueuses placées immédiatement sous les membranes du voile, et dont le plus grand nombre se trouve dans l'épaisseur de la luette. Les derniers sont destinés à relever le voile, à l'abaisser et à l'élargir. Ce sont :

1°. Les *pétro-salpingo-staphylins* ou *releveurs* du voile du palais, fixés supérieurement à la surface inférieure de la pointe du rocher et à la partie adjacente de la trompe d'Eustache. Ils descendent vers le voile, où ils épanouissent leurs fibres, et ils y sont réunis par un feuillet aponévrotique. Ces muscles portent encore le nom de *péristaphylins internes,* par opposition aux suivans qui sont plus extérieurs.

2°. Les *sphéno-salpingo-staphylins* ou *péristaphylins externes,* viennent de la base de l'épine sphénoïdale de la partie adjacente de la trompe d'Eustache, et de la face externe de l'aile interne de l'apophyse ptérygoïde; ils se continuent le long de cette apophyse, deviennent tendineux pour se contourner sur son bec, et vont se fixer sur les côtés du voile du palais.

3°. Les *glosso-palatins* s'élèvent des côtés de la base de la langue au voile du palais, dont ils parcourent le bord libre jusqu'à la luette où ils se rencontrent.

4°. Le muscle *azygos* ou *palato-staphylin*, fixé à l'épine postérieure des narines, d'où il s'étend dans l'épaisseur de la luette jusqu'à son extrémité. Les deux faisceaux qui le composent ont été considérés comme deux muscles par plusieurs anatomistes. Il relève la luette et la raccourcit. Le *glosso-palatin* abaisse le voile du palais; la première paire le relève, et la seconde l'élargit.

Le voile du palais ne présente pas de différence remarquable dans les autres *mammifères*, si ce n'est dans son étendue, qui est généralement plus considérable. Nous observerons seulement que, à l'exception des *singes*, son bord libre ne se prolonge pas en pointe pour former la luette. Dans l'*éléphant* cependant, il descend sous l'épiglotte, et c'est par son moyen qu'il est possible à cet animal de souffler des liqueurs de sa trompe dans sa bouche, et de les avaler en même temps sans en faire entrer dans le larynx.

Dans les *cétacés*, le voile du palais est changé en un canal musculeux qui prolonge les narines en arrière et en bas, entoure la pyramide du larynx, et dont la partie supérieure se continue avec le pharynx. Cette différence en a produit d'autres dans sa composition. (Voyez ce que nous en avons dit, Leç. V, Sect. II, pag. 672.)

Les ouvertures intérieures des narines ne sont plus couvertes dans les *oiseaux* par une semblable valvule; mais elles sont entourées, comme la glotte, de papilles récurrentes.

Ces ouvertures sont très en avant dans les *reptiles*, chez lesquels elles n'ont pas ordinairement de couverture. Nous avons cependant observé une sorte de valvule immobile, sur celles du *gecko à tête plate.* Elle tient à leur bord antérieur, et laisse béant en arrière l'orifice de la narine.

Dans le *crocodile,* il y a quelque chose d'analogue au voile du palais. Les ouvertures internes des narines sont très en arrière dans cet animal, contre l'ordinaire des autres reptiles. Elles forment un trou rond à la partie la plus reculée de la voûte du palais. La membrane qui revêt cette voûte s'en détache un peu avant l'ouverture en question, et forme une portion libre, qui descend sur les côtés en s'élargissant un peu, jusqu'à la rencontre d'une autre crête qui se remarque derrière la base de la langue. L'une et l'autre réunies forment, par leur bord libre, l'isthme du gosier. La première garantit un peu l'ouverture des narines, mais elle ne peut la boucher entièrement. La dernière contribue à voiler la glotte avec le rudiment d'épiglotte dont nous avons déja parlé.

ARTICLE VI.

Du pharynx et de ses muscles.

Dans tous les animaux vertébrés, le canal alimentaire commence par une cavité en forme de sac, dont les parois formées par la continuation de la membrane de l'arrière-bouche, sont suspendues en arrière à la base du crâne. L'ouverture antérieure est coupée plus ou moins obliquement d'avant en arrière et de haut en bas.

Dans l'*homme* et dans les autres *mammifères*, elle aboutit en haut aux ouvertures des arrière-narines, en bas à celle de la bouche, et plus en arrière à l'ouverture du larynx.

Ses rapports dans les *oiseaux*, sont à-peu-près les mêmes : mais dans les *reptiles*, dont les ouvertures des narines sont en avant de la voûte palatine, il n'y a que la cavité de la bouche et celle du larynx qui y répondent inférieurement; celle d'Eustache est remplacée, dans les poissons, par les ouvertures des branchies.

Cette première portion du canal alimentaire est plus ou moins distincte du reste dans les différentes classes d'animaux vertébrés, par sa plus grande dilatation et par les muscles qui l'entourent. Dans l'homme et dans les autres mammifères, ces muscles sont nombreux et ont leur attache fixe aux parties environnantes; le diamètre du pharynx est d'ailleurs beaucoup plus considérable que celui de l'œsophage, avec lequel il se continue. Dans les oiseaux, ce dernier caractère existe encore, mais il n'y a plus de muscle particulier qui s'y rende; on n'y voit guères d'autres fibres musculaires que celles qui s'élèvent de la membrane de même nature, qui enveloppe l'œsophage.

Dans les reptiles, son diamètre n'est ordinairement qu'un peu plus grand que celui de l'œsophage, et il n'y a pas non plus de muscle extrinsèque destiné à le mouvoir ou à lui faire changer de forme.

Enfin dans les *poissons*, le pharynx ne peut plus être distingué de l'œsophage, quant à son diamètre et à sa structure propre, que par un sphincter qui l'entoure et semble même appartenir autant au commencement de ce dernier canal; mais il est fixé en partie à des os que nous décrirons bientôt sous le nom de *pharyngiens*, et que meuvent des muscles qui tiennent lieu des muscles extrinsèques du pharynx des mammifères.

C'est dans l'*homme* et les *mammifères* que le pharynx, comme nous venons de le dire, peut être le mieux distingué de l'origine du canal alimentaire, par les muscles nombreux qui l'entourent et par sa plus grande dilatation. Ces muscles s'étendent, dans l'*homme*, depuis la base du crâne en arrière, jusqu'au bas du larynx; ils embrassent, dans différentes directions, les parois latérales et postérieures du sac membraneux qu'ils tapissent, et servent presque tous à rétrécir ce sac ou à l'élever. Ils peuvent être réduits à trois constricteurs et à un releveur.

1°. Le *constricteur supérieur*, dont les fibres viennent, 1°. des parties latérales de la base de la langue, et en particulier du génio-glosse (le *glosso-pharyngien*), 2°. de la ligne oblique qui se trouve sur chaque branche de la mâchoire inférieure près du ligament ptérygo-maxillaire et du buccinateur (le *mylo-pharyngien*), 3°. de la face interne de l'aile interne de l'apophyse ptérygoïde, du crochet de cette apophyse et du tendon du circonflexe du palais (le *ptérygo-pharyngien*). Toutes ces fibres forment un large muscle qui entoure le haut du pharynx, en se portant transversalement sur ses côtés, puis sur sa face postérieure.

2°. Le *constricteur moyen* ou l'hyo-pharyngien, qui vient du bord supérieur des grandes cornes de l'os hyoïde et des petites cornes de cet os. Les fibres supérieures montent très-obliquement vers l'apophyse basilaire de l'occipital en formant une pointe ; elles recouvrent les muscles précédens. Les fibres inférieures ont une direction contraire; les deux tiers inférieurs de ce muscle sont recouverts par le suivant.

3°. Le *constricteur inférieur*, le plus épais des trois, qui vient des parties latérales des cartilages *thyroïde* (le *thyro-pharyngien*), et *cricoïde* (le *crico-pharyngien*) et du ligament qui meut les grandes cornes de l'os hyoïde avec les cornes supérieures du cartilage thyroïde (le *syndesmo-pharyngien*) ; ses fibres se portent en arrière et en haut, les supérieures dans une direction beaucoup plus oblique que les inférieures.

4°. Le *releveur du pharynx*, muscle pair, composé de trois portions. L'une, qui vient de la base de l'apophyse *styloïde*, descend sur les côtés du pharynx et s'unit en partie au bord postérieur du cartilage thyroïde ; ses fibres intérieures se confondent avec celles de la portion suivante (c'est le *stylo-pharyngien*). La seconde portion (le *palato-pharyngien*) vient du voile du palais ; elle est renforcée par une troisième portion fixée à l'extrémité cartilagineuse de la trompe d'Eustache (c'est le *salpingo-pharyngien*). Toutes deux ne tardent pas à se réunir ; elles forment ensemble les piliers postérieurs des arcades palatines. Leurs fibres descendent obliquement sur la membrane du pharynx qu'elles recouvrent immédiatement en arrière, ce que font celles du *stylo-pharyngien* sur les côtés. Comme ce dernier a son attache fixe plus en dehors que la portion qui tient au pharynx, il doit, en relevant ce dernier, le dilater un peu.

Dans les autres *mammifères*, le pharynx est généralement composé des mêmes muscles ; mais sa position horizontale rend leur action plus nécessaire, aussi sont-ils plus forts que dans l'homme. Plusieurs, tels que l'*éléphant*, l'*ours*, etc., ont même, d'une manière très-marquée, un *pharyngien propre*

propre, qui n'est autre chose que la continuation des fibres circulaires et longitudinales de l'œsophage. Cette position fait également varier la direction, et conséquemment l'action du *stylo-pharyngien*; il descend presque perpendiculaire du milieu de l'apophyse ou de l'os styloïde, sur les côtés ou la face supérieure du pharynx, et ce n'est qu'après s'être introduit sous les muscles constricteurs, qu'il se prolonge en arrière, suivant la longueur de ce sac; son action principale ne doit plus être de le porter en avant, mais bien de le dilater.

Dans l'*éléphant*, ce muscle est uni au *stylo-hyoïdien* jusqu'à la hauteur du pharynx. Dans le *paca*, il semble n'être qu'une continuation du *stylo-mastoïdien*. Nous ne nous arrêterons pas davantage sur ces petites différences qui n'influent pas d'une manière importante sur les fonctions.

Le pharynx des *cétacés* en offre une bien essentielle. Le larynx, qui s'élève en pyramide au-devant de son ouverture jusqu'à la hauteur des arrière-narines, la partage en deux; et c'est de chaque côté de cette pyramide que passent les alimens. Il y a, de plus, un canal particulier qui s'élève du pharynx jusqu'à l'orifice postérieur des narines, et s'attache au bord de cet orifice. Il en part des fibres musculaires qui se dirigent suivant la longueur de ses parois; d'autres forment un sphincter autour d'elles, qui se resserre sur la pyramide du larynx, et intercepte ainsi toute communication entre les narines, la bouche et le *pharynx*.

Le *pharynx* des oiseaux n'a plus ces muscles extrinsèques, qui soulèvent, resserrent ou dilatent celui des mammifères. On remarque à peine, dans un grand nombre, quelques fibres musculaires longitudinales, qui se continuent avec celles de l'œsophage, et forment autour du *pharynx* une couche beaucoup moins marquée que celle de ce canal. Celui de l'*autruche* a, sous les fibres longitudinales, une autre couche de fibres circulaires.

Cependant, comme les muscles coniques de l'os hyoïde, et le *mylo-hyoïdien*, s'attachent à la membrane de l'arrière-bouche, et même à une assez grande portion de cette membrane, peut-être servent-ils un peu à la déglutition, en secouant la portion des parois de l'arrière-bouche, à laquelle ils s'insèrent. Le mylo-hyoïdien doit y contribuer davantage en soulevant ces parois.

Dans les *reptiles* le pharynx ne peut guères être distingué du commencement de l'œsophage. Leur diamètre est ordinairement le même, et la membrane qui forme leurs parois internes présente absolument le même aspect. Elle offre ordinairement une foule de plis longitudinaux, qui s'effacent lorsque l'animal avale une proie d'un grand diamètre. Il n'y a d'ailleurs, le plus ordinairement, aucun muscle extrinsèque qui enveloppe l'entrée de ce canal

La déglutition peut être aidée dans les *chéloniens* par l'action des *sterno-thyroïdiens*, qui s'appliquent tout le long du cou sur l'œsophage, et sont même adhérens à ses parois antérieurement, et à la portion qui pourroit être considérée comme faisant partie du pharynx. L'os *hyoïde* peut aussi contribuer à la déglutition, au moyen des muscles qui le soulèvent.

Cet usage est sur-tout évident dans les *batraciens*, et particulièrement dans les *grenouilles*, les *rainettes* et les *crapauds*. La plaque *hyoïde*, qui soutient dans ces animaux les larges parois de l'arrière-bouche et du palais, n'est mise en mouvement par le *mylo-hyoïdien*, et les analogues du *stylo-hyoïdien*, que pour soulever ces parois, et les appliquer à la voûte du palais. Il y a de plus, dans ces trois derniers genres, un muscle qui vient des parties postérieures et supérieures de la tête, au-devant de l'analogue du *stylo-hyoïdien*; il est d'abord étroit, mais il s'élargit ensuite à mesure qu'il se porte en avant et en bas, et qu'il recouvre la portion de l'arrière-bouche, qui fait saillie en arrière. Il se prolonge jusqu'au bord de la plaque hyoïde, à laquelle il s'insère. Ses fibres paroissent également adhérentes à la membrane de l'arrière-bouche, sur laquelle elles sont couchées. Elles doivent, par leur action, appliquer cette membrane à la paroi opposée, et soulever aussi la plaque hyoïde.

Les fibres longitudinales, propres au pharynx, comme à l'œsophage, sont quelquefois très-marquées; d'autres fois elles le sont bien moins.

Dans les *poissons* le pharynx s'attache supérieurement sous la base du crâne, et sur les côtés et en dessous, soit au bord postérieur des os pharyngiens, soit à celui des deux derniers arcs des branchies, lorsque les premiers os manquent, ou qu'ils ne s'élèvent pas jusqu'au crâne. Les fibres circulaires qui l'entourent forment un sphincter plus ou moins large, ordinairement très-épais, qui doit rétrécir d'autant plus facilement la cavité du pharynx, et fermer son entrée, que les os pharyngiens sont plus mobiles. C'est ici le lieu de décrire ces os, comme servant particulièrement à la déglutition. Ils existent dans la plupart des poissons. Nous ne connoissons que les *raies* et les *squales* où ils ne se rencontrent pas. Ils supportent des dents, dont la forme varie beaucoup, comme on l'a vu dans la description que nous en avons faite (Leç. XVIIe). Ces os sont très-grands et très-forts dans les *cyprins*, courbés en arcs, et situés parallèlement aux derniers arcs branchiaux; ils se rapprochent par leur extrémité antérieure, tandis que leur extrémité supérieure tient à la base du crâne par des muscles que nous décrirons ailleurs. Leur portion moyenne, beaucoup plus épaisse que le reste, forme, en dedans, un angle saillant, qui supporte les dents pharyngiennes, de manière qu'elles opposent leur surface triturante à la base du crâne. Il y a, à l'extrémité postérieure de cette base, une forte apophyse, qui se prolonge même sous les premières vertèbres, dans une cavité de laquelle est reçu un os large, applati, triangulaire, servant de dent pharyngienne supérieure, contre lequel viennent frotter les dents pharyngiennes inférieures, comme sur une espèce d'enclume. Dans l'*orphie* (*esox belone*), l'*espadon* (*esox brasiliensis*), les *labres*, les *chætodons*, au lieu des deux os pharyngiens inférieurs, il n'y en a qu'un pour les deux côtés, de forme triangulaire, ayant sa surface supérieure hérissée de dents, frottant, dans la plupart, contre une surface semblable que lui présente la base du crâne, opposée dans les *labres* à deux plaques osseuses, également hérissées de dents semblables, et collées contre les extrémités supérieures des derniers arcs branchiaux. Dans la *murène* (*murœna helena*) les os pharyngiens sont deux arcs, beaucoup plus forts que ceux des branchies; ils remontent jusqu'à un os situé longitudinalement sous la base du crâne, auquel ils se joignent, ainsi que l'extrémité supérieure de ces arcs. Mais dans l'*anguille* ces os ont la forme et la disposition qu'ils présentent dans le plus grand nombre des poissons osseux ou cartilagineux, tels que les *diodons*, les *cycloptères*, les *gades*, les *gobies*, les *scorpènes*, les *pleuronectes*, les *perches*, les *scombres*, les *silures*, les *brochets*, proprement dits, etc., c'est-à-dire qu'il y en a deux inférieurement rapprochés par leur extrémité antérieure dans l'angle rentrant, que présentent en arrière les deux derniers arcs branchiaux, remontant le long du bord postérieur de ces arcs, en s'éloignant l'un de l'autre, et ne dépassant pas leur pièce inférieure. Ils sont généralement larges et forts, et leur surface supérieure, de laquelle s'élèvent un grand nombre de dents, forme une bonne partie du pavé de l'arrière-bouche. Ils tiennent à la masse des branchies, et particulièrement aux deux derniers arcs de celles-ci, par des membranes, des ligamens et des muscles.

Ces os répondent à des plaques osseuses, situées sous la base du crâne, au nombre de deux, de quatre, ou de six, et dans lesquelles sont implantées des dents semblables. Ces plaques pharyngiennes tiennent quelquefois à l'extrémité supérieure des deux derniers arcs branchiaux, lorsqu'il n'y en a qu'une de chaque côté; ou, ce qui est le plus ordinaire, elles sont collées contre un os longitudinal, auquel s'articulent les extrémités supérieures des arcs branchiaux, et sur l'histoire duquel nous serons obligés de revenir en parlant des branchies. C'est encore à la description de ces dernières que nous renvoyons celle de tous les mouvemens que peuvent exécuter les os pharyngiens, parce qu'étant dûs en partie à ceux des branchies, on ne pourroit en donner ici qu'un détail imparfait, et que d'ailleurs ceux qui dépendent de leurs muscles propres, quoique servant puissamment à la déglutition, ont également une part marquée dans les mouvemens de la respiration. C'est donc comme faisant partie du mécanisme de celle-ci que nous les décrirons. Disons seulement que les os pharyngiens doivent être regardés comme de vraies mâchoires intérieures, qui frottent quelquefois sur une surface immobile, comme dans les *carpes*, et exécutent, dans ce cas, une véritable mastication. D'autres fois, et c'est ce qui a lieu le plus souvent, ils jouissent tous (tant les plaques supérieures que les os pharyngiens inférieurs) de plus ou moins de mobilité, se rapprochent les uns des autres, serrent de tous côtés la proie qu'avale le poisson, l'accrochent avec les dents nombreuses qui hérissent leur surface, servent à l'enfoncer dans l'œsophage, ou l'empêchent d'en ressortir, de même que les dents maxillaires, palatines et linguales l'ont accrochée dans la bouche.

DIX-NEUVIÈME LEÇON.

Des organes de la mastication, de l'insalivation et de la déglutition dans les animaux sans vertèbres.

Ici, comme dans tout ce qui concerne cette moitié du règne animal, nous sommes obligés de reprendre l'ordre des classes, parce que ces organes n'y sont pas plus que les autres disposés sur un plan commun.

PREMIERE SECTION.

Organes de la mastication.

ARTICLE PREMIER.

Des organes de la mastication dans les mollusques.

Les mollusques n'ayant presque jamais de têtes osseuses, ou pourvues d'une solidité quelconque, leurs mâchoires, lorsqu'ils en ont, ne peuvent pas prendre de point d'appui sur le crâne.

Les céphalopodes, quoiqu'ayant une espèce de crâne, ne font point exception à la règle ; la masse de leur bouche est suspendue dans l'anneau que ce crâne forme.

Les mâchoires des mollusques sont des pièces de substance cornée ou quelquefois pierreuse, qui sont pour ainsi dire incrustées ou fichées dans une masse charnue, de forme ovale, qui enveloppe la bouche, et qui se compose, tant des muscles des mâchoires, que de ceux de la déglutition.

Les fibres qui composent cette masse sont peu distinctes, quoiqu'on y aperçoive différentes directions qui les rendent propres à écarter les mâchoires et à les rapprocher.

Les mâchoires elles-mêmes diffèrent beaucoup pour la forme.

Dans tous les *céphalopodes* elles sont au nombre de deux, et représentent un bec de perroquet; elles sont, l'une et l'autre, bombées, crochues, et leurs pointes sont très-acérées; elles sont composées d'une double lame d'une véritable corne, très-épaisse, et d'un brun foncé, dont les bords, opposés à la partie triturante, s'amincissent et se perdent dans la masse charnue que nous venons de mentionner. C'est au moyen de ce vigoureux instrument que ces animaux brisent les crabes et les coquillages dont ils se nourrissent.

La forme et le nombre des mâchoires ne sont pas aussi constans dans les *gastéropodes*.

Dans les *colimaçons* ordinaires et dans les *limaces* il n'y en a qu'une, qui est la supérieure; elle forme un croissant, dont le bord concave est découpé en dentelures nombreuses.

Dans les *tritonies* la forme des mâchoires ne

peut être mieux comparée qu'à celle des ciseaux avec lesquels on tond les moutons ; seulement, au lieu de jouer sur un ressort commun, les deux lames jouent sur une articulation, et au lieu d'être planes elles sont un peu courbes ; ces mâchoires sont latérales, leur mouvement se fait de droite à gauche ; le tranchant de l'une glisse sur celui de l'autre, et elles sont toutes deux fort acérées.

Dans l'*aplysie*, il n'y a pour toute mâchoire qu'une plaque mince, légèrement cornée, garnissant l'intérieur de chaque côté de la bouche : on ne voit pas même ce léger durcissement dans l'*onchidie*.

Les *gastéropodes*, pourvus d'une trompe longue ou courte, n'ont point de mâchoires du tout ; tels sont les *buccins*, les *murex*, les *volutes*, les *bullées*, etc. ; et parmi les gastéropodes nuds, les *doris*, les *scyllées*, etc. On leur trouve seulement quelquefois les côtés du fond de la trompe revêtus de plaques un peu cartilagineuses ; il y en a de telles dans les *doris*.

Les *oscabrions* n'ont également point d'organe masticatoire.

Les *ptéropodes*, comme *hyales*, *clios*, *pneumodermes*, etc., n'en ont pas non plus.

Aucun *acéphale* n'a de mâchoires, ni rien qui serve à la mastication proprement dite. Les *tarets*, qui percent les bois, emploient pour cela les *valves* de leurs coquilles, qui ont été nommées *mâchoires* ou *dents* par quelques naturalistes ;

mais sur la nature desquelles on ne peut conserver de doute, lorsqu'on compare le *taret* à la *pholade*, son analogue le plus prochain. Les valves du *taret* ne semblent qu'un diminutif de celles de la *pholade*, ainsi qu'Adanson l'a observé depuis long-temps.

Les acéphales nuds, comme *biphores*, *ascidies*, etc., n'ont aussi rien qui puisse servir à diviser les alimens.

Les *cyrrhopodes*, ou *balanes* et *anatifes*, dont nous avons déja remarqué plusieurs fois l'analogie avec les *entomostracés*, ont des vestiges de mâchoires disposées par paires. Il y en a, par exemple, dans l'*anatife* deux paires dentelées, et une mince simplement arrondie.

ARTICLE II.

Des organes de la mastication dans les crustacés et entomostracés, et dans les insectes à mâchoires.

TOUS ces animaux ont un système d'organes masticatoires semblable, et dont le caractère consiste à être formé de deux ou plusieurs paires de mâchoires latérales, placées les unes en avant des autres, ou les unes sur les autres.

Les mâchoires se meuvent de dehors en dedans, et de dedans en dehors, par conséquent tout-à-fait en sens contraire de celles des animaux vertébrés, qui se meuvent de haut en bas et de bas en haut.

La première paire ou l'*antérieure* qui, à quelques exceptions près, est la plus robuste, porte le nom de *mandibules* (*mandibulæ*).

La seconde paire et les suivantes, lorsqu'il y en a plus de deux, conservent le nom de *mâchoires* (*maxillæ*).

Ces organes, sur-tout les *mâchoires*, portent souvent des filamens, ordinairement articulés, dont l'insecte se sert pour palper sa nourriture, à mesure qu'il la mâche. On les nomme *palpes*, *antennules*, ou *barbillons*; et d'après la pièce qui les porte, on les distingue en *palpes mandibulaires* et en *palpes maxillaires*.

Les lèvres sont des pièces impaires, dont l'une est située en avant ou au-dessus des *mandibules*, et se nomme *lèvre supérieure*; l'autre est placée en arrière des *mâchoires* ou au-dessous, et se nomme *lèvre inférieure*. Celle-ci est beaucoup plus compliquée que l'autre : elle porte ordinairement aussi des *palpes*, nommés *palpes labiaux*; et lorsqu'il y a dans les insectes à mâchoires une *langue prolongée* ou une *trompe*, c'est à la lèvre inférieure qu'elle est attachée.

Les *crustacés* et *entomostracés* sont les seuls animaux qui aient plusieurs paires de mâchoires, outre les mandibules. Les *insectes proprement dits* n'en ont jamais qu'une paire.

Les premiers sont aussi les seuls qui aient des

palpes mandibulaires, en même temps que des *maxillaires.* Les insectes proprement dits n'ont jamais de palpes qu'aux mâchoires et à la lèvre inférieure.

Il n'y a que quelques *entomostracés* (*le limule géant*), qui aient des palpes à la lèvre supérieure ; tous les autres en manquent.

Les *crustacés*, et parmi les insectes la famille des *arachnides*, sont les seuls qui manquent de lèvre inférieure ; tous les autres en ont. La lèvre supérieure au contraire manque très-souvent, ou bien se soude à la tête.

On sait que les insectes à mâchoires sont :

Les *gnathoptères*,

Les *névroptères*,

Les *hyménoptères*,

Les *coléoptères*

Et les *orthoptères*.

Il n'y a dans ces cinq ordres, que la famille des *agnathes*, de l'ordre des *névroptères*, qui manque de mandibules ; mais ces organes sont très-rapetissés dans quelques genres d'autres familles, comme les *cétoines* parmi les *coléoptères*, etc.

Le nombre ordinaire des palpes est de quatre, deux maxillaires et deux labiaux, et tous sont communément articulés ; mais la famille des *carnassiers* parmi les *coléoptères* en a quatre maxillaires, six en tout, tous articulés. Le genre *fourmilion*, parmi les *névroptères*, est dans le même cas.

BIBLIOTHÈQUE ROYALE

L'ordre des *orthoptères*, outre les quatre palpes articulés ordinaires, en a deux maxillaires non articulés, que l'on a nommés *galea* ou *galète*, et dont on a voulu faire le caractère de cet ordre, par rapport aux organes de la manducation; mais il y a quelque chose de très-semblable dans quelques *coléoptères*, comme les *méloé*, les *chrysomèles*, etc.

La famille des *odonates*, parmi les *névroptères*, n'a point d'articulations à ses palpes, ni aux maxillaires, ni aux labiaux.

Le genre *jule*, de l'ordre des *gnathoptères*, est peut-être le seul d'insectes à mâchoires, qui n'ait point de palpes du tout, et le genre *scolopendre* du même ordre, le seul où il y ait des palpes au-dessous des mâchoires, sans être attachés à ces organes.

Après ces observations générales, nous allons passer à la considération particulière des circonstances propres à chaque ordre, et autant qu'il sera possible à chaque famille.

I. *Examen particulier des mâchoires des crustacés.*

A. *Des mâchoires elles-mêmes.*

La plupart des genres démembrés de celui des *écrevisses*, ont à leur bouche cinq ou six paires d'organes, qui, se mouvant latéralement dans un plan horizontal, doivent passer pour des mâchoires; ils se recouvrent tous les uns les autres, et le plus extérieur a été nommé lèvre par quelques naturalistes, mais à tort, car il n'est point impair, et les deux parties dont il se compose se meuvent latéralement comme les autres.

Ces mâchoires sont toutes articulées sous le *thorax*, en avant des pieds, dont elles semblent continuer la série en avant, et portent chacune, sur le côté intérieur de leur racine, une lame membraneuse qui, se glissant sous le rebord latéral du thorax, entre les branchies antérieures, sert à séparer les lobes de celles-ci et à les comprimer dans l'acte de la respiration. Les pieds ont aussi de pareilles lames pour les branchies postérieures, mais elles manquent dans les espèces qui ont les branchies sous la queue, comme les *mantes-de-mer* (*squilla.* Fab.)

Ces mâchoires sont en outre, excepté peut être une ou deux paires les plus intérieures, formées de deux divisions; l'une qu'on peut appeler proprement *la mâchoire*, et l'autre son *palpe dorsal.* Celle-ci est plus alongée, et se termine par un filet articulé et pointu; l'autre porte aussi, mais dans les deux premières paires seulement, à son extrémité, un palpe terminal, qui ne finit pas en soie pointue comme l'autre. Ce que je viens de dire est commun aux crabes, aux écrevisses, aux pagures, et en général aux *crustacés décapodes* de Latreille. Dans les *premiers* ou dans les *écrevisses à courte queue repliée*, la mâchoire la plus extérieure est applatie, se joint si bien à sa correspondante et à son palpe dorsal, que les quatre pièces ensemble en se repliant forment une espèce de bouclier, qui recouvre toutes les autres mâchoires. C'est ce qui a pu lui valoir le nom de *lèvre inférieure*; et ce qui a fondé l'ordre des *kleistagnathes* de Fabricius, qui répond aux *crustacés-décapodes-brachyures* de Latreille. Mais il n'en est pas ainsi dans les *écrevisses à longue queue*. La mâchoire extérieure est prismatique, forte, et les divisions de son palpe terminal étant presque aussi grosses que son corps, l'ensemble représente plutôt un pied que toute autre chose, et a souvent été décrit comme un vrai pied par les anciens naturalistes. C'est sur cette particularité que Fabricius a fondé son ordre des *exochnates*, qui répond en grande partie aux *crustacés-décapodes-macroures* de Latreille.

Dans les *crustacés-décapodes*, la seconde mâchoire, en commençant à compter par la plus extérieure, ressemble à la première, quelle que soit la forme de celle-ci, excepté qu'elle est plus petite, et que son bord interne s'amincit et est cilié au lieu de dentelé.

La troisième a son corps divisé en deux lobes; la quatrième en quatre, la cinquième de nouveau en deux; elles sont toutes les trois, minces et ciliées. Les palpes de ces deux dernières n'ont, le plus souvent, qu'une simple pointe au lieu de filet.

La sixième est une simple petite plaque membraneuse, ovale, sans cils, et qui manque de palpe dorsal.

Quelques-uns

Quelques-uns des genres de crustacés offrent des différences dans le nombre et la configuration de leurs mâchoires.

Ainsi, dans les *décapodes* mêmes, les *scyllarus* n'ont aucun filet à la pièce dorsale de leurs deux premières mâchoires ; la troisième est indivise, et la quatrième bifle seulement, sans pièce dorsale dans l'une ni dans l'autre. La cinquième et dernière est la petite plaque ovale ordinaire.

Parmi les *branchiopodes*, il y a des différences plusfortes; les *mantes de mer*, par exemple (*squilla*, Fabr.), ont leurs deux premières mâchoires extrêmement grêles et alongées, en forme de pied, et terminées par une articulation dilatée, arrondie, et par un crochet mobile. Elles font réellement l'office de pieds et non de mâchoires, et n'ont aucun palpe dorsal. La troisième est une longue plaque, échancrée trois fois à son bord interne. La quatrième est bifide ; le lobe intérieur est cilié ; l'externe est pointu et porte sur le dos un petit palpe ovale d'une seule articulation. La cinquième et dernière est une simple plaque, etc.

Malgré toutes ces variétés, il n'en reste pas moins vrai que tous les crustacés ont plusieurs paires de mâchoires, très-différentes entre elles pour les fonctions, et qui doivent agir sur les alimens, et les préparer à la vraie mastication d'une façon toute particulière.

En effet, sur tous ces organes se trouvent les vraies mandibules, extrêmement robustes dans tous les genres. La partie triturante varie en configuration selon ces genres.

Dans les *homars*, etc. (*astacus* F.), il y a en dedans une surface mousse et vraiment molaire, et en dehors un bord tranchant ou incisif, divisé en trois dentelures arrondies.

Dans les *hermites* (*pagurus* F.), les dentelures sont aiguës et éloignées.

Dans les *crabes*, etc. il n'y a qu'un tranchant égal.

Dans les *scyllarus*, il y a deux dentelures séparées; une pointue en avant, une mousse en arrière.

Dans les *squilles* ou *mantes de mer*, la structure de la mandibule est la plus singulière de toutes. Elle se divise en deux parties, une antérieure cachée sous la lèvre, dirigée selon l'axe du corps, pointue et portant deux rangées de petites dentelures; une postérieure transverse, dont le tranchant va de bas en haut (l'animal étant sur le ventre), et porte une rangée de dentelures plus fortes.

Toutes ces mandibules portent un palpe; il est triarticulé, et dilaté au bout dans les *homars*, les *crabes*, etc.; triarticulé et pointu dans les *mantes*; d'un seul article dans les *scyllars*, etc.

Les *entomostracés* varient plus que les *crustacés* ordinaires.

Le *limule géant* (ou crabe des Moluques) (*monoculus polyphemus*. Lin.) a cinq paires de mâchoires, courtes, comprimées, hérissées de petites épines, portant chacune un très-grand palpe en forme de pied, à quatre articulations, terminé par une serre semblable à celles des pieds de devant des écrevisses. Les serres de la première paire sont très-gonflées dans le mâle. Celles de la dernière sont petites, et accompagnées de quelques lames écailleuses. En avant de ces mâchoires est la lèvre supérieure, prismatique, portant deux palpes biarticulés, terminés en serre. La lèvre inférieure est en arrière de la dernière paire de mâchoires, et formée de deux lames dentelées.

Dans l'*apus* (*monoculus apus*. Lin.) on trouve deux mandibules robustes et dentées, puis deux paires de petites mâchoires sans palpes, et ensuite vingt-six autres paires de larges feuillets qui ressemblent à des mâchoires par leur base, et à des branchies par le reste de leur étendue, et dont la première porte quatre palpes en forme de soies articulées, dont trois fort longs, que quelques-uns ont pris pour des antennes. Ces vingt-six paires de feuillets occupent presque tout le dessous du corps.

Les petits *entomostracés* sont encore peu examinés à l'égard des organes de la bouche.

La famille des *cloportes*, dont j'ai fait mes *gnathaptères polygnathes*, et M. Latreille ses *aptères tétracères*, ressemble aux *crustacés* par la multiplicité de ses mâchoires, comme par ses quatre antennes; si même elle ne doit leur être entièrement associée.

La première paire, qu'on a nommée aussi *lèvre inférieure*, quoiqu'elle se divise bien clairement en deux moitiés, est plane et couvre toutes les autres ; elle porte un très-petit palpe sur son angle extérieur. Il en vient ensuite deux ou trois paires minces, oblongues, dont la deuxième est dentelée au bout ; elle n'ont pas de palpes. La mandibule est forte, dentelée et porte un petit palpe conique.

Ces organes se rappetissent excessivement dans les espèces parasites, comme les *cymothoës*, où il n'y a que deux paires de mâchoires semblables à de petites écailles minces ; des mandibules petites, coniques, mousses et sans dents, et au milieu du tout une petite langue conique.

Les *cyames* (*pycnogonum céti.* Fab.) n'ont plus de mâchoires visibles, quoiqu'on y voie encore deux palpes articulés. Nous n'oserions leur assigner de place certaine, non plus qu'aux autres *pycnogonum.*

Mais nous nous sommes assurés que certains insectes parasites, qu'on rangeoit avec les *entomostracés*, n'y appartiennent pas, ont un suçoir comme les pous. Tels sont les nombreux *calyges* qui sucent les branchies des poissons, etc.

B. *Des muscles.*

Deux muscles sont destinés à faire mouvoir la mandibule sur la poitrine. L'un fort et long rapproche le bord libre de celui de la mandibule du côté opposé, en même temps qu'il la relève. Il s'attache par deux portions charnues distinctes sur la membrane qui revêt le corcelet intérieurement au-dessus et sur les côtés de l'estomac. L'une des portions est antérieure et plus grosse. Celle-ci est composée de fibres rayonnées courtes qui se rendent sur un tendon osseux grêle, articulé sur l'extrémité du tendon de la première portion, dont il semble être un prolongement coudé. La plus grosse portion est moins oblique ; elle est située entre le foie et l'estomac ; ses fibres, plus nombreuses et rayonnées aussi, se terminent à l'extrémité et sur le bord antérieur du tendon commun osseux, qui est lui-même articulé en même temps que fixé sur la partie moyenne du bord libre de la mandibule, qu'il tend à relever en haut, en la rapprochant de celle du côté opposé.

L'autre muscle de la mandibule s'insère vers la partie moyenne du bord opposé ou fixe, sur une éminence particulière. Ses fibres sont courtes, quoique nombreuses; elles se portent en bas et en arrière, où elles se fixent vers la ligne moyenne de la cage osseuse du thorax : elles sont propres, par leur contraction, à agir en sens contraire du précédent, c'est-à-dire, à éloigner le bord de la mandibule de l'ouverture de la bouche et de celle du côté opposé.

Il paroît qu'il y a dans le *crabe* deux autres muscles qui ont les mêmes fonctions ; mais tous deux sont situés à l'extrémité articulée de la mandibule.

Chacune des articulations du palpe est garnie intérieurement de deux muscles, l'un extenseur, l'autre fléchisseur ; celui-ci est le plus gros. Le premier est situé dans la partie la plus large et la plus solide de la concavité de la mandibule ; il s'insère à un petit tendon osseux situé au bord le plus antérieur de l'articulation. L'extenseur est plus grêle, attaché le long du bord fixe de la mandibule ; il se termine, par un tendon plus long et plus grêle encore, au bord postérieur de l'articulation de la première pièce.

Il en est à peu près de même des muscles de chacune des deux autres pièces du palpe.

Les mâchoires sont mues de dedans en dehors, et réciproquement, par des muscles analogues à ceux que nous venons de décrire pour la mandibule ; et les pièces qui les forment, quand elles sont composées de plusieurs articulations, contiennent dans leur intérieur deux muscles, l'un propre à les étendre, l'autre à les fléchir, à peu près comme dans chacune des pièces des pates.

De plus, chacune des mâchoires, et sur-tout des plus inférieures, porte, sur l'articulation qui correspond à la hanche dans les pates, une, deux et quelquefois trois lames ou feuilles qui sont dirigées intérieurement dans la cavité des branchies, et que nous ferons connoître à l'article de la respiration.

II. *Examen particulier des mâchoires des insectes.*

a. *Des mâchoires elles-mêmes.*

1°. *Dans les gnathaptères.*

Cet ordre ne suit aucune loi commune, comme tous ceux qui ne sont fondés que sur des caractères négatifs ; il faut le diviser en familles pour obtenir quelques règles générales.

La première, celle des *millepieds*, n'en donne même point ; car les *jules* n'ont que de petites mandibules sous lesquelles est une pièce conique composée, à ce qu'il faut croire, de la lèvre inférieure et des mâchoires soudées ensemble, sans aucun palpe. Les *scolopendres* ont de petites mandibules, des mâchoires plus grandes, sans palpe, une paire de palpes sous elles, et une grande lèvre inférieure dont les palpes articulés et pointus forment ensemble une forte pince.

La deuxième, celle des *arachnides*, a de fortes mandibules ne pouvant servir à trancher, mais armées à leur extrémité d'un crochet mobile, faisant souvent la pince, avec une proéminence de leur corps qui est percée pour sucer. Les mâchoires sont à peine visibles, et ne servent qu'à porter des palpes toujours très-longs et en forme de pieds, et quelquefois énormes comme dans les *scorpions*, où il ressemblent aux pates d'écrevisses ; et dans les *phrynés* où ils forment une arme redoutable, il n'y a ni lèvre inférienre, ni palpes labiaux. On pourroit contester à ces organes la qualité de mandibules, puisqu'ils servent à sucer et non à mâcher, mais leur position et l'analogie ne permettent pas de la leur refuser. C'est sur le petit crochet mobile qui les termine, que M. Fabricius a fondé le caractère de sa classe des *unogates*, dans laquelle il les range.

La troisième, celle des *ricins* ou *poux d'oiseaux*, n'a que des mandibules entre lesquelles est un petit suçoir, et paroît manquer de mâchoires et de lèvres.

Nous n'avons pas assez examiné celles des *lépismes* et des *podures*.

2°. *Dans les névroptères.*

Cet ordre-ci n'a guères plus de constance que le précédent dans les formes de bouches des insectes qui le composent.

Il y a d'abord la jolie famille des *agnathes*; insectes destinés à vivre à peine quelques instans dans l'état parfait, et seulement ce qu'il faut pour s'accoupler et pondre ; ils n'ont pas besoin de manger, et n'ont reçu qu'une bouche imparfaite, sans aucune mandibule, et dont les mâchoires sont membraneuses et attachées tout du long à la lèvre inférieure.

D'une nature bien opposée est la famille des *odonates* ou *demoiselles*, l'une des mieux armées et des plus cruelles parmi les insectes.

Leurs mandibules ont une partie antérieure crochue et comme laniaire, et une postérieure vraiment *molaire* à quatre tubercules pointus. Il est curieux de retrouver dans ces insectivores le même caractère que dans les quadrupèdes qui prennent une nourriture semblable. Leurs mâchoires se divisent en longues dentelures pointues comme des aiguilles, et portent un palpe sans articulation. Une énorme lèvre inférieure enveloppe comme un masque tout cet appareil; elle est divisée en trois ou quatre lobes, dont les latéraux sont eux-mêmes quelquefois terminés en pince.

Les autres *névroptères* sont moins caractérisés. Ils ont en général :

Des mandibules plus ou moins fortes.

Des mâchoires portant des palpes articulés, au nombre de deux pour chacune dans les *fourmilions* et les *ascalaphes ;* solitaires dans les autres.

Une lèvre inférieure terminée par une langue simple dans la plupart, divisée en quatre dans les *thermes* et les *psoques*, et portant aussi deux palpes articulés, très-grands et en massue dans les *fourmilions*, n'ayant rien de particulier dans les autres.

La bouche la plus curieuse de cet ordre est celle de la *panorpe*. Ses mandibules sont petites et portées au bout d'un long museau, dont tout le dessous est rempli par une lèvre et des mâchoires très-alongées, soudées ensemble.

C'est ici que commence la subdivision de la

lèvre inférieure en *ganache* ou pièce cornée de sa base, qui porte les palpes labiaux; et en *langue* ou pièce membraneuse placée à l'extrémité entre les palpes labiaux.

3°. *Dans les hyménoptères.*

Cette famille naturelle, la plus intéressante parmi les insectes, par les industries nombreuses et variées dont ses diverses espèces ont été douées, porte à la structure de sa bouche un caractère dont les *panorpes* viennent de nous indiquer le premier vestige.

La partie de la base de la mâchoire, et la ganache de la lèvre inférieure, y sont réunies par une membrane, et se meuvent toujours ensemble. La partie de la mâchoire, située au-delà du palpe, recouvre plus ou moins la langue, et lui sert d'un étui, quelquefois très-complet.

Les hyménoptères, qui sucent le nectar des fleurs, sont reconnoissables au prolongement de leurs mâchoires et de leur lèvre inférieure, qui sont souvent beaucoup plus longs que la tête, mais qui se retirent néanmoins sous la protection des mandibules en se repliant. Cette sorte de trompe est quelquefois portée sur un pédicule qui peut se replier en arrière, ou se déployer et pousser la trompe en avant, et par conséquent l'alonger beaucoup. C'est ce qu'on voit dans l'abeille et dans les genres voisins.

Dans ces trompes alongées, c'est la langue qui forme la partie essentielle, le vrai *tube suceur*;

mais elle n'est toujours que roulée en demi-tube, et s'ouvre longitudinalement en dessous.

Dans l'*abeille* un des articles des palpes labiaux se prolonge, et forme à la langue un premier étui : la partie extérieure de la mâchoire se prolonge également pour en former un second; c'est ce que Fabricius a nommé *lingua quinquefida*. Dans l'*eucère*, deux écailles de la base de la langue, qu'on voit bien dans l'abeille, mais qui y restent très-petites, se prolongent autant que la langue, et la trompe devient *septem-fida*. Il y a d'autres genres, où les palpes labiaux ne servent point d'étuis, et où la trompe reste *trifide*; tel est le *sphex arenaria*, etc.

Même dans ceux où la langue ne se prolonge pas en trompe, elle s'ouvre toujours en dessous, et c'est encore là un caractère propre aux hyménoptères, d'où il résulte que leurs mandibules leur servent peu pour se nourrir, mais seulement comme armure et comme instrument d'industrie. Ce qu'elles auroient mâché iroit difficilement trouver le dessous de la langue pour être avalé; mais celle-ci pompe une nourriture liquide, ou déjà très-divisée, comme le pollen, etc.

Ces genres, à langue courte, présentent des différences très-intéressantes dans la forme de leur langue;

Tantôt simple et conique, comme dans l'*évanie*, ou en cuiller ovale, comme dans le *sirex*, la *mutille* et le *crabron*, ou dilatée et échancrée, comme dans le *leucopsis*, ou divisée en trois lanières, comme dans le *tenthrède*, ou en trois soies coniques et velues, comme dans le *scolia*, ou plus ou moins également et plus ou moins profondément divisée en trois ou en quatre lobes, comme dans les *guèpes*, et la plupart des genres aujourd'hui démembrés de celui des *sphex*, etc.

Ces différentes configurations doivent déterminer la nature des substances que l'insecte prend, et les lieux où il peut les chercher.

La mâchoire en fournit de moins importantes; elle n'est guère à sa partie antérieure qu'une pièce écailleuse, recouvrant la langue par-dessus, et réglant sa longueur sur celle de la langue.

Les palpes varient davantage par leur longueur absolue et respective, la forme et le nombre de leurs articulations.

L'*abeille* a les maxillaires excessivement petits. Dans le *sirex* également; mais les labiaux y sont grands et en massue. La plupart des autres les ont en fil ou en soie, et d'un assez grand nombre d'articles.

La lèvre supérieure joue quelquefois un rôle intéressant. Dans les *abeilles coupeuses de feuilles*, par exemple, elle forme un bouclier écailleux, qui protège la trompe sur laquelle elle se replie en avant, pour qu'elle ne soit pas entamée par le tranchant de la feuille que les mandibules coupent.

4°. *Dans les coléoptères.*

Ceux-ci forment encore un ordre naturel, quoique excessivement nombreux. Leur lèvre inférieure n'est pas placée entre les mâchoires comme dans les précédens, mais réellement dessous, et en cache une partie, quand on regarde la bouche par sa face inférieure; aussi sont-elles articulées entre la lèvre et les mandibules, et non suspendues avec la lèvre dans une membrane commune, comme cela a lieu dans les hyménoptères. L'ouverture du pharynx est aussi percée sur la langue, et non dessous, comme dans les hyménoptères, de façon que le résultat de la mastication s'y porte naturellement. Voilà les vrais caractères des bouches de cet ordre; mais celui d'avoir la mâchoire libre d'adhérence à la lèvre, n'est point exclusif, comme a semblé le croire M. Fabricius, en fondant sur cette idée la dénomination d'*eleutherata*, qu'il a donnée à ces insectes.

Il n'y a guère qu'une famille dans cet ordre, dont le caractère soit déterminé d'une manière frappante par l'organisation de sa bouche; c'est celle des *carnassiers*. Ils ont tous les mandibules et les mâchoires proéminentes, crochues et tranchantes, et quatre palpes maxillaires, et deux labiaux, six en tout; aussi sont-ils des ennemis terribles pour les autres insectes.

Ils ne diffèrent guère, entre eux, que par les figures de leur ganache et de leur langue, plus ou moins lobées, ou par quelque accessoire peu important, comme des épines aux mâchoires, etc.

Une autre famille, aussi naturelle que la précédente, par toute son organisation intérieure et extérieure, celle des *lamellicornes*, n'a presque rien de commun dans les parties de sa bouche. Les uns ont des mandibules énormes et proéminentes, plus ou moins semblables à des cornes ou à des bois de cerfs (les *lucanes*); d'autres n'ont que des mandibules courtes, mais robustes (les *géotrupes* ou *stercoraires*), etc.; d'autres n'ont que des mandibules membraneuses, et à peine apparentes (les *cétoines*, les *scarabés*, les *copris*), etc.

Il y en a qui ont des mâchoires vigoureuses et bien armées de dents (les *hannetons*); d'autres les ont simplement ciliées (les *cétoines*), ou en forme de pinceau (les *lucanes*).

Les mêmes variations ont lieu pour les lèvres et les palpes, et ce n'est pas seulement d'un genre à l'autre qu'on en observe; mais quelque peine qu'on ait prise de subdiviser cette famille en genres nombreux, on n'a pu encore en obtenir qui eussent une conformation de bouche parfaitement semblable.

Rien ne prouve mieux combien le projet, si opiniâtrément suivi depuis trente ans par M. Fabricius, d'établir, sur la conformation des bouches seulement, une méthode d'insectologie, était impraticable.

Une troisième famille naturelle de *coléoptères*, celle des *rostricornes*, a pour caractère de porter sa bouche au bout d'un long museau.

Quant aux autres, déja bien déterminées, celles des *lignivores*, des *herbivores*, etc., elles n'ont rien de tranchant qui soit commun à tous leurs genres, quoiqu'elles aient une certaine ressemblance dans tous.

Les différentes configurations des palpes, de la ganache, de la langue, des mâchoires, etc., ont été soigneusement décrites par les naturalistes, mais on n'a acquis encore à ce sujet aucune généralité utile à notre plan.

5°. *Dans les orthoptères.*

Cet ordre-ci est le plus uniforme par rapport à la bouche; il a toujours des mandibules fortes et des mâchoires, sous lesquelles est la lèvre inférieure. Une lèvre supérieure mobile recouvre toujours plus ou moins les mandibules. Les mâchoires sont fortement dentées, et portent toujours un palpe articulé, et un autre non articulé, qui s'élargit quelquefois au point de pouvoir servir à couvrir et protéger la mâchoire, d'où vient qu'on l'a nommé *galea;* mais souvent aussi il est grêle comme un fil. La lèvre inférieure porte toujours deux palpes articulés, entre lesquels est une langue plus ou moins divisée. Le pharynx s'ouvre sur la langue, comme dans les *coléoptères*, et non dessous, comme dans les *hyménop-*

tères, ce qui fait que ces insectes sont vraiment masticateurs.

Les principales différences des genres tiennent à la division de la partie nommée langue, et à l'égalité ou à l'inégalité de ses laciniures.

Ainsi dans les *mantes* (*mantis*) elle en a quatre, pointues et égales. Dans les *spectres* (*phasma*) les deux du milieu sont beaucoup plus courtes.

Les *acheta*, les *locusta*, et les *acridium*, en ont deux extérieures larges et arrondies, et deux intermédiaires courtes et pointues.

Les *blattes* et les *forficules* deux oblongues, etc.

Les *truxales*, les *gryllus*, et les *pneumora* n'en ont que deux arrondies.

6°. *Dans les larves d'insectes.*

Ces organes ne sont pas répartis dans les larves comme dans les insectes parfaits; beaucoup de larves qui ont des mâchoires donnent des insectes parfaits qui n'en ont point; telles sont toutes les larves de *papillons*, ou les *chenilles*, et plusieurs larves de *diptères*. Des larves dont les insectes ont des organes très-différens en ont de semblables; telles sont toutes les larves de la famille des *lamellicornes*.

En général les larves des insectes à demi-métamorphose, ont la même bouche que ceux-ci, à quelques modifications près, qui ont quelquefois lieu dans les proportions; ainsi tous les *orthoptères* ont la même bouche dans les trois états.

C'est

C'est dans les *névroptères odonates*, ou *demoiselles*, que le changement de proportions, dont je viens de parler, produit les effets les plus sensibles.

Leurs mandibules et leurs mâchoires sont les mêmes dans l'état de larve que dans l'état parfait. Leur lèvre inférieure présente aussi les mêmes divisions, mais elle est portée sur un pédicule fort long, et coudé dans son milieu, de sorte qu'elle reste ordinairement à sa place sous les mâchoires, mais que l'insecte peut aussi, en déployant le double pédicule, la porter subitement fort en avant; et comme les laciniures qui la terminent lui permettent de faire l'office de pince, la larve s'en sert pour saisir les petites bêtes qui passent à sa portée. Une fois ailée la demoiselle n'avoit pas besoin d'un tel artifice. Sa lèvre se raccourcit, et se borne à ses fonctions ordinaires.

Les larves d'*hyménoptères* ont des organes de mastication très-simples, consistant principalement en petites mandibules fortes et courtes.

La bouche des larves de *coléoptères* offre les mêmes parties que celles de ces insectes, mais tout autrement configurées.

Ainsi les *lucanes*, qui dans l'état parfait ont ces énormes mandibules, et ces mâchoires en pinceau si particulières, ont dans l'état de larve une lèvre supérieure presque orbiculaire, articulée immédiatement avec le front; les mandibules courtes, fortes, épaisses, pointues, légèrement arquées en dehors et du côté interne; vers l'extrémité libre, elles offrent trois dentelures sur un plan, et vers leur base, une surface molaire plane et striée; on voit que cette bouche a de quoi couper le bois et le broyer. Les mâchoires se terminent par deux petits crochets, dont il y en a un de mobile, chose fort singulière, et portent un palpe de quatre articles. La lèvre inférieure, large, et comme tronquée, portant deux palpes très-courts, chacun de deux articles.

Les *scarabées*, qui diffèrent tant des lucanes pour la bouche, leur ressemblent presqu'absolument pour celle de leurs larves; il en est de même des *hannetons* et des *cétoines* qui, eux-mêmes, sont encore si différens.

Ce petit crochet mobile peut être considéré comme un second palpe maxillaire; ces larves en auroient donc six, tandis que leurs insectes parfaits n'en ont que quatre.

Il est à remarquer encore que tant les larves des lucanes que celles des scarabés ont deux fortes dents à la face supérieure de la lèvre inférieure près du pharynx.

Les *priones* qui ont, comme les *lucanes*, des mandibules alongées, n'ont rien de tel dans leurs larves. On y voit une lèvre supérieure très-grande, lobée, arrondie, velue, supportée par une lame membraneuse, ensuite deux mandibules fortes, courbées, tranchantes, garnies à la base de deux palpes coniques, dont les anneaux rentrent les uns dans les autres, comme les tubes d'une lunette, et qui sont probablement les rudimens des antennes.

Une masse molle trilobée située derrière les mandibules, représente par son lobe du milieu, la lèvre inférieure avec deux rudimens très-courts de palpes labiaux, et par chacun des lobes latéraux, la mâchoire proprement dite avec ses palpes propres, composés de quatre articulations de forme conique, dont la dernière est la plus petite.

Au contraire, les *dytisques*, dont les mandibules sont peu proéminentes dans l'état parfait, les ont fort longues dans l'état de larve. Elles représentent deux crochets aigus et percés par le bout, qui servent à sucer. Il n'y a point de mâchoires visibles, mais seulement deux longs palpes filiformes de cinq articles, tandis qu'il y a quatre palpes maxillaires dans l'insecte parfait. C'est précisément l'inverse de ce que nous venons de voir dans les lamellicornes. Il y a pour toute lèvre inférieure, deux tubercules portant chacun un palpe de deux articles.

La larve d'*hydrophile* manque de même de mâchoire, mais a ses quatre palpes; les mandibules y sont courtes, tranchantes, et non percées.

De toutes les larves, ce sont celles des *lépidoptères*, ou les *chenilles*, qui diffèrent le plus de leurs insectes parfaits à l'égard de la bouche, et ce qui est singulier, c'est que leur appareil oral est construit sur le plan des insectes à mâchoires, quoiqu'on n'en retrouve aucune trace dans les papillons. Sous une lèvre supérieure demi-orbiculaire, et sous deux fortes mâchoires tranchantes et dentées, sont trois tubercules qui représentent la lèvre inférieure et les mâchoires; celles-ci semblent composées d'articulations qui rentrent plus ou moins les unes dans les autres, et se terminent par deux petits tubercules, dont l'interne, armé de deux soies roides ou dents, est la mâchoire proprement dite, l'autre le palpe. La lèvre inférieure porte aussi deux très-petits palpes, et au milieu une pointe creuse, qui est la filière au travers de laquelle sort la soie dont la chenille fait la coque où elle se métamorphose.

b. *Des muscles.*

Lorsque la lèvre supérieure est mobile, elle est retirée en arrière par deux trousseaux de fibres charnues situés au-dedans du crâne, et qui sont eux-mêmes divisés en deux plans.

Les mandibules ont un mouvement analogue à celui des hanches des insectes. On voit à leur base, du côté qui correspond à leur convexité, une sorte de condyle ou d'éminence convexe, arrondie, qui est reçue dans une petite cavité cotyloïde, creusée dans l'épaisseur même de l'écaille temporale au-devant ou au-dessous de l'œil. Du côté qui correspond au tranchant de la mandibule, on observe ordinairement, au moins dans les gros insectes, comme le scarabée monocéros, le prione, le capricorne, le cerf-volant, la locuste, une sorte de lame tendineuse, solide, qui semble se prolonger dans l'intérieur des parois solides, et qui donne attache à des fibres musculaires qui s'y implantent latéralement, comme les barbes d'une plume sur la tige qui leur est commune.

Ces muscles sont destinés à rapprocher l'une de l'autre les mâchoires ou à fermer la bouche. Ceux qui doivent l'ouvrir ou écarter ces mandibules sont beaucoup plus courts, et n'ont pas le dixième de la grosseur des précédens; ils sont insérés à une petite apophyse, qui correspond à la ligne convexe et externe de la mandidule en-dehors du condyle. Lyonnet a décrit et figuré ces muscles dans la chenille du *cossus* qui ronge le bois de saule. Il leur a donné les noms d'*adducteurs* et d'*abducteurs*, mais il a considéré, comme autant d'organes distincts, les faisceaux de fibres qui se rendent au tendon commun; de sorte qu'il a distingué à peu près onze muscles ou trousseaux destinés à fermer la bouche, et trois plans principaux propres à l'ouvrir. Ces plans fibreux se retrouvent dans tous les autres insectes; mais leur nombre et leur disposition respective présentent les plus grandes variations.

Mais ces différences dépendent évidemment d'abord de l'insertion très-diverse des lames tendineuses qui doivent être considérées comme des prolongemens des muscles; ensuite elles paroissent aussi être modifiées par la longueur et la grosseur de ces lames. Celles-ci sont, en effet, toujours en rapport avec la forme et l'étendue que fournissent à leurs attaches les parois intérieures de la mandibule, et les parois intérieures du crâne.

ARTICLE III.

Des organes de la mastication dans les vers.

Il y a des vers à mâchoires latérales aussi fortes que celles d'aucun insecte ou crustacé, et même assez rapprochées des leurs pour la forme.

Dans une grande espèce de *néréides*, par exemple, l'ouverture de l'œsophage est garnie de huit pièces calcaires qui paroissent tenir lieu de mandibules, de mâchoires et de lèvre inférieure.

Les deux pièces supérieures sont deux crochets applatis, arqués, pointus, disposés comme les deux branches d'un forceps, unis en arrière et articulés sur une lame cornée, élastique, sémilunaire, qui est située au-dessus de l'œsophage.

Les deux suivantes sont plus larges, mais moins longues. Elles portent en dedans six dentelures redressées; elles sont articulées vers le tiers postérieur et audessous des crochets qu'elles reçoivent sur toute leur longueur.

La troisième mâchoire de l'un et de l'autre côté est placée en dessous, et plus extérieurement elle est plus courte et embrasse les premières mâchoires en manière de cuilleron. Lorsqu'on l'examine avec attention, on reconnoît qu'elle est composée de trois petites pièces juxta-posées. La plus interne est dentelée sur son bord d'une douzaine de petites pointes triangulaires, comme celles d'une scie. L'intermédiaire est placée en devant et fait le bord postérieur d'une éminence saillante, arrondie, placée à l'ouverture de la bouche. La dernière est externe, et terminée par une seule pointe.

Les deux pièces inférieures qui paroissent tenir lieu de lèvre inférieure sont les plus longues, applaties horizontalement, amollies par leur bord interne au moyen d'une substance cornée, peu flexible. Le bord externe est adhérent à la membrane de l'œsophage. L'extrémité antérieure est libre, et fait saillie au-delà de la bouche.

Toutes ces parties sont entourées d'une couche de fibres musculaires qui doivent leur imprimer le mouvement. L'individu sur lequel nous avons fait cette description, n'étoit pas assez bien conservé, pour que nous ayons pu reconnoître la direction et l'usage des fibres.

Dans d'autres espèces de petites *néréides*, l'ouverture de l'œsophage est très-musculeuse, garnie de rides et de points cornés, solides, disposés circulairement et sur plusieurs lignes qui peuvent frotter les unes sur les autres. Deux rides principales, situées vers la partie supérieure, supportent deux pièces cornées plus grosses et taillées en rondache. Dans la partie inférieure et beaucoup plus en arrière sont deux crochets arqués, pointus, qui se réunissent comme les branches d'une tenaille.

Dans d'autres espèces, on trouve aussi les deux crochets; mais les points cornés ne sont plus disposés de la même manière. On les trouve ramassés en six groupes sur des éminences musculeuses, dont trois sont antérieures et trois postérieures.

Il paroît que l'animal peut vomir ou renverser cet œsophage, pour faire sortir au-dehors les deux crochets qui, comme une pince, vont chercher l'aliment. Lorsqu'il est saisi, ils l'entraînent, et alors la partie musculeuse de l'œsophage agissant sur cette matière par les contractions et au moyen des papilles cornées, la divise, la broie et la prépare ainsi à l'action digestive du canal intestinal.

Les autres vers marins, voisins des néréides, tels que les *arénicoles*, les *amphinomes*, les *amphitrites*, les *térébelles* et les *serpules*, n'ont ni mâchoires ni dents.

On ne peut du moins guères donner ce nom aux *peignes* des *amphitrites*. Ce sont des pièces écailleuses, pointues, d'une couleur brillante d'or, rangées en deux séries, qui représentent deux peignes, mais situées hors de la bouche, à la surface de la tête, et servant à l'animal à se cramponner ou à accrocher divers objets, mais non pas à mâcher ni à diviser ses alimens.

Les *aphrodites* ont quatre petites dents au fond d'une trompe, qu'elles font à volonté sortir de leur corps ou y rentrer.

Les *sangsues* ont trois petites saillies demi-circulaires dans l'intérieur de leur bouche ; le bord en est tranchant et finement dentelé en scie ; c'est avec cet instrument qu'elles entament la peau.

Le *lombric* n'a point de mâchoires.

ARTICLE IV.

Des organes de la mastication dans les échinodermes.

Les *oursins* sont peut-être, de tous les animaux sans vertèbres, ceux qui ont ces organes construits de la manière la plus admirable.

Leur enveloppe extérieure, qui est, comme on sait, osseuse et d'une seule pièce, présente un grand trou que ferme la masse de la bouche, attachée contre par des ligamens et des muscles, mais mobile jusqu'à un certain point.

La charpente osseuse de cette masse a quelque ressemblance avec une lanterne à cinq pans. Cette comparaison a déja été saisie par Aristote.

Le but de tout l'appareil est de maintenir et de mouvoir cinq dents qui entourent la petite ouverture ronde par où les alimens entrent ; ces dents qui s'usent par la mastication à leur partie extérieure, sont, comme les incisives des quadrupèdes rongeurs, excessivement longues, et d'abord molles en arrière, mais s'y durcissant à mesure qu'elles se détruisent en avant.

L'appareil qui porte ces dents est composé de pièces fixes et mobiles.

Les pièces fixes sont adhérentes au-dedans de la coquille, tout autour du trou contre lequel est attachée la masse de la bouche.

Elles consistent en une ceinture circulaire, saillante en dedans avec cinq élévations plus saillantes encore, et percées de manière qu'on peut les comparer à des arches de pont ou de portes.

Les principales pièces mobiles, celles qui forment le corps de la masse orale, sont cinq pyramides triangulaires, qui divisent la grande pyramide ou lanterne pentagonale de la bouche.

Deux faces de chaque pyramide répondent à celles des deux pyramides voisines. Ces faces sont finement striées en travers. Leurs bords internes ne se touchent point, de manière que l'arête qu'ils devroient former, est remplacée par une solution de continuité.

La face dorsale ou externe de chaque pyramide est bombée, épaisse et percée vers sa base d'une ouverture triangulaire ou circulaire, plus ou moins grande selon les espèces. Son côté interne porte une rainure dans laquelle passe le corps de la dent, et il s'y peut mouvoir longitudinalement, mais non dans un autre sens. Son extrémité sort par la pointe de la pyramide; et les cinq pointes étant rapprochées autour de l'ouverture de la bouche, c'est aussi là que les cinq dents aboutissent.

Du reste, les pyramides sont creuses, et leurs faces ne touchent pas exactement celles des pyramides voisines; mais elles sont réunies par une masse charnue, qui peut les rapprocher. Son effet est de faire serrer les cinq dents les unes contre les autres et de rétrécir l'ouverture de la bouche.

Le canal œsophagien passe entre les cinq pyramides. Les côtés des bases de celles-ci, par lesquelles elles se touchent, sont réunis deux à deux par cinq pièces ou poutres osseuses, disposées comme des rayons, et qui se rapprochent vers l'œsophage, comme vers leur centre. Chacune de ces poutres réunit les côtés adjacens des bases des deux pyramides, en s'articulant avec elles d'une manière lâche.

Le troisième côté de la base de chaque pyramide, celui qui fait la base de sa face dorsale ou externe, forme pour sa part un des pans de la base de la pyramide générale ou pentagone. Dans la position naturelle, ces côtés répondent aux intervalles des arches de la ceinture fixe. Ces arches répondent par conséquent aux angles de la pyramide pentagonale.

Vingt muscles agissent de la ceinture fixe sur cette pyramide pentagonale, et peuvent la mouvoir en totalité, ou faire mouvoir, les unes sur les autres, les cinq pyramides triangulaires qui la composent.

Dix de ces muscles vont des intervalles des arches aux bases externes des cinq pyramides. Lorsqu'ils agissent tous ensemble, et qu'en même temps les chairs, qui joignent les pyramides les unes aux autres, se contractent, la masse entière de la bouche est portée en avant ou vers le dehors du corps.

S'ils agissent séparément, ils inclinent cette masse, et rendent son axe oblique en faisant converger l'extrémité interne de cet axe du côté des muscles qui agissent. Si l'un d'eux agit, et que les muscles particuliers qui joignent sa pyramide aux deux voisines, se relâchent, il porte la dent de cette pyramide plus en dedans que les autres, etc.

Les dix autres muscles partent des arches saillantes de la ceinture osseuse, et vont en rayons, aboutir aux pointes des pyramides; de manière que chaque pointe reçoit des muscles de deux arches voisines.

Comme les arches saillent en dedans, ces muscles sont inclinés vers l'extérieur de la coquille; ainsi leur effet, lorsqu'ils agissent tous ensemble, est de faire un peu rentrer en dedans la masse de la bouche. Quand ils agissent séparément, et que les muscles qui joignent les pyramides, se resserrent, ils inclinent la masse de la bouche en faisant converger l'extrémité externe de son axe du côté du muscle qui agit.

Quand les muscles qui joignent la pyramide partielle à ses voisines, se relâchent, l'effet des muscles dont nous parlons à présent, est de faire reculer la dent de cette pyramide, et de l'écarter de l'ouverture de la bouche.

Ainsi, sous ces trois rapports, ces muscles qui viennent des arches sont les antagonistes de ceux qui viennent de leurs intervalles.

Si les uns et les autres agissent ensemble, ils

deviennent en commun antagonistes de ceux qui joignent ensemble les pyramides, et leur effet est d'écarter celles-ci les unes des autres, et d'élargir, non-seulement l'entrée de la bouche, mais tout le passage laissé à l'œsophage au travers de l'axe de la grande pyramide pentagonale.

Outre ces vingt-cinq muscles qui agissent immédiatement sur la pyramide pentagonale et sur ses parties, il y en a dix autres qui agissent sur elle par le moyen de cinq osselets qu'il est temps de décrire.

Ils sont faits en demi-cercle et très-grêles; ils sont placés chacun dans le même plan que l'une des cinq poutres dont nous avons parlé. Une des extrémités de chaque arc s'articule avec l'extrémité interne de la poutre correspondante. L'autre vient au-dessus et en dehors de son extrémité externe, se bifurquer comme un Y. Une membrane pentagonale unit et affermit leurs extrémités voisines du centre. Les deux branches de l'Y reçoivent chacune un muscle venant du milieu de l'intervalle le plus voisin de la ceinture fixe; de manière que chacun des cinq intervalles donne un muscle aux deux Y les plus voisins.

On conçoit aisément la force que doivent avoir ces muscles, agissant par de tels léviers, pour incliner la masse de la bouche dans tous les sens.

Chaque dent peut être considérée comme un long prisme triangulaire, dont les deux pans postérieurs feroient des angles rentrans. La partie qui sort de la pointe de la pyramide est très-dure ; mais elle se ramollit de plus en plus en arrière, et elle forme une longue queue molle, flexible, qui ressort en arrière de la base de la pyramide, et se replie comme un ruban. Cette partie molle a un éclat très-soyeux, et même métallique. Elle se déchire par le moindre effort.

La forme de dents que je viens d'indiquer est celle de l'*echinus esculentus*. Dans d'autres espèces, comme l'*echinus cidaris*, au lieu d'être en prisme, elles sont en demi-tube, et leur extrémité usée obliquement forme le cuilleron, etc.

Tous les *oursins*, proprement dits (*echinus* Lam.), et à ce qu'il paroît tous les sous-genres qui ont le corps bombé et la bouche centrale, ont l'appareil de la bouche semblable à celui que je viens de décrire. Quant à ceux qui ont la bouche centrale et le corps très-déprimé, les *clipeastres* de Lam., ils ont aussi une masse ovale, composée de cinq pièces osseuses, destinées à porter chacune une dent ; mais cette masse est très-déprimée, comme un gâteau divisé en cinq secteurs. Les faces par lesquelles les secteurs se touchent ne sont point striées. Quoiqu'il y ait aussi des fibres pour les unir, elles sont seulement percées de pores fins et réguliers. Leur face opposée à l'ouverture, est relevée à ses côtés de lames saillantes et fines; l'autre face l'est quelquefois aussi. Leurs dents ne glissent point dans des rainures, mais sont attachées fixement, ont la forme d'un cylindre comprimé, usé obliquement au bout qui sert. Le bout opposé est mou, comme dans les précédens, mais ne se prolonge pas en forme de ruban. Les muscles extérieurs, qui agissent sur l'appareil, se réduisent à-peu-près à rien.

Ceux des oursins, qui ont la bouche oblique, et garnie d'une lame de la coquille avançant sous elle, comme les *spatangues* et les *cassidules* (Lam.), n'ont point de dents ni de masse osseuse propre à les porter. Il y a seulement autour de l'ouverture de leur bouche une peau garnie de petites pièces écailleuses, semblables à celles de la coquille, mais non assez serrées pour priver de flexibilité cette partie, qui peut, jusqu'à un certain point, rentrer et sortir, en se déroulant comme une trompe au gré de l'animal.

Les *étoiles de mer* n'ont point de dents; leur bouche n'est qu'une ouverture ronde et membraneuse, qui conduit à l'estomac par un œsophage très-court, lequel peut quelquefois se renverser en dehors, sur-tout quand l'animal a faim.

Les épines de la surface externe du corps, les plus voisines de la bouche, peuvent bien, en s'inclinant vers celle-ci, servir à retenir la proie, mais ce ne sont pas pour cela des dents proprement dites.

Les *holothuries* ont bien l'ouverture de la bouche entourée d'un anneau, formé de dix pièces demi-osseuses, mais elles servent seulement de point d'appui aux muscles longitudinaux du corps, et aux tentacules ; recouvertes par la peau intérieure de la bouche, et ne contenant aucune dent, elles ne servent point à la mastication.

Les *siponcles* n'ont aucune partie dure à la bouche ni ailleurs, non plus qu'aucun des zoophytes, qui suivent ceux-ci dans l'échelle.

DEUXIÈME SECTION.

Organes de l'insalivation.

ARTICLE PREMIER.

Dans les mollusques.

LES glandes salivaires des mollusques céphalopodes et gastéropodes sont très-considérables, plus même que celles de tous les autres animaux.

Dans les *céphalopodes* il y en a deux paires. La première, qui est la plus petite, est située contre la masse charnue qui forme la bouche ; chaque glande donne un canal excréteur court, qui perce cette masse de chaque côté, un peu en avant de la naissance de l'œsophage.

L'autre paire, qui est beaucoup plus grande, est située sous le cou, derrière le foie, vis-à-vis le jabot. Les canaux excréteurs des deux glandes se réunissent en un seul, qui monte derrière l'œsophage, et perce la masse de la bouche, vers la pointe

pointe postérieure du petit cartilage, qui tient lieu de langue. Ces glandes sont blanchâtres, applaties, peu grenues. Leur contour est anguleux, et des sillons les partagent en lobules. Elles reçoivent de grosses branches de la principale artère.

Les gastéropodes n'ont généralement qu'une paire de ces glandes.

Dans le colimaçon ordinaire (*helix pomatia*) elles sont oblongues, collées à la naissance de l'estomac, et produisent deux longs canaux, qui s'élargissent en s'insérant à la masse de la bouche en dessus. Dans la *limace* des jardins (*limax rufus*) elles sont moindres, et ne forment qu'un collier autour de la naissance de l'estomac.

Celles des *aplysia* sont deux rubans étroits et très longs, flottans aux côtés de l'œsophage. Elles s'insèrent dans la bouche, près de la naissance de l'estomac, sans laisser aucune partie de leur canal excréteur à nu. Leur extrémité postérieure est fixée au second estomac, par les vaisseaux qu'elle reçoit de l'artère stomachique.

Les *doris* ont de même les glandes salivaires en long ruban étroit, attaché par derrière à l'estomac. Celles de quelques espèces sont si minces, qu'on les prendroit pour des nerfs, quand elles ont passé au travers du collier nerveux du cerveau.

Les *bullœa*, quoique fort ressemblantes aux *aplysia*, n'ont que deux courtes glandes grêles; mais le *clio borealis* les a presque comme l'*aplysia*.

Le *pneumo-derme* les a alongées et étranglées à l'endroit où elles passent sous le cerveau ; car dans tous ces animaux, sans exception, ou la glande, ou au moins son canal excréteur, passent avec l'œsophage dans l'anneau cérébral.

Celles des *tritonia* sont très-grandes, multilobées, placées aux deux côtés de l'œsophage, et assez larges dans leur milieu. Il en est de même dans les *onchidies*. Les coquillages univalves aquatiques paroissent les avoir généralement considérables. Elles sont telles, et de forme ovale, dans les *bulimes*, les *murex* et les *buccins*, ce qui est digne de remarque, car dans les animaux vertébrés aquatiques elles sont petites ou nulles.

Les *halyotis* les ont petites.

ARTICLE II.

Dans les crustacés et les insectes.

JE n'ai pu voir encore d'organe particulier d'insalivation dans les *crustacés ;* mais ils sont suppléés par la circonstance que voici : leurs branchies, situées aux côtés du corps, sous les rebords de leur cuirasse, y sont comprimées et agitées par des feuillets cartilagineux qui tiennent aux mâchoires et aux pieds ; et lors de la compression, l'eau qui abreuvoit ces branchies, coule le long de ces feuillets, et vient sortir aux deux côtés de la bouche : ainsi, lorsqu'on tire un crabe ou une écrevissé de l'eau, on lui voit rendre beaucoup d'écume par ces deux endroits-là. Il est donc probable que cette eau, quoiqu'étrangère au corps, peut servir à humecter les alimens, quand le crustacé mange hors de l'eau. Quand il mange dans l'eau, il n'a pas besoin de salive, et est dans le même cas que les cétacés et les poissons.

Beaucoup d'insectes répandent en mâchant des liqueurs plus ou moins abondantes, souvent âcres, et d'une odeur pénétrante, qui leur tiennent lieu de salive. Telle est celle des *carabes*, qui est noire et fétide ; celle de certaines *sauterelles*, qui est assez corrosive pour détruire sans retour les verrues que ces insectes ont une fois mordues ; celle de la *chenille du saule*, qui ramollit et dissout en partie le bois de cet arbre, etc.

Les sources de ces liqueurs ne sont pas connues encore dans toutes ces espèces, mais il est probable qu'elles sont produites par des organes analogues les uns aux autres, et que ceux d'une espèce peuvent donner une idée des autres

La chenille du bois de saule (*phal. cossus*) a, par exemple, deux longs vaisseaux spongieux, comme tous les organes sécrétoires des insectes, fort entortillés sur eux-mêmes, débouchant chacun dans un grand réservoir, qui se décharge lui-même dans la bouche par un canal rétréci. Il paroît que cet organe produit une liqueur nécessaire à cette chenille pour ramollir le bois dont elle se nourrit.

La plupart des autres chenilles en manquent, ou l'ont très-petit.

ARTICLE III.

Dans les échinodermes.

Les *holothuries* ont tout autour de leur bouche des sacs oblongs et aveugles, qui débouchent dans cette cavité, et qui ne peuvent manquer d'y verser quelque liqueur analogue à la salive; l'*holothuria tremula* en a vingt de longueur inégale. Le *pentactes* n'en a que deux beaucoup plus grandes. Je n'ai rien trouvé de semblable dans les *oursins* ni dans les *étoiles*.

Les *méduses* et autres *radiaires*, et les *zoophytes* proprement dits, ne m'ont aussi montré aucun organe salivaire.

TROISIÈME SECTION.

Organes de la déglutition.

ARTICLE PREMIER.

Dans les Mollusques.

On doit distinguer dans les mollusques les organes de déglutition extérieurs ou les *lèvres*, et les intérieurs ou la *langue*.

A. *Lèvres.*

Les lèvres elles-mêmes se divisent en deux espèces, *lèvres courtes* et réellement *labiées*, et *lèvres tubuleuses* ou s'alongeant en trompes.

1°. *Lèvres proprement dites.*

Dans les *céphalopodes*, l'ouverture de la bouche est entourée d'un cercle charnu et dentelé, qui recouvre et cache entièrement, quand l'animal le veut, les deux mandibules du bec.

Dans les *gastéropodes*, qui n'ont pas de trompe, la bouche est généralement une fente longitudinale dont les rebords charnus tiennent lieu de lèvres; quelquefois, comme dans les *tritonies* et les *onchidies*, ces lèvres s'étendent en forme de feuillets, souvent fort laciniés, comme dans le *tritonia arborescens*; les tentacules inférieurs de l'*aplysia* peuvent aussi être considérés comme des replis de ses lèvres.

Les *bivalves* ordinaires ont tous autour de l'ouverture de leur bouche quatre feuillets membraneux, ordinairement triangulaires et plus ou moins alongés, qui doivent servir par leur mouvement à amener l'aliment vers la bouche.

Une de leurs faces est de plus tellement vasculeuse, que l'on peut leur croire quelque rapport avec la respiration. Quelquefois ces feuillets sont réunis deux à deux dans une partie de leur longueur, comme dans le *jambonneau*. D'autres fois l'ouverture propre de la bouche est encore entourée d'un cercle de franges charnues plus ou moins divisées, comme dans le *spondyle.*

Les *acéphales* sans coquilles, *biphores*, *thalides*, *ascidies*, etc. n'ont ni les feuillets, ni les franges ; la bouche des *biphores* n'a qu'un seul rebord circulaire et charnu.

Dans les *brachiopodes* (*térébratules* et *lingules*), les lèvres n'existent pas ; mais elles sont avantageusement remplacées par les deux longs bras ciliés.

2°. *Trompe.*

Plusieurs mollusques nuds, comme les *doris*, et peut-être le plus grand nombre des testacés, comme les *buccins*, les *murex*, les *volutes*, etc. ont une trompe charnue, cylindrique ou conique qui leur est très-utile pour saisir leurs alimens au loin.

Elle n'est pas simplement pourvue des mouvemens de flexion et d'un alongement borné, comme celle de l'éléphant ; mais elle peut rentrer dans le corps, en se repliant au-dedans d'elle-même, et en sortir en se développant, comme un doigt de gant ou comme les cornes du limaçon, et tant d'autres parties des mollusques qui se meuvent de la même manière.

Nous l'avons sur-tout observée dans le *buccinum undatum.* On peut se la représenter comme un cylindre replié en lui-même, ou comme deux cylindres qui s'enveloppent, et dont les bords supérieurs sont unis, de manière qu'en tirant en dehors le cylindre intérieur on l'alonge aux dépens de l'autre, et qu'en le repoussant on le raccourcit et on alonge l'extérieur, mais du côté interne, parce que ce cylindre extérieur est fixé aux parois de la tête par son bord inférieur.

Qu'on se représente maintenant une multitude de muscles longitudinaux, tous très-divisés par leurs deux extrémités. Les lanières de leurs extrémités internes se fixent aux parois du corps; les autres aux parois internes du cylindre intérieur de la trompe dans toute sa longueur, et jusqu'à son extrémité.

On conçoit que leur action doit faire rentrer ce cylindre et toute la trompe en dedans.

Lorsqu'elle y est, une grande partie de la surface interne du cylindre intérieur vient à faire partie de l'externe du cylindre extérieur; et c'est le contraire lorsque la trompe est alongée et sortie: les insertions des muscles varient de la même manière.

L'alongement du cylindre intérieur, par le déroulement en dehors de l'extérieur, est produit par les muscles intrinsèques et annulaires de la trompe. Ils entourent toute sa longueur; et c'est en se contractant successivement, qu'ils la chassent en dehors. Il y en a sur-tout un près de l'endroit où le cylindre extérieur s'attache aux parois de la tête, qui est plus robuste que tous les autres.

Lorsque la trompe est alongée, ses muscles rétracteurs, en n'agissant pas tous à la fois, servent à la fléchir de côté et d'autre, se servant réciproquement d'antagonistes pour cet office.

Cette description peut servir aussi pour le *murex tritonis*. Seulement la trompe y est beaucoup plus courte à proportion.

Dans ces mollusques à trompe, l'œsophage est très-long, et se replie en ondulations pour pouvoir suivre tous les déplacemens de la trompe, dans laquelle il forme lui-même un troisième cylindre concentrique aux deux autres.

Aucun *céphalopode*, ni *ptéropode* ni *acéphale* n'a de trompe. Ce qu'on a nommé ainsi dans les *cirrhopodes* ou *anatifes* et *balanes*, n'est que leur rectum; la prétendue trompe que quelques auteurs ont cru voir dans beaucoup de coquillages bivalves, est le canal par où l'eau arrive dans leur coquille, mais qui est situé à l'opposite de la véritable bouche. C'est un organe de respiration et non de déglutition.

B. *Langue.*

La langue des *céphalopodes* et des *gastéropodes* est un organe très-singulier, et qui n'a point de pareil dans le reste du règne animal.

C'est une membrane revêtue d'épines ou de côtes saillantes, dirigées en arrière; cette membrane est disposée de manière à exercer une sorte de mouvement péristaltique qui alternativement redresse ses épines, ou les recourbe en arrière, et qui pousse insensiblement les masses alimentaires dans l'œsophage.

Les *céphalopodes* ont leur langue entre les deux mandibules de leur bec ; ceux des gastéropodes qui ont des mâchoires, ont la langue derrière elles. Cela est sur-tout sensible dans la *tritonie*, où la langue reçoit sur-le-champ ce qui traverse le tranchant des mâchoires. Les autres l'ont tout près de l'ouverture de la bouche, et ceux qui ont une trompe ont leur langue à l'extrémité antérieure de cet organe. Elle sert alors jusqu'à un certain point d'organe de mastication ; car, en l'appliquant aux corps, l'animal peut les entamer plus ou moins, au moyen des crochets dont elle est armée.

Cette langue varie singulièrement pour la longueur, et il y a des espèces où l'on ne conçoit pas à quoi peut servir son extension.

Dans l'*oreille de mer*, par exemple, elle égale la moitié de la longueur du corps ; dans la *patelle*, dans le *turbo pica*, elle l'égale presque tout entier, et se replie comme les intestins ; et ce qui est remarquable, ces genres n'ont pas de trompe. Dans ceux qui en ont, la langue est courte. Il est impossible, par l'arrangement même de l'organe, que l'animal se serve d'autre chose que de la partie antérieure ; mais il est probable qu'il en est comme des dents ordinaires, et que la partie postérieure doit succéder à l'autre et la remplacer à mesure qu'elle se détruit par l'usage. Cette conjecture se confirme par cette considération, que la partie postérieure est toujours molle, et presque gélatineuse; c'est qu'elle ne s'affermira qu'au moment où elle sera prête à servir, comme les dents de remplacement des quadrupèdes. Toute cette partie postérieure est roulée longitudinalement comme un cornet.

Dans les *céphalopodes*, la langue est oblongue et se prolonge en arrière en un long cornet. Dans l'*aplysia*, elle est très-large, en forme de cœur, et placée sur deux éminences arrondies, séparées par un sillon. Dans la *bullée*, elle forme un petit tubercule sur le fond de la bouche, etc.

L'armure de cette espèce de langue, est disposée d'une façon régulière et constante pour chaque espèce. Dans les *céphalopodes*, il y a des épines crochues, égales, placées sur deux lignes latérales, et au milieu une rangée d'écailles à cinq pointes.

Dans l'*oscabrion*, il y a de chaque côté une suite d'écailles crochues à trois pointes, et une de longues épines aiguës et crochues, mais simples. Le milieu est garni de petits tubercules.

Dans le *turbo pica*, ce sont des lames transversales, tranchantes et dentelées.

Celle de l'*aplysia* est garnie de toute part d'un quinconce uniforme de petites épines en crochet. Dans l'*onchidium*, ce sont des sillons transverses très-fins, marqués eux-mêmes de stries encore plus fines, et d'une direction opposée. C'est à peu près la même chose dans le *doris*. Dans les *limaces* et les *colimaçons*, on retrouve aussi cette structure, mais tellement déliée, qu'il faut une forte loupe pour l'apercevoir.

Les *acéphales* n'ont point de langue proprement dite, mais il y a quelquefois à l'entrée de leur œsophage, une valvule circulaire dirigée vers l'estomac, et qui doit puissamment contribuer à la déglutition. Nous l'avons vue très-sensiblement dans l'huître.

Le plus souvent il n'y a que de simples plis transversaux qui dirigent l'aliment par leur mouvement péristaltique.

ARTICLE II.

Dans les insectes à mâchoires.

CE qu'on a nommé langue dans les *coléoptères* et les *orthoptères*, ou l'extrémité membraneuse de la lèvre inférieure, en mérite à peine le nom; mais il y a sur celle de la seconde de ces familles une vraie langue charnue, libre par sa pointe seulement, et qui rappelle la figure de la langue des quadrupèdes. Les *odonates*, parmi les *névroptères*, offrent aussi quelque chose d'analogue; mais la langue des *hyménoptères* n'est, comme nous l'avons vu, qu'un tube membraneux, souvent ouvert par-dessous, et qui forme l'extrémité de la lèvre inférieure.

Dans les guèpes, et tous les hyménoptères sans trompe, elle est en forme de voûte, ouverte et concave en dessous, et plus ou moins fendue en lanières. Dans les *abeilles* et tous les hyménoptères à longue trompe, c'est un tube complet, dont les parois sont revêtues de fibres annulaires, et la succion s'y fait par la contraction graduelle de ces fibres.

ARTICLE III.

Dans les insectes sans mâchoires.

Dans ces insectes, la déglutition étant le premier acte de la nutrition, la forme de l'organe propre à sucer détermine l'espèce de suc que l'animal peut pomper, et par suite une grande partie de son genre de vie ; les rapports des familles naturelles de ces animaux avec leurs organes de succion, sont beaucoup plus constans que dans l'autre moitié de la classe, ils ne le sont avec ceux de la mastication.

Ces ordres d'*insectes sans mâchoires* sont au nombre de quatre ; savoir :

Les *hémiptères*,

Les *lépidoptères*,

Les *diptères*,

Et les *aptères*.

Et il y a aussi pour les trois premiers de ces ordres, trois sortes de succion qui leur sont affectées.

Les premiers ont un bec roide, enveloppé d'une gaine ; les seconds, une trompe membraneuse roulée en spirale; les troisièmes, une trompe terminée par deux lèvres charnues. De-là les noms de *rhyngota*, de *glossata* et de *antliata* que M. Fabricius a imposés à ces trois ordres, qu'il a conservés tels que Linnæus les avoit établis, et que bien d'autres les avoient présentés auparavant.

Celui de ces ordres qui offre le plus de variétés, est celui des *diptères*. L'organe y consiste essentiellement en une trompe charnue, divisée en bas en deux lèvres, plus ou moins prolongées, et qui s'appliquent sur l'objet à sucer; à la racine de cette trompe, sont attachés deux tentacules; et entre eux est une écaille pointue, qui peut servir à entamer les vaisseaux dont il faut sucer les liqueurs, mais qui souvent ne fait que recouvrir d'autres pièces bien plus tranchantes et plus appropriées à cette fonction.

Dans les *stratyomys*, les *mouches* communes, il n'y a qu'une seule pointe courte sous l'écaille.

Les *syrphus*, les *rhyngies* ont de plus une soie roide sous chaque palpe.

Dans les *rhagions*, il y a sous l'écaille trois soies, dont celle du milieu plus forte.

Les *taons* y en ont quatre, toutes pointues et tranchantes comme des lames de lancettes; aussi sont-ce les mouches qui entament le plus cruellement la peau.

Dans les *empis* et les *bombilies* toutes les parties s'alongent beaucoup, mais la trompe plus que les soies dans les *bombilies*, qui d'ailleurs n'ont qu'une soie sous l'écaille. Dans les *empis* tout se prolonge également, et il y a trois soies.

Dans les *myopa*, la trompe s'alonge en un tube mince et coudé à son milieu ; il n'y a qu'une courte écaille sans soie. Dans les *asiles* et les *stomoxes*, la trompe durcit, et devient cornée, au point de servir elle-même à entamer. Les *stomoxes* n'y ont qu'une soie en dessus ; les *asiles* y en ont trois. Dans les *hippobosques*, la trompe est presque réduite à rien, et la soie unique est longue et flexible.

Tous ces genres ont des palpes d'une seule pièce. Les *tipules* et les *cousins* en ont d'articulés, souvent très-longs ; la trompe des *tipules* est courte, à larges lèvres, et sans soie ; celle des *cousins* est longue, mince, et loge une soie fine.

Les *œstres* ont tous les organes extérieurs de la bouche rentrés dans la tête ou oblitérés, et ne laissant voir au-dehors que trois points un peu saillans.

Les *hémiptères* (*rhyngota*, Fabr.) offrent plus d'uniformité que les *diptères*; ils ont en général un tube composé de quelques pièces articulées ensemble, et fendu en dessus dans toute sa longueur. Ce tube recèle trois soies fines, à peu près aussi longues que lui ; il ne varie guères que par sa position et ses inflexions ou courbures.

Il n'y a pas moins d'uniformité dans les *lépidoptères* (*glossata*, Fabr.) ; leur langue est formée de deux lames membraneuses, courbées transversalement sur toute leur longueur pour former un tuyau, et que l'insecte roule en spirale, quand il ne s'en veut pas servir, et loge entre deux palpes plats, velus, et composés d'ordinaire de trois articles. Les différences dépendent de la longueur de cet organe, qui est quelquefois presque réduit à rien, et de la figure des palpes : elles importent peu à notre objet.

Parmi les *aptères*, le *pou* n'a qu'un suçoir simple et court, renfermé dans un petit mammelon; la *puce* en a un de deux soies, renfermé dans un étui de trois articles, fendu longitudinalement en dessus.

VINGTIÈME LEÇON.

De l'œsophage, de l'estomac, et de la digestion stomacale dans les animaux vertébrés.

ARTICLE PREMIER.

Notions préliminaires sur les tuniques du canal alimentaire.

Le canal alimentaire des animaux ordinaires, et le sac des animaux inférieurs, c'est-à-dire des derniers ordres de zoophytes, n'est essentiellement qu'une duplicature de la peau extérieure du corps. Ses tuniques essentielles sont les mêmes; ses tuniques accessoires sont semblables, et il y a de grands rapports entre leurs fonctions, comme il y a continuité entre leurs parties.

La tunique principale de ce canal est en effet celle que l'on nomme improprement *nerveuse*, et qui se continue au travers du nez, de la bouche et de l'anus, avec le *cuir* ou *derme*, qui fait aussi de son côté la lame principale de la peau. Le tissu de l'une et de l'autre est également une cellulosité serrée, qui, en se développant par la macération et le souffle, montre une sorte de feutre, dont les lames sont entrelacées de toutes les

les manières. Cependant le derme intestinal est plus mou, plus lâche que celui de la peau; dans quelques endroits il se réduit presque à une cellulosité ordinaire, et quelquefois il est si mince qu'on a peine à en reconnoître l'existence.

Mais, encore en ce point, il ne manque pas d'objet de comparaison dans la peau extérieure; car le derme cutané du porc-épic, par exemple, est d'une minceur et d'une mollesse également excessives.

La tunique la plus intérieure, qui double partout en dedans la tunique nerveuse, et que l'on a nommée tout aussi improprement *veloutée*, se continue également avec l'épiderme, ou la lame extérieure de la peau. Elle participe de sa minceur et de sa transparence, et se régénère aussi aisément lorsqu'elle a été enlevée.

Les papilles que l'on remarque à la surface externe du cuir, et sur lesquelles l'épiderme se moule si exactement, se retrouvent, et souvent bien plus marquées et plus variées à la face interne de la membrane nerveuse. L'épiderme les y enveloppe d'une manière toute aussi serrée. On peut souvent l'enlever tout aussi aisément que sur la peau, et mettre les papilles à nud; c'est, entre autres exemples, ce qu'on voit tous les jours dans les estomacs d'animaux ruminans. Il paroît que dans l'animal vivant cet état produit les mêmes effets fâcheux dans les deux organes, et que les filets nerveux qui entrent dans la composition des papilles, dénués de leur membrane préservatrice, et exposés trop immédiatement à l'action des corps extérieurs, y font éprouver de même une douleur insupportable.

Ces filets pénètrent en effet de la même manière, et presque aussi abondamment dans les papilles de l'intestin que dans celles de la peau. C'est à ces papilles seulement que l'on devroit réserver le nom de *veloutée*, ainsi que paroissent le faire ceux qui décrivent la veloutée comme hérissée de petits filamens; mais ceux qui attribuent à cette membrane la faculté de se régénérer, n'ont sans doute appliqué ce nom qu'à l'épiderme.

La veloutée, prise dans cette dernière acception, se durcit, et devient calleuse, comme l'épiderme ordinaire, dans les endroits où elle est exposée à de violens frottemens mécaniques; par exemple, dans le gésier des oiseaux granivores.

Une différence assez notable entre le corps papillaire intestinal et celui de la peau, c'est que le premier, dans certaines espèces, se sépare plus aisément du derme qui le porte, c'est-à-dire de la membrane dite nerveuse, et peut être considéré à plus juste titre comme une membrane à part.

Les fonctions du canal intestinal, comme celles de la peau, consistent essentiellement dans l'absorption et dans la transpiration; mais la première est plus abondante dans le canal, et l'autre paroît l'être davantage à la peau, plutôt à cause de la position respective des deux organes qu'à cause d'une différence de nature.

La transpiration et la transsudation du canal sont même beaucoup plus considérables qu'elles ne le paroissent d'abord. On en a la preuve dans la quantité de substances trouvées dans les excrémens des animaux, dans leurs bésoars, etc., qui ne leur étoient point immédiatement venues des alimens, mais qui devoient avoir été fournies par leur corps même.

Les fonctions de la peau et du canal alternent et se suppléent l'une à l'autre jusqu'à un certain point. La chaleur qui augmente la transpiration cutanée, diminue celle des intestins, et resserre; le froid, qui diminue la première, augmente l'autre, et relâche. Il en est de même pour l'absorption. Les personnes qui vivent dans une atmosphère riche en élémens nutritifs, engraissent sans beaucoup manger, etc.

Indépendamment de la transpiration ou transsudation que la peau et les parois du canal paroissent produire par leur simple tissu, par les simples extrémités exhalantes de leurs artères, il y a dans l'une et dans l'autre des sécrétions plus particulières, produites par de petits follicules, ou de petits grains glanduleux enchâssés dans leur tissu. On sait que dans les animaux qui vivent dans l'air sec, ces excrétions sont d'une nature plus ou moins grasse, et que dans les poissons elles sont plutôt muqueuses; c'est de ce dernier genre que sont celles du canal alimentaire; et il n'est pas étonnant, qu'étant continuellement rempli d'humidité, sa membrane se comporte comme la peau des animaux aquatiques. En revanche, lorsque sa face interne est exposée à l'air, comme il arrive dans les anus artificiels, etc., il prend de la consistance, devient plus sec, moins coloré; en un mot, il prend les apparences de la peau ordinaire.

La troisième tunique des intestins, ou la quatrième, en comptant l'épiderme et la papillaire pour deux, celle qui embrasse leur tunique nerveuse, et lui sert d'adjutrice, ou d'excitante extérieure, est la tunique *musculaire*. Elle a tout-à-fait son analogue dans le pannicule charnu des animaux. Elle est comme lui plus variable d'un animal à l'autre, et d'une partie à l'autre du canal d'un même animal, que ne le sont les autres tuniques. Son action sur le canal est du même genre que celle du pannicule charnu sur la peau; mais il y a cette différence, qu'aucune partie de l'intestin n'est dépourvue de cette tunique, tandis que dans bien des animaux la peau n'en est pas généralement garnie. Il y a encore cette différence, que le muscle intestinal n'est point soumis à la volonté, excepté dans l'œsophage et au rectum, tandis que la plupart des parties du pannicule le sont. Les fonctions vitales ne devoient pas être laissées aux caprices de l'animal ; aussi les nerfs de la portion non-volontaire du canal viennent-ils des ganglions particuliers et non du cerveau. Cette règle est générale, et on l'observe clairement jusque dans les mollusques.

La dernière tunique, la moins essentielle, celle qui ne règne pas sur tout le canal, et qui ne se trouve pas dans tous les animaux, est celle que fournit le mésentère en se dédoublant pour embrasser le canal, et qui vient du péritoine : elle ne couvre que la partie du canal contenue dans l'abdomen. La tunique charnue y est doublée, par celle-ci, en dehors, comme les muscles de l'abdomen le sont eux-mêmes par dedans.

Cette membrane est, comme le péritoine et le mésentère qu'elle continue, purement séreuse, mince, transparente, sans glandes propres, ni autres complications organiques. Les vaisseaux arrivés au travers du mésentère, s'y partagent en deux couches, la plus extérieure se répand sous cette membrane même, ou dans son épaisseur, et fournit aussi à la tunique charnue qu'elle lui attache intimement par-là ; l'autre couche de vaisseaux se répand sur la tunique dite *nerveuse*, qui porte, à cause de cela, dans certains auteurs, le nom de *vasculaire*, et ses ramuscules la traversent pour pénétrer dans le corps papillaire, et former un réseau infiniment délié, et très-serré à sa surface, immédiatement sous l'épiderme. Ce réseau est aisé à remplir d'injection. C'est lui qui colore en rouge la surface interne du canal, tout comme un réseau semblable colore certaines parties de la peau ; dans les enfans qui viennent de naître, la peau a cette rougeur par-tout ; et si elle ne reste pas telle dans les adultes, on doit l'attribuer peut-être à l'action de l'air qui en dessèche la surface, et y contracte les petits vaisseaux.

Les vaisseaux lymphatiques se distribuent comme les sanguins.

On a prétendu que les papilles avoient des ouvertures visibles, et formoient des espèces d'ampoules où le chyle étoit déposé et enlevé par les vaisseaux lactés ; les recherches les plus exactes ont prouvé qu'il n'y a rien de semblable ; les origines des vaisseaux lymphatiques sont aussi invisibles dans l'intestin que dans le reste du corps, et que celles des vaisseaux sanguins ; le fond de la masse des papilles ne paroît être qu'une cellulosité spongieuse. On n'y voit au microscope qu'une gelée transparente remplie de petits grains globuleux plus opaques. C'est sans doute cette masse qui y sert d'appui ou de soutien aux derniers lacis des ramuscules d'artères, de veines, de nerfs et de vaisseaux lactés.

On a de même pensé que ces papilles sont susceptibles d'une sorte d'érection lorsqu'elles sont excitées par la présence des alimens, et l'on a attribué cette propriété à celles de la peau, de la langue, etc. ; mais nous ne voyons pas que la chose ait été prouvée directement.

On a aussi, relativement aux glandes du canal, plus d'idées hypothétiques que de faits bien avérés. On en admet de deux espèces, celles de *Lieberkühn*, qui doivent être extraordinairement petites, et entourer les bases des papilles ; et celles de *Peyer* et de *Brunner*, qui sont rondes, éparses, isolées, et plus ou moins écartées, selon les diverses régions du canal. Les premières nous ont paru une pure supposition. Les autres sont au moins difficiles à voir dans l'homme ; mais il est certain que plusieurs animaux en ont de telles, très-visibles, et formant en certains endroits une couche continue que l'on pourroit mettre au nombre des tuniques des intestins.

La tunique papillaire est généralement plus ample que celles qui l'enveloppent, ce qui lui fait faire des plis de diverses figures et directions, selon les espèces ; ces plis sont plus ou moins variables, selon l'état de réplétion du canal. Il y en a d'autres plus constans, parce que la tunique nerveuse ou vasculaire entre dans leur composition.

Quant à la tunique musculaire, c'est elle ordinairement qui maintient les deux intérieures, et elle s'enfonce rarement avec elles dans les plis. Dans ce cas cependant elle est elle-même maintenue par une cellulosité serrée.

Il est aisé d'attribuer à chaque tunique ses fonctions propres, d'après la connoissance que nous avons de leur nature. La cellulaire n'est là que pour donner la forme, lier les deux autres ensemble, et conduire à la *papillaire* les vaisseaux de tout ordre. La *musculaire* a pour office de contracter le canal, et de lui imprimer son mouvement vermiforme. C'est la *papillaire* qui est la tunique intestinale et digestive par excellence, puisque c'est elle qui donne ses sucs, et qui absorbe ceux que les alimens fournissent.

Pour juger de ses différentes actions dans les diverses régions du canal et dans les divers animaux, il faudroit connoître les différences de tissu intime de ses papilles ; et nous sommes bien loin de là, puisque nous en avons à peine quelques notions générales. A ce défaut, nous devons nous contenter d'étudier leur figure extérieure.

On verra, par ce qui suit, à quel point elles varient. Tantôt on les aperçoit à peine, et la surface interne de l'intestin semble entièrement lisse ; d'autres fois elles sont éparses, et en forme de petits grains arrondis, ou de filamens coniques plus ou moins aigus ; ou bien elles grossissent par le bout, et deviennent semblables à de petites massues ; d'autres fois, avec ces diverses formes, elles sont serrées comme les poils du velours.

L'*homme* les a comme de petites écailles transversales, comprimées et tranchantes.

Le *rhinocéros* les a si grandes qu'on n'ose plus leur donner le nom de papilles.

Il y a des animaux où, au lieu de particules ainsi saillantes, la face interne de l'intestin est creusée d'une infinité de petites fossettes ; c'est le cas de l'*esturgeon* et de certaines *tortues*. Il y en a d'autres où l'on voit seulement des lignes ou sillons légèrement creux, et serpentant de différentes manières ; tels sont le *crocodile*, la *grenouille*. On trouvera à ce sujet tous les détails nécessaires dans les articles suivans.

On y trouvera également les prodigieuses différences de la tunique charnue, tantôt réduite à une simple membrane dont les fibres sont à peine visibles, et tantôt formant des muscles très-épais, aussi rouges, et pourvus de tendons aussi fermes et aussi brillans que ceux du mouvement volontaire ; tel est le gésier des oiseaux granivores.

On observe dans les animaux toutes les nuances intermédiaires entre ces deux états extrêmes, et chacune de ces nuances correspond à un certain degré de force compressive et mécanique, employée dans l'acte général de la digestion ; ainsi cette force mécanique entre pour beaucoup dans la digestion stomacale du *coq*, du *canard*, etc. ; elle leur permet de réduire en poudre dans leur estomac les corps les plus durs, etc., tandis qu'elle n'entre presque pour rien dans celle de l'*homme* et des autres animaux à estomac membraneux.

L'autre élément de la force digestive, l'action dissolvante des liqueurs, est beaucoup plus général ; il a toujours lieu, et ses degrés sont en rapport avec l'action secrétoire du canal. Celle-ci peut, dans bien des cas, se juger par l'abondance et la grosseur des organes glanduleux qui entrent dans la composition des tuniques. Nous avons déja dit qu'elles forment une tunique propre dans quelques endroits, comme dans le ventricule succenturié des oiseaux, dans l'œsophage des raies, etc. Nous en verrons beaucoup d'autres exemples dans cette leçon et dans la suivante. Quant aux liqueurs elles-mêmes, on n'a fait encore d'observations un peu exactes que sur celle de l'estomac. Spallanzani est, comme on sait, celui qui a poussé ces observations le plus loin : nous allons donner un résumé succinct de ses découvertes, sur la voie desquelles Réaumur l'avoit mis par les siennes.

ARTICLE II.

Du suc gastrique, et de son action sur les alimens.

Le suc gastrique est la liqueur qui baigne plus ou moins les alimens dans l'estomac. Ses sources ne sont pas toutes bien connues, et il est probable qu'elle en a plusieurs ; ainsi l'on doit trouver réunis dans l'estomac de l'homme, non-seulement le liquide qui suinte des parois de ce viscère, mais encore celui que produit l'œsophage, auquel se mêlent les parties de salive que l'on avale continuellement.

Dans d'autres animaux ont voit des couches glanduleuses, sources plus évidentes, au moins de quelques parties de ce fluide. Telles sont celles du ventricule succenturié des oiseaux. Lorsque l'estomac est compliqué, les sucs varient selon les différens sacs dont ce viscère se compose. Ainsi le bonnet des ruminans produit, à la moindre contraction, une grande abondance d'un fluide aqueux qui imbibe la pelotte que l'animal doit faire remonter dans sa bouche ; la panse avoit auparavant humecté d'un autre fluide l'herbe à demi-mâchée qui fournit cette pelotte. Ce n'est que dans la caillette qu'est le véritable suc dissolvant et digestif.

Il y a des animaux dans lesquels la bile se mêle aux sucs gastriques, en rentrant du duodénum dans l'estomac ; il est probable qu'alors la liqueur pancréatique l'y accompagne aussi.

On ne peut faire d'expériences sur l'action du suc gastrique, qu'en faisant avaler diverses substances aux animaux, ou en leur faisant vomir ce suc et en y faisant ensuite macérer les substances sur lesquelles on veut essayer son effet.

Comme l'action de l'estomac dépend aussi de la compression mécanique de ses parois, du moins dans certaines espèces, lorsqu'on veut essayer, dans l'estomac même, l'action du suc gastrique seulement, en la distinguant de celle de la compression, on fait avaler les substances enveloppées dans des boules de métal creuses et percées en tout sens.

Il y a des animaux où ces boules ont besoin d'être bien fortes pour résister à la compression ;

ainsi le gésier des oiseaux gallinacées comprime et applatit des tubes et des boules de ferblanc; il brise et réduit en poudre des boules solides de cristal, il émousse des fragmens anguleux de verre et des aiguilles d'acier, etc.

Pour obtenir le suc hors de l'estomac, on peut ou tuer et ouvrir l'animal, ou lui faire avaler des éponges qu'il vomit, ou que l'on retire, par le moyen d'un fil, remplies de suc. Ce dernier moyen est surtout commode avec les corneilles et d'autres oiseaux.

La première qualité essentielle du suc gastrique, est d'être un dissolvant pour une infinité de substances, de les réduire toutes en une bouillie molle, homogène et grisâtre, que l'on appelle *chyme*, et qui est l'objet et le résultat de la digestion stomacale, et la matière sur laquelle s'exerce la digestion intestinale.

Une seconde qualité, peut-être moins générale que la première, c'est d'être anti-septique, d'arrêter dans beaucoup de substances la putréfaction déja commencée, et d'empêcher de se pourrir des substances qui auroient infailliblement éprouvé cette fermentation, si elles n'eussent été plongées dans ce suc.

Sa qualité dissolvante, qui est la principale, varie selon les animaux, de manière à être toujours en raison inverse de la somme des autres forces qui peuvent agir sur les alimens, et à produire seulement avec le concours de ces forces, l'effet requis pour la digestion.

Ainsi, parmi les oiseaux, ceux qui ont un gésier très-musculeux, n'ont pas un suc aussi actif que les autres; ils ne dissolvent que des alimens triturés, tandis que ceux dont l'estomac est membraneux dissolvent les alimens sans trituration préalable. Parmi les animaux, ceux qui ont des organes de mastication plus parfaits, ont un suc gastrique plus foible, etc.

Quant aux substances sur lesquelles il agit, le suc gastrique est disposé de manière à ne dissoudre que celles dont le reste de l'organisation force l'animal de se nourrir.

Ainsi le suc gastrique des animaux carnassiers ne dissout point les matières végétales; et l'on peut très-bien juger du degré de digestibilité des diverses substances relativement à un animal déterminé, d'après l'action qu'a sur elles le suc gastrique de celui-ci.

Quant au temps, l'action du suc gastrique est assez en raison de sa force; mais elle est puissamment excitée par la chaleur; et les animaux à sang froid l'ont bien plus lent à agir que les autres. C'est par l'intermède de la chaleur que s'établit, relativement à ces deux sortes d'animaux, la proportion entre la force digestive et la quantité de respiration que nous avons annoncée dans notre première leçon.

Au reste, l'action dissolvante du suc gastrique est purement chymique. Considérée isolément, elle n'a rien de vital, puisqu'elle s'exerce hors de l'estomac comme dedans. Après la mort le suc gastrique dissout même les membranes de l'estomac. La digestion stomacale des alimens se continue à plus forte raison après la mort, sur-tout si elle est aidée d'une chaleur extérieure; mais elle se fait toujours avec plus de lenteur que pendant la vie.

L'analyse du suc gastrique est encore imparfaite, et sa principale difficulté consiste à se procurer ce suc bien pur. Celui des animaux herbivores contient d'ordinaire un acide; mais il est douteux que c'en soit une partie essentielle. Celui de la corneille s'est trouvé au contraire un peu alcalin. MM. Macquart et Vauquelin ont trouvé dans celui du bœuf et du mouton, de l'acide phosphorique. Ils ne lui ont point reconnu de qualité anti-septique; mais il faut remarquer que c'est le suc de la panse qu'ils ont pris pour sujet d'expériences, et que ce n'est peut-être pas là qu'est le véritable analogue du suc des estomacs simples. Peut-être aussi les animaux herbivores, dont les alimens ne sont pas exposés à une putréfaction si prompte, ont-ils un suc moins anti-septique que les carnassiers.

ARTICLE III.

De l'œsophage des mammifères.

Dans tous les *mammifères*, le pharynx se continue en un canal à peu près cylindrique, qui traverse la poitrine, adossé au corps des vertèbres, et, après avoir pénétré dans l'abdomen, entre les piliers du diaphragme, s'ouvre dans la cavité de l'estomac, où il conduit les alimens qu'il a reçus de la bouche. Il est, en général, long et étroit dans toute cette classe, et forme la partie la plus rétrécie du canal alimentaire, à l'exception des *cétacés*, où il est large et court. Nous verrons plusieurs autres classes où cette proportion change et devient absolument inverse.

La plus extérieure de ses membranes est formée, dans l'*homme*, de deux couches de fibres musculaires, transversales dans la couche interne, et longitudinales dans celle qui la recouvre.

Mais dans la plupart des autres *mammifères*, les fibres de l'une et l'autre couches sont spirales, et contournées dans deux directions opposées, les externes d'avant en arrière, et les internes d'arrière en avant. Il est remarquable que cette disposition n'est pas particulière aux *ruminans*, chez lesquels on avoit cru qu'elle servoit à expliquer la rumination. Nous l'avons trouvée entre autres dans les *chats*, les *chiens*, les *ours*, le *phoque commun*, etc. Dans le *kanguroo-géant*, les fibres de la membrane musculaire ont la même direction que dans l'homme. Dans ce dernier, cette membrane est plus épaisse que celle, de même nature, qui enveloppe le reste du canal intestinal. Dans plusieurs autres *mammifères*, il n'y a que celle de l'estomac qui avoisine le pylore, qui la surpasse en épaisseur.

La membrane qui vient après n'est composée que d'un tissu cellulaire assez lâche, d'un grand nombre de vaisseaux sanguins, qui forment un réseau très-remarquable, et d'un grand nombre de follicules muqueux, dont l'humeur passe dans la cavité de l'œsophage, et lubréfie sa membrane interne. Celle-ci est analogue à la membrane muqueuse qui tapisse la cavité de la bouche et du pharynx, et n'en est que la continuation. Elle est revêtue intérieurement d'une sorte d'épiderme. L'une et l'autre ont plus d'étendue que la membrane musculeuse, et forment des plis longitudinaux d'autant plus prononcés, que la couche interne des fibres musculaires s'est plus fortement contractée.

Outre ces plis, ordinairement peu nombreux, que présente la membrane interne, et qui s'effacent lorsque l'œsophage est très-distendu, quelques *mammifères* en offrent de transversaux, dans environ la moitié postérieure de ce canal. Ils sont très-rapprochés les uns des autres, et ne s'étendent pas dans toute la circonférence de l'œsophage; mais il y en a ordinairement deux ou trois qui se réunissent, à angle très-aigu, pour compléter le tour. Nous n'avons encore vu cette structure que dans le *tigre*, le *lion*, le *lynx*, le *sarigue-manicou*, dans lesquels les plis sont très-larges, et semblent former autant de valvules, et dans la *civette* et le *couguar*, où ils le sont beaucoup moins. On voit que tous ces animaux sont très-carnassiers.

ARTICLE IV.

ARTICLE IV.

De l'estomac de l'homme et des mammifères.

A. *De l'homme.*

Il ressemble, dans l'homme adulte, à un cône qui auroit été plié dans sa longueur, tronqué à son sommet et arrondi à sa base. Il est placé en travers dans l'hypocondre gauche et l'épigastre, de manière que sa base est à gauche, en haut et en arrière, et touche au diaphragme, et son sommet à droite, en avant et en bas, sous le foie. L'œsophage s'ouvre dans sa cavité, un peu à droite de la base, et le pylore, ou l'orifice qui répond au canal intestinal, est à l'extrémité opposée. Depuis le côté droit de l'œsophage, jusqu'au pylore, l'estomac présente une concavité qui porte le nom de sa petite courbure. La grande courbure est la convexité qui commence au bord gauche de l'œsophage, et se continue en bas et en avant jusqu'au côté opposé du pylore. La portion de la cavité qui répond à la base, forme le grand cul-de-sac; et celle qui est près du pylore, le petit cul-de-sac: le premier est peu profond, et le dernier l'est encore moins. Les parois de l'estomac sont formées de quatre membranes distinctes. L'externe est composée de deux lames du péritoine qui viennent du foie, s'écartent l'une de l'autre pour contenir l'estomac, et se rapprochent ensuite pour former le grand épiploon ; la seconde membrane est composée de trois couches de fibres musculaires qui suivent, dans chacune, des directions différentes. Les plus extérieures proviennent des fibres longitudinales de l'œsophage ; elles se dispersent dans la longueur de l'estomac et vont jusqu'au pylore : les moyennes forment des cercles qui entourent l'estomac depuis sa base jusqu'au pylore. Les plus internes règnent particulièrement autour du cardia et sur le grand cul-de-sac ; elles viennent des fibres annulaires de l'œsophage. La troisième membrane est une continuation de la tunique vasculeuse de l'œsophage. C'est elle qui détermine proprement la forme de l'estomac ; elle n'est composée que de mailles de tissu cellulaire et d'un assez grand nombre de vaisseaux sanguins. Elle recouvre la quatrième ou la plus interne, qui s'en distingue par sa couleur plus rougeâtre, dont la surface intérieure est tapissée d'une sorte d'épiderme mou et transparent, enduit continuellement de mucosités, et percé de pores par où celles-ci s'échappent. Cette même surface est remarquable par une foule de petits plis extrêmement fins, qui lui donnent une apparence veloutée, et qui ne sont presqu'entièrement composés que de vaisseaux sanguins, comme l'ont prouvé des injections heureuses. La membrane interne forme, dans la totalité de son épaisseur, d'autres plis plus considérables, analogues à ceux de l'œsophage, dont les uns partent du cardia en divergeant ; les autres suivent à peu près la longueur de l'estomac, et quelques autres convergent vers le pylore. Des plis plus petits réunissent les plus grands en serpentant de l'un à l'autre. Leur largeur varie, comme dans l'œsophage, avec le degré de contraction des fibres musculaires de l'estomac. Les orifices qui s'observent dans leur intervalle, et qui sont plus masqués aux environs du pylore, sont ceux des canaux excréteurs des follicules muqueux, que la membrane cellulaire renferme dans son épaisseur. Les substances qui arrivent dans l'estomac par l'œsophage, y sont retenues par un repli circulaire ou à peu près, qui rétrécit l'orifice pylorique de ce sac; c'est la valvule du même nom. Les trois tuniques internes de l'estomac contribuent à en former l'épaisseur.

B. *Dans les autres mammifères.*

Dans les autres mammifères nous trouverons des différences de nombre, de forme, et même, jusqu'à un certain point, de structure. Dans les uns, l'estomac est alongé; dans d'autres, il est plus ou moins ramassé en globe. Le cul-de-sac gauche n'est pas toujours le plus grand, et augmente en étendue et en profondeur à mesure que l'œsophage s'insère plus près du pylore; alors la petite courbure diminue et la grande augmente à proportion. La première n'offre plus, dans plusieurs mammifères, un simple arc; mais elle forme un angle rentrant plus ou moins aigu; ce qui a lieu lorsque la portion qui est comprise entre le petit cul-de-sac et le pylore, se replie tout à coup du côté de l'œsophage, et s'alonge plus ou moins en boyau. La petite courbure n'est alors proprement que le côté gauche de l'angle en question. La cavité de l'estomac est partagée quelquefois en plusieurs poches par autant de rétrécissemens. Lorsque les membranes conservent la même apparence, nous regarderons ces différens sacs comme faisant partie d'un même estomac, que nous appellerons *compliqué*. Il sera *composé*, c'est-à-dire, double ou multiple, lorsque ces mêmes membranes, et particulièrement l'interne, auront une apparence différente dans les différentes poches, et que celles-ci seront tellement séparées, que les mêmes matières alimentaires devront séjourner successivement dans chacune.

On retrouve dans tous les mammifères autant de membranes que dans l'homme. Il y en a cependant dans lesquels la musculeuse est très-peu évidente; dans d'autres elle acquiert une épaisseur considérable, mais jamais assez pour faire sortir l'estomac, auquel elle appartient, de la classe des estomacs membraneux. La direction de ses fibres varie dans les estomacs compliqués; elle est à peu près la même que dans l'homme, dans les estomacs simples. Dans plusieurs, la membrane cellulaire est réduite à une couche très-foible de tissu cellulaire, qui sert de moyen d'union entre la membrane interne et la musculeuse.

Nous allons comparer l'estomac des mammifères sous ces différens points de vue.

Dans les *singes*, il diffère peu, en général, de celui de l'homme; et parmi les animaux de cette famille, c'est celui des *orangs* qui lui ressemble le plus. Il est seulement, dans l'*orang-chimpansé*, d'une proportion un peu plus grande que dans l'homme, plus musculeux aux environs du pylore, plus alongé et moins développé dans cette dernière partie.

Dans le *sapajou-coaïta*, il a la forme d'une poire dont le petit bout répond au pylore, et la portion la plus grosse reçoit l'œsophage. La petite courbure, au lieu d'être concave, est légèrement convexe dans la plus grande partie de son étendue. Dans le *sajou-brun*, il semble composé de deux grosses vessies arrondies, dont la plus grande répond au grand cul-de-sac, et reçoit l'œsophage très à droite; l'angle rentrant que forme la petite courbure indique à son point la réunion des deux vessies. Dans le *saïmiri*, il est de même forme; mais l'œsophage s'insère plus loin du pylore.

Dans le *sagoin-ouisiti*, l'œsophage s'insère à peu près au milieu de l'estomac; le grand cul-de-sac est très-profond et de forme conique, et la petite courbure très-courte. Dans le *pinche*, il y a un renflement entre le fond du grand cul-de-sac et l'œsophage.

Dans les *guenons*, l'estomac est globuleux, l'œsophage s'insère très-près du pylore, et le grand cul-de-sac est fort étendu. Ses membranes sont généralement minces et presque transparentes.

Dans le *papion*, il est pyriforme; la partie gauche, ou le grand cul-de-sac, est assez étendue; la petite courbure est presque droite, jusqu'à un pli qui est à peu de distance du pylore, d'où commence un renflement qui va jusqu'à cette extrémité. Dans le *magot*, il s'écarte peu de cette forme, mais il n'y a pas de renflement en deçà du pylore.

Dans le *singe* (*hasna drias*), il a une forme alongée; la partie droite, après s'être recourbée, se prolonge en boyau jusqu'au pylore et présente deux bosselures. L'œsophage s'insère à peu près à l'endroit de réunion des tiers moyen et gauche du bord supérieur.

Dans l'*alouatte*, il est arrondi, globuleux; le grand cul-de-sac est très-ample, la partie gauche s'amincit en boyau et se replie vers l'œsophage, qui ne s'insère pas très à gauche. La membrane musculaire est très-épaisse.

Dans les *makis*, l'estomac a généralement une forme globuleuse; l'insertion de l'œsophage est très-rapprochée du pylore.

Dans le *maki-mococo*, la membrane musculeuse forme un bourrelet épais et dur dans cette dernière partie.

Dans le *tarsier*, il est plus alongé, le cul-de-sac gauche est très-ample, la partie droite va en se rétrécissant jusqu'au pylore.

Parmi les *carnassiers-cheiroptères*, la famille des *chauve-souris* a généralement l'estomac globuleux; le grand cul-de-sac est fort ample et le cardia rapproché du pylore. A droite de celui-ci, il y a dans la *noctule* un petit renflement.

Il a cependant une forme particulière dans la *roussette*, chez laquelle l'œsophage donne dans une poche arrondie, séparée du cul-de-sac gauche et du droit par un sillon profond. Le premier est cylindrique et se termine en une pointe mousse recourbée en arrière, il est même revêtu de fibres charnues très-épaisses. La partie droite est deux fois et demie aussi longue que la précédente; elle forme un gros boyau, à parois minces, ayant plusieurs étranglemens qui lui donnent quelque ressemblance avec un gros intestin d'herbivore. Le pylore a une valvule qui ne laisse pas même passer le souffle. Ces caractères sont remarquables, parce que la *roussette* est plus frugivore que les autres chauve-souris.

Dans le *galéopithèque*, l'œsophage s'insère très-loin du pylore. La partie de l'estomac, qui est à gauche du cardia, est demi-ovale; celle qui est à droite forme un long boyau, replié vers le diaphragme. Il y a un étranglement considérable au pylore.

Parmi les *plantigrades*, le *raton* l'a globuleux. L'œsophage s'insère très à droite, la portion de ce côté s'unit à l'autre à angle aigu; elle s'en distingue par sa forme conique et par l'épaisseur de ses parois. L'estomac de l'*ours brun* est à peu près de même; on peut y distinguer une portion droite et une gauche, réunies à angle aigu : la première petite et alongée en boyau, à parois très-épaisses, ayant le pylore à son extrémité ; la seconde globuleuse, à parois beaucoup plus minces : leur surface interne est lisse dans le *raton*, il n'y a que celle de la portion droite qui présente des rides longitudinales. L'estomac de l'*erinaceus setosus* a la même forme.

Dans la *taupe*, ses membranes sont transparentes. L'œsophage s'insère à peu près au milieu de son bord supérieur ; la petite courbure est presque droite jusqu'au pylore. La portion droite ne se replie pas vers la gauche et n'est pas distincte du reste, comme dans le genre précédent.

Parmi les *carnivores*, la *loutre* a la portion gauche très-ample et presque globuleuse ; elle s'unit à la portion droite, qui est d'abord cylindrique, puis se renfle pour former le cul-de-sac du même côté, se replie ensuite vers l'œsophage, et va en se rétrécissant jusqu'au pylore. La membrane interne a des plis qui forment des ondulations nombreuses.

Dans les *martes*, l'estomac est généralement alongé et cylindrique ; les culs-de-sac sont peu distincts, la portion droite s'amincit encore jusqu'au pylore.

Dans la *fouine* cependant, il y a un renflement globuleux, à gauche du cardia, qui forme proprement le cul-de-sac du même côté, et dont les parois sont un peu plus minces que dans le reste de l'estomac. La membrane musculeuse est très-épaisse près du pylore : l'interne forme de larges plis longitudinaux et à peu près parallèles, ceux de la bosselure exceptés, dont la direction est moins régulière.

Dans le *chat domestique*, l'estomac a la forme d'une poire, dont le petit bout seroit très-alongé et replié vers la base; l'œsophage s'unit à celle-ci très-près de son bord droit.

Dans le *tigre*, la portion gauche, qui est de beaucoup plus grande, est fort alongée; l'œsophage s'insère au bord droit de sa base. La portion droite forme en avant avec la première un angle rentrant très-aigu; elle est conique et la membrane musculeuse est très-épaisse à cet endroit. La membrane interne forme des circonvolutions nombreuses. Il en est de même dans le *lion*, dont l'estomac a une forme un peu différente, en ce que le cardia paroît plus rapproché du pylore. La membrane musculeuse est aussi très-épaisse dans cet estomac. Dans le *couguar* (*felis discolor*), la portion droite qui se recourbe en avant, ne forme qu'un boyau étroit, à la base duquel il y a un renflement en dehors, qui fait partie du petit cul-de-sac.

Dans l'*hyène*, l'estomac est gros et court; ses deux orifices sont à chaque extrémité du bord antérieur; la petite courbure est fort étendue.

La forme de celui de la *civette* est à peu près celle de l'estomac du *chat domestique*; seulement le cardia, dans la première, est plus rapproché du pylore.

Parmi les *pédimanes*, l'estomac du *sarigue manicou* a le cardia tout près du *pylore*; aussi son grand cul-de-sac forme-t-il plus des trois quarts de sa cavité. La membrane interne n'a point de plis proprement, mais sa surface est sillonnée par une foule de cannelures irrégulières, qui la rendent inégale et comme bosselée. Le rétrécissement du pylore est dû à un anneau ou bourrelet glanduleux, formé de plusieurs séries de follicules lenticulaires, ayant chacun un enfoncement au milieu. La couche des fibres musculaires longitudinales est épaisse et très-marquée.

Dans la *marmose* et le *cayopollin* l'œsophage s'insère également très-près du pylore, mais l'estomac a une forme plus arrondie.

Dans le *phalanger brun*, l'estomac est globuleux; le petit cul-de-sac est fort peu étendu, mais le grand l'est beaucoup. La membrane musculeuse est très-épaisse, particulièrement à l'entour du pylore, où elle forme un bourrelet, qui fait saillie dans le duodénum.

L'estomac des *rongeurs* s'éloigne déja de celui des carnassiers, en ce qu'il est plus fréquent d'y rencontrer des étranglemens, qui divisent sa cavité en plusieurs poches.

Dans le *kanguroo-rat*, l'estomac est partagé en deux poches en forme de boyau, boursoufflées, comme les gros intestins de quelques herbivores, et réunies à peu près à angle droit, dont les cavités communiquent entre elles par une ouverture assez large. Le cardia, percé à l'endroit de réunion de ces deux poches, répond cependant particulièrement à la première ; mais il y a un repli qui se prolonge de l'œsophage dans la seconde, et y détermine peut-être, dans certaines circonstances, le passage direct des alimens. Celle-là forme un long cul-de-sac, comparable au cul de-sac gauche des estomacs ordinaires, divisé en plusieurs autres plus petits, par les étranglemens de ses parois. Son bord droit, qui est plus épais et plus court que le reste, retient ces étranglemens à la manière des rubans musculeux des gros intestins de plusieurs herbivores. Une semblable bande sert à plisser les parois de la poche droite. Il y a le long de la première une glande longue et étroite qui verse l'humeur qu'elle sépare, par une quantité de petits orifices très-apparens, sur les parois internes de l'estomac. Celles-ci présentent de grosses rides longitudinales dans la moitié postérieure de la poche gauche, et seulement de légers replis, interceptant des aires polygones, dans l'autre moitié de cette poche et dans le commencement de la seconde : les mêmes parois sont lisses et sans rides dans la plus grande partie de celles-ci ; en sorte que l'on pourroit peut-être regarder à bon droit les deux poches comme deux estomacs différens. Car il y a entre elles non-seulement distinction de cavité, mais encore de structure. La membrane musculeuse n'est bien sensible qu'autour du pylore, où elle forme un anneau assez bien marqué qui indique, avec l'étranglement léger qui existe au même endroit, les limites de l'estomac et du duodénum.

Dans le *kanguroo-géant*, l'estomac n'a qu'une seule cavité. C'est un long et large boyau replié en différens sens dans l'abdomen, dont il remplit une grande partie. Son aspect est assez ressemblant à celui du commencement du colon, dans le cheval. Comme cet intestin, il a plusieurs larges bandes musculeuses, qui règnent dans toute son étendue et boursoufflent ses parois. Comme lui, il a deux appendices recourbés en crosses à la partie de cet estomac qui est à gauche du cardia, et n'a pas la sixième partie de la longueur de celle qui est à droite, proportion qui est inverse de celle observée dans le *kanguroo-rat.* Ce cul-de-sac gauche est terminé par deux très-petits culs-de-sac ou appendices, qui le rendent comme fourchu. L'un d'eux, l'externe, a ses parois intérieures épaisses de plusieurs millimètres et glanduleuses, tandis que l'autre appendice a sa membrane interne comme le reste du cul-de-sac gauche, c'est-à-dire, lisse, blanchâtre, et ridée de petits plis irréguliers. Cette apparence de la membrane interne se conserve autour du cardia et dans une partie de la portion droite, où elle forme deux longues bandes triangulaires. Dans le reste de cette portion, la membrane interne est plus grisâtre, muqueuse, demi-transparente, unie et sans rides. La membrane musculeuse forme un bourrelet épais autour du pylore, et l'interne présente à cet endroit, qui est fort rétréci, un bourrelet glanduleux, semblable à celui que nous avons décrit dans le *sarigue-manicou*. Il est remarquable que la première, qui a extérieurement des fibres transversales allant d'une bande à l'autre, dans la partie droite de l'estomac, ne présente que des fibres longitudinales dans la partie gauche.

Sa membrane interne a de nombreuses circonvolutions ; entre la cellulaire et la musculeuse il y a une couche glanduleuse, très-épaisse vers le pylore, et qui diminue d'épaisseur à mesure qu'elle approche du grand cul-de-sac. Cette couche adhère à la musculeuse, elle s'en distingue par une sorte de demi-transparence ; elle est également remarquable dans le genre des *chats*.

On peut compter trois poches dans l'estomac du *porc-épic*. Celle qui est à gauche est la plus étendue ; elle se prolonge beaucoup plus en avant que les autres, et répond au grand cul-de-sac : elle reçoit l'œsophage dans l'angle qu'elle forme avec la moyenne. Celle-ci paroît en dehors comme un petit renflement globuleux, situé en dessus et en avant entre l'œsophage et le pylore ; les fibres extérieures de la membrane musculaire l'embrassent en travers, et ses membranes sont plus minces que celles des deux autres poches. La troisième répond au cul-de-sac droit : elle est distincte de la première, en arrière, par une échancrure assez profonde. Sa forme est également globuleuse ; le pylore est percé dans sa portion la plus interne.

Celle-ci a du côté de la petite poche un bourrelet glanduleux semi-lunaire : intérieurement il y a, à droite du cardia, un pli de même forme qui se porte en arrière, en dessus et en dessous, et sépare le grand cul-de-sac des deux autres poches. La membrane interne a par-tout la même apparence.

Dans le *lapin*, l'estomac est fort alongé, particulièrement la portion qui est à droite du cardia; celle-ci forme un boyau dont la membrane musculeuse est plus épaisse qu'ailleurs, sur-tout autour du pylore où elle est renflée en bourrelet. Dans le reste de l'estomac, cette membrane est à peine sensible. Le grand cul-de-sac est très-profond et le cardia conséquemment très à droite.

Dans le *pika*, la forme de l'estomac approche d'un croissant, dont la concavité répondroit à la petite courbure. Le cardia est percé au milieu de cette concavité, et le grand cul-de-sac, qui est très-ample, se porte en avant à côté de l'œsophage. Il y a une ride intérieure, qui se remarque du côté de la petite courbure, et divise en quelque sorte sa cavité en deux poches latérales.

Dans les *cabiais*, le grand cul-de-sac est généralement très-ample, et la portion qui est à droite du cardia assez petite. Celui du *cochon d'inde* et du *paca*, a un renflement globuleux en dehors de la portion droite. La membrane interne de l'œsophage forme autour du cardia, dans l'un et dans l'autre, un rebord blanc très-marqué.

Dans le *phascolome*, l'estomac est pyriforme;

la partie droite est rétrécie et repliée vers le cardia, de sorte que la petite courbure est peu ouverte. Cet orifice laisse à sa gauche un profond cul-de-sac. Les membranes sont épaisses : l'interne forme des rides irrégulières.

Celui du *castor* est très-alongé. Le grand cul-de-sac est peu profond ; à quelque distance du pylore, l'estomac est renflé et distinct de la portion qui est à gauche, par un étranglement qui divise, en avant et en arrière, la grande et la petite courbure. A droite du *cardia* se trouve une glande très-épaisse et composée d'une foule de follicules, qui versent dans l'estomac une humeur mucilagineuse.

Dans les *écureuils* l'estomac est en général pyriforme, le grand cul-de-sac très-profond. Il est d'un petit diamètre dans l'*écureuil palmiste*, et très-large dans le *polatouche* de Russie. Dans le premier, la partie droite ne forme point d'angle. Dans toutes les espèces de cette famille sa cavité n'est point divisée.

Elle l'est souvent dans la nombreuse famille des *rats*. Ainsi l'estomac est partagé en deux poches dans l'*ondatra*, le *rat taupe* du Cap, le *hamster*, le *rat ordinaire*, le *surmulot*, le *rat-d'eau*, le *campagnol*, le *lagure*, le *lemming*, etc. Il en a trois dans la *fegoule* (*mus œconomus*), le *zokor* (*mus aspalax*), etc. Sa cavité est simple dans la *souris*. Elle l'est également dans le genre des *marmottes*, dont l'estomac est de forme alongée, et a des membranes médiocrement épaisses. Sa division est très-marquée dans le *rat-d'eau*, par un étranglement qui est un peu à droite du cardia; celui-ci est percé très-près de la partie moyenne de l'estomac. Le velouté de la membrane interne est beaucoup plus sensible dans la poche droite, dont les parois sont épaisses, tandis qu'elles sont transparentes dans la poche gauche. La première a un renflement en avant, près du pylore. Il y a un rebord frangé à l'endroit de la cavité qui répond à l'étranglement. L'estomac du *campagnol* est semblable à celui du *rat-d'eau.* Il en est de même de celui du *lemming* et du *lagure* (*m. lagurus* Pal.), et dans ce dernier les deux poches sont séparées intérieurement par un repli très-épais, dont le bord est également frangé. L'estomac du *zokor* (*mus aspalax*) est divisé intérieurement en trois cavités, par deux replis, qui partent de chaque côté du cardia. Celui qui est à droite règne dans toute la circonférence de l'estomac; son bord est dentelé. Il y a une glande arrondie dans la partie la plus saillante de la grande courbure.

Dans les *rats* proprement dits, la portion droite de l'estomac est toujours distincte de la gauche par la plus grande épaisseur de ses parois, et par un repli circulaire, que forme la membrane interne à l'endroit de leur séparation. Il y a, dans le *rat ordinaire*, le *sur-mulot*, la *fégoule* (*mus œconomus* Pal.), deux étranglemens,

mens, qui partent de chaque côté du cardia, et semblent diviser l'estomac en trois poches ; mais il n'y en a réellement trois que dans la dernière espèce. Dans la *souris* les deux poches ne sont pas distinctes à l'intérieur par un étranglement, elles ne sont indiquées que par l'épaisseur différente des parois de chaque portion. L'estomac est alongé, et la petite courbure presque droite. Dans toutes ces espèces le grand cul-de-sac est très profond. Cependant la portion droite est plus grande que la gauche dans le *mulot* (*m. sylvaticus*).

L'estomac du *hamster* (*m. cricetus*) est également divisé en deux poches par un étranglement qui est un peu à droite du cardia. La poche qui répond au grand cul-de-sac, est séparée de l'autre intérieurement par un rebord frangé ; sa forme est très-alongée, et courbée en demi-lune ; celle de la poche droite est arrondie.

Dans le *zemmi* (*m. typhlus*), l'estomac est très-courbé sur lui-même, l'œsophage très-près du pylore, le grand cul-de-sac alongé et conique, et moins étendu que le cul-de-sac gauche, qui est très-renflé.

Dans le *rat-taupe du Cap* (*mus Capensis*) l'estomac est également très-courbé, et séparé en deux sacs par un étranglement et par un repli semi-lunaire, que forme la membrane interne en arrière. La portion droite est très-ample et arrondie, et la gauche plus alongée. L'œsophage s'insère presque au fond de l'échancrure que forme l'étranglement en avant. Le cardia est très-rapproché du pylore.

Dans les *loirs* l'estomac n'a qu'une seule poche. Il est alongé dans le *loir ordinaire*. Il est globuleux dans le *lerot* et le *muscardin*, dans lesquels l'œsophage s'insère très-près du pylore.

Dans l'*ondatra* l'estomac est divisé en deux poches par un rétrécissement qui est à sa partie moyenne.

Parmi les *édentés*, il n'y a que les *paresseux* qui aient plusieurs estomacs; tous les autres n'en ont qu'un, ordinairement à une seule cavité. Ses parois sont très-épaisses dans le *fourmilier didactyle*, et sa forme est globuleuse. Le cardia est en avant, et très à droite, et le pylore du même côté, mais en arrière; la petite courbure qui les sépare forme une convexité.

Dans l'*echidna* l'estomac est très-ample, de forme ovale, rétréci en bas, uni à son extrémité droite, à parois minces, glanduleuses vers le pylore, où elles sont circulaires et par faisceaux détachés, et revêtues d'une couche plus épaisse de fibres musculaires qu'ailleurs. La membrane interne forme des rides très-fines au cardia; il y en a de plus larges, plus nombreuses, et plus régulières près du pylore, où elles sont frangées et vont en rayonnant. Ce dernier orifice n'a pas de repli; mais l'extrémité des parois de l'estomac, qui sont plus épaisses que celles du duodénum, forme un bourrelet saillant dans cet intestin. Le cardia en est très-éloigné.

Dans l'*ornithorinque* (*ornithorinchus-paradoxus*) la forme de l'estomac n'a pas de rapport avec celles qui se trouvent généralement dans cette classe. Comme dans beaucoup de poissons, il n'a qu'un seul cul-de-sac très-profond, et sa figure peut être assez bien comparée à celle d'une pannetière. Plus large dans son fond, il se rétrécit peu-à-peu en avant, et se change en un canal étroit, dont il seroit difficile d'assigner la terminaison dans l'œsophage. Le pylore est percé à droite, et très en avant. Cet estomac est extrêmement petit, proportionnellement au volume de l'animal et à celui des intestins. Ses parois, qui sont médiocrement épaisses, sont composées des membranes ordinaires. La musculeuse est très-marquée. L'interne est lisse, d'un blanc argenté, et a quelques petits plis irréguliers.

Dans le *pangolin* (*m. pentadactyla*) le cardia est assez loin du pylore; la petite courbure va en serpentant de l'un à l'autre; à-peu-près vers son milieu, il y a, intérieurement, un repli qui sépare la cavité de l'estomac en deux poches; l'une gauche, à parois minces; l'autre droite, à parois très-épaisses. Celle-ci va en se rétrécissant jusqu'au pylore; sa partie postérieure contient dans l'épaisseur de ses parois une glande analogue à celle que nous avons déja observée dans l'estomac du *castor*, composée d'un amas de follicules lenticulaires. Nous n'avons pas trouvé cette glande dans l'estomac du *phatagin* (*m. longicauda*).

Celui de l'*oryctérope* est globuleux; il a, en avant et à droite, un prolongement conique, qui aboutit au pylore, dont les parois sont formées en grande partie d'une couche très-épaisse de fibres musculaires. Celles du reste de l'estomac ont une épaisseur médiocre.

L'estomac du *tatou à dix bandes* a une forme analogue. Il se rétrécit et forme un petit prolongement conique, qui se termine au pylore, et dont la direction est en avant comme celle du cardia, qui est assez éloigné de ce dernier orifice.

L'*unau*, ou *paresseux didactyle*, a un estomac d'une structure très-singulière, que nous allons décrire, pour cela, un peu en détail. Cet estomac est double. Le premier est très-ample et arrondi; il se rétrécit en arrière, et se prolonge en un appendice conique, qui se replie de gauche à droite. La cavité de cet appendice est séparée du reste par un repli semi-lunaire, qui est à sa base. Le *cardia* est percé très à droite, et laisse à sa gauche un vaste cul-de-sac; il donne dans un canal, qui suit d'abord d'avant en arrière la paroi droite du premier estomac, dans la longueur d'un centimètre environ. Son bord droit se porte beaucoup plus loin dans la même direction, en s'élargissant considérablement, et sépare le cul-de-sac gauche de la cavité qui est entre lui et celle de l'appendice, de sorte que le premier estomac est divisé en trois loges. Ce canal se recourbe ensuite de gauche à droite, et pénètre dans le second estomac par un orifice fort étroit, qui répond à la partie la plus avancée du bord droit du premier estomac. Sa membrane interne est blanche et comme tendineuse, et plissée dans sa longueur. Le second estomac a la forme d'un boyau; il est beaucoup plus petit que le premier, et se recourbe sous lui de droite à gauche. Sa première moitié a des parois très-minces; elles sont beaucoup plus épaisses dans la dernière moitié, particulièrement autour du pylore, dont l'ouverture est très-rétrécie. Ces deux moitiés sont séparées par un repli semi-lunaire. La première semble divisée elle-même en deux portions, par un petit pli joliment dentelé, et dont les dentelures sont dirigées vers l'orifice du canal. La membrane interne paroît un peu différente dans ces deux portions; elle est lisse dans la seconde, et comme fendillée dans la première. Celle-ci donne dans un petit cul-de-sac qui se voit en avant, sur le côté droit du premier estomac, entre deux autres qui s'ouvrent dans celui-ci, par un seul orifice situé en arrière du canal. Les parois de ces petits culs-de-sac polygones paroissent glanduleuses. La membrane interne est lisse dans les deux estomacs, et ne paroît pas veloutée; elle a même une apparence tendineuse dans les deux premières poches du grand estomac.

Dans l'*aï*, ou *paresseux tridactyle*, l'appendice du second estomac est beaucoup plus prolongé, et divisé en trois loges par deux cloisons longitudinales. La présence de ce canal, analogue à celui que nous allons décrire dans l'estomac des ruminans, et qui permet aux alimens de passer de suite de l'œsophage dans le second estomac, ne doit-elle pas faire présumer que les *paresseux* sont également sujets à une sorte de rumination? Au reste, nous avons trouvé ces deux estomacs également remplis de matières ligneuses, semblables à du terreau.

L'estomac de *l'éléphant* a une forme très-alongèe, et fort étroite. Son plus grand diamètre, pris vis-à-vis du cardia, n'a que le quart de sa longueur; de-là il va, en se rétrécissant à droite, vers le pylore, et à gauche, vers le fond du cul-de-sac de ce côté, dont l'éloignement du cardia ne surpasse guère le tiers de la longueur totale de l'estomac. La membrane interne y forme des rides épaisses, et cinq larges replis dirigés en travers, dont le premier part de très-près du cardia. Cette membrane est lisse et unie dans la partie moyenne de l'estomac, et n'a que quelques grosses rides transversales vers le pylore, et beaucoup de petites rides qui se croisent et interceptent une foule de petits enfoncemens. La musculeuse est par-tout fort épaisse, mais particulièrement dans les environs du pylore, où elle a jusqu'à 0,018 d'épaisseur. La valvule de cet orifice forme un pli peu saillant.

Dans le *daman* l'estomac a deux poches bien séparées par une cloison mitoyenne, percée dans son milieu d'un orifice, dont les rebords sont irrégulièrement contournés, et qui établit la communication de l'une à l'autre. Chaque poche répond aux culs-de-sac gauche et droit des estomacs ordinaires. La cloison commence à droite du cardia (qui est percé entièrement dans la poche gauche), et se porte un peu obliquement à droite et en arrière, où sa place est marquée à l'extérieur par une scissure. La poche gauche est la plus vaste; elle se prolonge en avant le long de l'œsophage. Sa membrane interne est blanchâtre, lisse, et ridée irrégulièrement. Cette membrane est sans ride dans la poche droite, et veloutée dans la plus grande partie de cette poche, particulièrement à l'entour du pylore. La membrane musculeuse a des fibres circulaires très-marquées. Les parois de cet estomac sont en général médiocrement épaisses; elles le deviennent beaucoup autour du pylore, qui est étroit et dirigé en avant.

Parmi les autres *pachydermes*, le *cochon* a l'estomac globuleux. Le grand cul-de-sac, qui est très-ample, est surmonté en avant d'un appendice en manière de capuchon. La partie étroite et alongée, qui aboutit au pylore, est presque symmétrique à cet appendice. Il y a deux replis transversaux de chaque côté du cardia. Celui-ci est, à-peu-près, à égale distance du pylore, et de l'extrémité gauche du grand cul-de-sac.

Dans le *pecari* la partie moyenne de l'estomac, dans laquelle donne l'œsophage, est séparée de la partie droite et de la gauche par des étranglemens. La partie gauche, qui répond au grand cul-de-sac, est la plus ample; elle a deux grands appendices coniques recourbés en bas, un antérieur, et l'autre postérieur. La partie droite, plus petite et plus séparée, n'a point d'appendice, à l'exception d'un petit tubercule au pylore.

Celui du *rhinocéros* est très-alongé. La portion qui répond au pylore est globuleuse, et distincte du reste par un rétrécissement. Le cardia est très-loin de ce dernier orifice, quoiqu'il y ait, à sa gauche, une assez grande portion qui forme le cul-de-sac du même côté.

L'estomac de l'*hippopotame* a une forme et une structure très-singulières. Le cardia communique dans trois poches, dont deux seulement paroissent à l'extérieur, et dans un long boyau, dont la cavité est divisée en travers par plusieurs replis, en forme de valvules. Au-delà de la dernière valvule le boyau se prolonge encore, et se termine en un appendice plus étroit, qui est replié sous lui, et aboutit au pylore. La membrane interne est toute fendillée, dure et granuleuse dans les deux plus grandes poches et dans le boyau, jusqu'à la dernière valvule. Plus loin elle est lisse et plissée. Elle n'a point de plis dans l'appendice, dont la membrane musculeuse est très-épaisse, particulièrement autour du pylore.

Nous voici arrivés aux estomacs à peu près les plus compliqués que nous connoissions, c'est-à-dire, ceux des *ruminans*. Ils se ressemblent, à de petites différences près, dans les ruminans à cornes, qui ont quatre estomacs bien distincts. Le premier de ces *estomacs* est très-vaste, appelé la *panse*, l'*herbier* ou la *double*; il occupe une grande partie de l'abdomen, particulièrement du côté gauche. A droite de l'œsophage et de la partie antérieure de la panse, se trouve le second estomac, ou le *bonnet*, le plus petit des quatre, et qui ne paroît, au premier coup-d'œil, qu'un appendice du premier; il touche en avant au centre nerveux du diaphragme. Vient ensuite le *feuillet*, qui est le troisième pour la situation et pour la grandeur : il est placé au côté droit de la panse en arrière du foie. L'*œsophage* s'insère sur la partie de la *panse* qui est le plus à droite, et communique, en même temps, au moyen d'une gouttière, que nous décrirons plus bas, avec le *bonnet* et le *feuillet*. Le troisième estomac est distinct du second et du quatrième, par des rétrécissemens très-sensibles; il est globuleux, tandis que le dernier est alongé. Celui-ci, nommé la *caillette*, est le second pour la grandeur; sa situation est également à droite de la *panse*, et pour une petite portion sous le *feuillet*. Il communique avec ce dernier par une ouverture assez étroite, et s'ouvre dans le duodénum par un second orifice, qui répond au pylore des estomacs simples. Les membranes de ces quatre estomacs présentent des différences remarquables, particulièrement l'interne. Celle-ci, dans la panse du bœuf, a sa surface interne couverte, en grande partie, de papilles larges et plates, dont la grandeur est très-différente. Plus grandes dans le fond des culs-de-sac, elles diminuent en s'approchant de leur bord, et disparoissent sur les replis qui les séparent et sur toute la face opposée, qui est fendillée par des sillons fins, interceptant des espèces de lozanges. Par-tout cette surface, sans en excepter les papilles, est recouverte d'un épiderme mince, qui s'enlève facilement par grands lambeaux, en conservant les moules des papilles, et se distingue par sa couleur jaunâtre, de la membrane interne, qui est blanche, confondue avec la cellulaire, et adhérente à la musculeuse. Celle-ci est très-épaisse, particulièrement dans les plis qui divisent la panse en culs-de-sac.

Dans le *bonnet*, la membrane interne a des replis cannelés sur leurs côtés, dentelés à leur bord, formant des mailles polygones, dont les aires sont hérissées de papilles, plus fines, mais analogues à celles de la panse. Cette membrane est blanchâtre, comme dans le premier estomac, recouverte d'un semblable épiderme, confondue avec la cellulaire, fortement adhérente à la musculeuse, sans follicules muqueux apparens, et sans mucosités à sa surface interne. La membrane musculeuse est généralement plus épaisse dans le bonnet que dans la panse; son épaisseur est cependant plus considérable dans quelques endroits de celle-ci.

Le *feuillet* a, comme son nom l'indique, sa cavité partagée par de larges feuillets, formés par la membrane interne, dont la surface est par-tout hérissée de petites papilles, semblables à des grains de millet, et recouverte d'un épiderme très-sensible, et qui s'enlève par grands lambeaux, comme dans les deux premiers estomacs. La membrane celluleuse est très-mince; la musculeuse est beaucoup moins épaisse que dans la panse et le bonnet, et composée particulièrement de fibres transversales. Les parois de cet estomac sont beaucoup moins épaisses que celles des deux premiers.

Ce n'est que dans la *caillette* que la membrane interne paroît de nature muqueuse, et lubréfiée d'abondantes mucosités. Elle a de larges replis d'abord longitudinaux, puis irréguliers, après un premier étranglement, séparant la partie la plus large d'une sorte de boyau qui termine ce quatrième estomac, et dans lequel cette membrane augmente d'épaisseur, ainsi que la musculeuse. Cette dernière est d'ailleurs encore plus mince dans la caillette que dans le feuillet. L'orifice qui donne du feuillet dans la caillette a un rebord valvulaire; celui du pylore en manque.

Le canal que nous avons déja indiqué, et qui conduit de l'œsophage dans le *feuillet*, est formé par deux colonnes charnues, qui partent de chaque côté du cardia; celle qui est à droite s'étend le long de la face supérieure du bonnet; la colonne gauche borde le détroit qui sépare la cavité du bonnet de celle de la panse, et se prolonge sur la face gauche du premier. L'une et l'autre entourent les côtés et le bord postérieur de l'orifice du bonnet dans le feuillet, et se croisent en dedans de cet orifice. Ces deux muscles sont recouverts par la membrane interne, qui est épaisse et plissée régulièrement en travers, de sorte qu'ils ont l'air, dans quelques espèces, de deux cylindres joliment cannelés en travers. La même membrane est très-mince dans l'intervalle des deux rebords; elle a quelques plis longitudinaux, et tapisse une couche de fibres musculaires qui vont d'un rebord à l'autre. En se contractant, le muscle du rebord rapproche le bord postérieur de l'orifice du *feuillet* du bord antérieur, empêche par-là que la pelotte du bonnet, qui doit revenir par le canal dans l'œsophage, ne s'engouffre par cet orifice dans le troisième estomac; en même temps il se gonfle et rend plus saillans les côtés du canal, ce qui arrête le passage de cette même pelotte dans la panse. Le même canal conduit la pelotte remâchée directement dans le *feuillet*.

Telle est la structure des estomacs du bœuf; elle est très-peu différente dans ceux des autres ruminans à cornes. Dans le *cerf*, la panse présente à l'extérieur trois convexités, qui répondent à autant de poches; il n'y en a que deux dans le *bœuf*. Ses papilles, celles des autres estomacs, les cloisons du bonnet sont moins élevées, les replis de la caillette sont plus étroits et moins nombreux. La même différence se remarque, pour l'élévation des papilles, entre le bœuf et le *mouton*.

Dans l'*antilope corine*, la panse n'a que deux bosselures. Les replis et les papilles sont d'ailleurs plus petits que dans les autres ruminans à cornes.

Dans tous ces animaux, la proportion des estomacs varie avec l'âge. C'est la *caillette* qui est le plus grand des quatre, dans les petits de ces animaux, qui ne se nourrissent encore que de lait. On la trouve ordinairement remplie, à cet âge, de lait caillé ; tandis qu'il n'y en a que très-peu dans les autres estomacs.

Dans le *dromadaire*, le *chameau*, le *lama*, on retrouve les quatre estomacs des ruminans à cornes, mais avec une structure différente.

La *panse*, dans un petit *lama*, mort en venant au monde, étoit de forme irrégulièrement globuleuse ; sa capacité excédoit à elle seule celle des trois autres estomacs, pris ensemble, et son diamètre avoit à peu près huit centimètres de longueur. Elle avoit deux poches en dessous ; l'une qui s'étendoit en arrière depuis le bonnet le long de la circonférence postérieure, jusqu'au côté gauche, avoit seize rangs, composés chacun de douze paires environ de cellules cubiques, sensibles à l'extérieur par un plus petit nombre de bosselures ; l'autre placée en avant, moins étendue, mais plus profonde que la première, avoit quinze rangées, composées chacune de cinq cellules semblables.

Entre cette poche et le cardia on en voyoit une troisième beaucoup plus petite, ayant des plis à sa surface interne, mais point de cellules. Toute cette surface, dans le reste de la panse, avoit des plis assez irréguliers, dont la plupart cependant étoient dirigés d'avant en arrière.

Le *bonnet* placé au-côté droit et en avant de la panse, entre elle et le feuillet, de forme ovale, long de vingt-sept millimètres, large de vingt millimètres, avoit sa cavité partagée en travers, par huit rangs principaux de cellules, divisés en cellules plus petites, et se terminant chacun en une gouttière cannelée en travers, qui se prolonge et s'efface dans la panse. La gouttière, décrite dans les autres ruminans, étoit marquée ici par un large pli, qui commençoit au cardia, régnoit le long de la partie antérieure de la panse, qui est à droite de cet orifice, et suivoit le bord antérieur du bonnet jusque dans le *feuillet.*

Ce troisième estomac, alongé en boyau, avoit à peu près neuf centimètres de long, sur deux de large. Sa surface interne présentoit des plis longitudinaux réunis par d'autres plis transversaux, qui disparoissoient vers la fin.

La *caillette* ou le quatrième estomac n'en étoit séparé par aucun étranglement. Plus large et moins long que le feuillet, il étoit dirigé dans un sens opposé, c'est-à-dire, d'avant en arrière, et replié en demi-cercle. Sa surface paroissoit veloutée, et présentoit en arrière quelques circonvolutions irrégulières et quelques plis longitudinaux du côté du pylore. Cet orifice, de figure semi-lunaire, étoit fermé par une valvule singulière, formant un bourrelet glanduleux très-saillant, qui s'applique exactement dessus.

On doit remarquer dans cette description, que le volume de la panse relativement à la caillette, étoit aussi grand que dans les autres ruminans adultes; ce qui n'est pas dans ceux-ci lorsqu'ils se nourrissent encore de lait. Elle se rapporte beaucoup à celle que Perrault a publiée des estomacs du *chameau*, et dans laquelle il ne décrit pas, comme on l'a fait depuis, sous le nom particulier de *réservoir*, ou de cinquième estomac, une des poches de la panse.

Les *solipèdes* ont un estomac simple, où l'on retrouve la forme ordinaire. L'œsophage s'insère très-obliquement près du milieu de son arc antérieur qui est très-courbé, de sorte que les deux culs-de-sac sont à peu près égaux. La membrane interne du gauche est lisse, comme dans l'œsophage, tandis qu'elle paroît veloutée dans le reste de l'estomac. La ligne qui semble séparer ces deux portions est marquée d'un pli dentelé. La membrane musculeuse a plusieurs couches de fibres dirigées en différens sens; il y en a qui sont disposées en bandes qui se portent de l'œsophage, en traversant obliquement le cardia, à la grande courbure de l'estomac, et contribuent sans doute à fermer celui-ci, lors des contractions de cet organe, et à rendre le vomissement impossible ; effet qui est encore empêché par l'insertion oblique de l'œsophage.

Les *mammifères* amphibies nous fournissent des exemples d'estomacs simples et d'estomacs doubles. Celui des *phoques* n'a qu'un seul cul-de-sac, et se rapproche en cela de celui de la plupart des poissons. Il est alongé d'avant en arrière, et se recourbe ensuite en avant, puis se rétrécit pour se terminer au pylore. La portion recourbée est très courte en comparaison de l'autre. Le coude qu'elles font en arrière forme une sorte de cul-de-sac commun à toutes deux. La membrane interne est épaisse et veloutée ; elle semble composée de fibres placées verticalement sur la seconde : celle-ci est blanchâtre et de consistance tendineuse. La musculeuse est épaisse dans les environs du cardia et du cul-de-sac, et dans la seconde portion de l'estomac. La membrane interne est moins épaisse qu'ailleurs ; dans le cul-de-sac, il y a entre elle et la membrane celluleuse une couche glanduleuse.

L'estomac du *morse* ressemble beaucoup à celui des *phoques ;* mais celui du *lamantin de la Guyane* (*trichecus manatus australis*, L.) en diffère essentiellement. Il en a proprement deux ; l'un globuleux qui reçoit l'œsophage dans le milieu de son bord antérieur ; l'autre plus petit, alongé, qui tient à la partie antérieure et droite du premier, et se replie sur lui d'avant en arrière ; son canal

canal se recourbe en bas et se rétrécit pour former le pylore : la membrane interne est légèrement veloutée et ridée transversalement. Il communique à son origine dans deux petits appendices, dont l'un est supérieur et l'autre inférieur. Il y a un troisième petit cul-de-sac semblable situé à gauche du grand estomac, qui s'ouvre également dans sa cavité, par un très-petit orifice trop étroit pour laisser passer les alimens dans cette espèce de cul-de-sac, d'ailleurs trop petit lui-même pour les recevoir, mais assez large pour donner issue à l'humeur que séparent probablement les parois de l'appendice. La membrane interne du grand estomac est veloutée, et il a sa cavité divisée en deux, dans la partie antérieure, par un pli qui est à droite du cardia.

On n'a point trouvé dans le *lamantin du nord* (*trichecus manatus*, B., *borealis*) d'estomac compliqué. C'est un vaste sac à parois épaisses de six millimètres, à membrane interne, blanchâtre, lisse, sans rides ni villosités. Entre ses tuniques celluleuse et nerveuse étoit, non loin de l'œsophage, une glande ovale de la grandeur d'une tête humaine, dont l'humeur semblable au suc pancréatique pour la consistance et la couleur blanchâtre, couloit abondamment dans l'estomac par une foule de pores percés dans la tunique interne. Ne pourroit-on pas comparer cette glande aux appendices de l'espèce précédente ?

L'estomac des *cétacés* offre de nouveau une aussi grande complication que celui des ruminans,

BIBLIOTHÈQUE ROYALE

Il est quadruple dans le *dauphin* et le *marsoin*, comme dans ces animaux, avec cette différence que les quatre estomacs sont placés à la suite l'un de l'autre. L'œsophage, qui est d'un grand diamètre, s'ouvre, dans le premier, par un très-grand orifice. Cet estomac est de forme ovale, et le plus étendu des quatre; son second orifice est très-près du cardia. Sa cavité a d'épaisses circonvolutions dans toute son étendue, et des crêtes élevées autour de son second orifice, qui doivent empêcher le retour des alimens du second au premier estomac. Le deuxième estomac est aussi ovale, et un peu moins grand que le premier. Sa sortie est opposée à son entrée; on y voit intérieurement des cannelures longitudinales, épaisses et arrondies, réunies par des cannelures transversales plus petites, qui s'entrelacent comme les doigts de deux mains jointes. Entre le premier et le second estomac, comme entre celui-ci et le troisième, il y a un canal court, qui forme un passage étroit de l'un dans l'autre. La membrane interne du premier estomac se continue dans le premier de ces conduits, comme celle du second se prolonge dans le dernier. Les étranglemens qui sont à l'entrée et à la sortie de chacun d'eux pourroient, à la rigueur, les faire considérer comme autant d'estomacs, si leur peu de capacité n'empêchoit le séjour des alimens. Le troisième estomac est alongé en boyau, et courbé en forme d'ꟊ; ses parois sont beaucoup plus minces que celles des deux précédens. Leur surface interne est lisse, molle et sans rides. Sa sortie, dans le quatrième, qui est opposée à son entrée, est rétrécie par un bourrelet formé par les trois membranes. Le quatrième estomac est aussi le moindre pour la capacité ; il est court et petit, et sa structure paroît absolument la même que celle du troisième. Son second orifice est marqué par un rétrécissement sans bourrelet ni repli valvulaire.

Les membranes de ces quatre estomacs offrent des différences remarquables. Celles du premier sont les mêmes que dans l'œsophage. Dans l'un et dans l'autre il y a une couche de vaisseaux sanguins extrêmement nombreux à l'intérieur de la cellulaire. Celle-ci est très-épaisse et forme avec la suivante les circonvolutions que l'on voit dans cet estomac. L'interne, ou muqueuse, est beaucoup plus mince, consistante et recouverte d'un épiderme très-marqué. La cellulaire est au contraire très-peu sensible dans les trois autres estomacs. Les circonvolutions du deuxième ne paroissent formées que par la membrane interne. Celle-ci est composée en grande partie de fibres perpendiculaires aux deux surfaces, très-serrées les unes près des autres, qui sont peut-être de nature glanduleuse. Ces fibres sont placées entre deux feuillets membraneux extrêmement minces ; elles semblent exister également dans la membrane interne du quatrième estomac qui est d'ailleurs sans rides ni circonvolutions, et près de quatre fois moins épaisse que celle du second ; mais dans celle du troisième on ne distingue rien de semblable. Cette membrane y est mince, molle et intimement unie à la cellulaire par sa face externe. La musculeuse très-épaisse dans le premier, moins dans le second, est assez mince dans les deux autres, comme le reste de leurs parois. La direction de ses fibres varie dans ces quatre estomacs.

ARTICLE IV.

De l'œsophage et de l'estomac des oiseaux.

LES alimens que prennent les oiseaux passent successivement, avant de parvenir dans le commencement du canal intestinal, par trois poches différentes, dont les deux premières sont de simples dilatations de l'œsophage, et la dernière forme l'estomac proprement dit, ou le *gésier*.

Le *jabot*, ou la première de ces poches, s'aperçoit très-bien au-dehors, au bas du cou, lorsqu'elle est distendue par la nourriture. Elle est sur-tout remarquable dans les granivores, chez lesquels elle est renflée en vessie globuleuse. Les alimens y séjournent avant de passer plus loin. L'œsophage se resserre au-dessous de cette poche, et forme ensuite, à quelque distance du *gésier*, une seconde dilatation, ordinairement moindre que la première, qui est remarquable par les glandes considérables contenues dans l'épaisseur de ses parois ; c'est le *ventricule succenturié*, ou le *jabot glanduleux*. Enfin il y a un dernier étranglement très-court entre le gésier et la seconde poche. Celle-ci est située, avec le gésier, dans la cavité abdominale.

L'œsophage et ses dilatations ont deux membranes très-distinctes : une externe, musculeuse, composée en grande partie de fibres circulaires, et en moindre partie de fibres longitudinales, qui forment une couche plus mince sous celle-ci. Il y a seulement à l'extrémité postérieure de ce canal une troisième couche de fibres dirigées dans le même sens, qui vont à l'extérieur des deux autres du ventricule succenturié au gésier. L'autre membrane est recouverte par la première, et tapisse l'intérieur de ce canal. Elle est analogue, pour sa structure, à la membrane correspondante que nous avons décrite dans les mammifères. Dans les endroits où l'œsophage n'est pas dilaté, elle présente des plis longitudinaux. Ces plis s'effacent dans le jabot. Sa surface interne est constamment enduite de mucosités qui s'échappent par une foule de petites ouvertures très-visibles à l'œil nu. Ce sont les orifices des nombreux follicules qui tapissent sa surface externe. Les vaisseaux sanguins qui viennent à l'œsophage, forment, entre les deux membranes, un réseau très-remarquable; il y a de plus une couche de tissu cellulaire qui unit toutes ces parties, et forme avec ce réseau, ce qu'on appelle, dans les mammifères, la membrane vasculaire, mais qui ne peut plus mériter le nom de membrane dans les oiseaux, comme dans beaucoup d'espèces de la première classe. La structure du *jabot* n'est pas différente de celle que nous venons d'indiquer pour l'œsophage en général, seulement ses parois sont un peu moins épaisses; mais celle du *ventricule succenturié* offre encore des particularités importantes. D'abord il est enveloppé, comme le gésier, d'une troisième membrane qui lui vient du péritoine. On trouve, en second lieu, entre ses membranes interne et externe une couche de petits cylindres glanduleux et creux, perpendiculaires à celles-ci, serrés les uns vers les autres comme des pavés, dont le bout intérieur est arrondi, fait saillie dans la cavité du ventricule, et est percé au milieu d'un petit orifice qui s'ouvre dans cette cavité. Les nombreux vaisseaux sanguins que nous avons vu former un réseau dans la partie de l'œsophage, qui est au-dessus du ventricule succenturié, s'entrelacent avec ces glandes, et pénètrent dans leurs intervalles. La membrane interne du ventricule, qui recouvre leur extrémité du même côté, paroît régulièrement bosselée, et percée d'autant de trous qu'il y a de glandes; on n'y observe ordinairement aucun pli ni ride.

Le *gésier*, ou l'estomac proprement dit, est irrégulièrement arrondi, globuleux, et un peu comprimé sur les côtés. L'œsophage s'insère à droite et au-dessus sur son bord antérieur, et le pylore s'ouvre du même côté, très-près du cardia, mais au-dessous et plus en arrière. La membrane externe du gésier vient du péritoine. La seconde est formée proprement de deux muscles plus ou moins épais, dont les fibres vont rayonner autour de deux tendons arrondis et applatis qui s'observent aux surfaces latérales de cet estomac. Ils recouvrent la troisième membrane, qui est composée d'un tissu cellulaire très-serré, et filamenteux à la surface interne. On voit à cette surface les ramifications nombreuses des vaisseaux sanguins; elle offre ordinairement quelques plis ou rides irrégulières, qui s'impriment sur la dernière membrane. Celle-ci a été décrite par quelques zootomistes, comme la quatrième membrane du gésier : mais ce n'est réellement qu'une sorte d'épiderme, ordinairement très-dur et très-épais, et qui semble, à cause de cela, ne pas se continuer avec celui de l'œsophage. On n'y découvre aucune organisation, et il ne paroît formé que d'une gelée durcie comme de la corne qui a transsudé de la membrane interne. Le pylore n'a point de valvule, il est resserré par des fibres circulaires qui viennent du muscle droit ou inférieur.

La description précédente convient à la plupart des *oiseaux* : mais outre cette conformation générale, le *jabot*, le *ventricule succenturié* et le *gésier*, offrent des différences qu'il est important de faire connoître.

C'est particulièrement dans les *granivores* que l'œsophage présente la première dilatation, ou le *jabot membraneux ;* il manque cependant dans l'*autruche*. On le trouve dans les *oiseaux de proie diurnes* et *nocturnes*. La plupart des piscivores, ceux de l'ordre des *échassiers* en particulier, en sont privés. Lorsque ce jabot manque, le ventricule succenturié est beaucoup plus grand que lorsque le premier existe, et supplée à son défaut. Alors il est beaucoup moins glanduleux ; les glandes, au lieu d'être serrées les unes près des autres, semblent dispersées dans l'épaisseur de ses parois, comme si ces parois se fussent fondues avec celles du jabot membraneux.

Dans ce dernier cas le ventricule succenturié est toujours plus grand que le gésier, tandis qu'il est plus petit toutes les fois qu'il est purement glanduleux et distinct du jabot membraneux.

Ce ventricule est deux fois aussi grand que le gésier, dans les *pics ;* quatre à cinq fois aussi grand dans l'*autruche*, six fois aussi grand dans les *pétrels ;* de même diamètre que le gésier, mais bien quatre fois aussi long, dans les *pingoins*. La membrane interne de ce ventricule ne présente pas dans tous le même aspect. Elle a, dans ces derniers oiseaux, de larges plis longitudinaux qui de l'œsophage vont au gésier.

Dans le *cygne*, les mammelons que présente la surface interne de ce ventricule, sont entourés de lames perpendiculaires, qui vont en serpentant de l'un à l'autre, et offrent un très-beau coup-d'œil.

Dans la *cigogne*, cette surface est fendillée et comme veloutée ; dans les *courlis*, elle offre ce dernier aspect.

Dans l'*autruche*, le ventricule succenturié semble divisé en deux par une échancrure peu profonde. La partie qui est en avant, plus petite que l'autre, de forme pyramidale, renferme la plupart des glandes, dans l'épaisseur de ses parois, qui sont fort grandes, peu nombreuses, plus applaties qu'à l'ordinaire, et situées particulièrement du côté inférieur. La portion qui est entre l'échancrure et le gésier est beaucoup plus grande, de forme globuleuse, et n'a que très-peu de glandes.

Le *gésier* présente à peu près la même forme dans tous les oiseaux ; mais sa grandeur relative, sa capacité et l'épaisseur de ses parois varient, quoiqu'elles soient toujours composées des mêmes parties. Cette dernière différence vient principalement de celle qui existe dans l'épaisseur des deux muscles.

Ce sont les *oiseaux de proie diurnes*, dont l'estomac a les parois à peu près les plus minces. Les deux muscles ont très-peu d'épaisseur, leurs faisceaux forment à l'extérieur des cannelures qui convergent vers les tendons. Ces espèces de colonnes charnues, qui vont d'un tendon à l'autre, sont encore plus marquées dans les *oiseaux de proie nocturnes*; et les muscles de leur gésier paroissent un peu plus épais que dans les précédens.

Dans le *héron*, les muscles du gésier sont extrêmement minces. Cet estomac ne forme d'ailleurs, avec le ventricule succenturié, qu'un seul sac d'une grande capacité ; de sorte que cet oiseau semble au premier coup-d'œil manquer de gésier et n'avoir qu'un estomac membraneux. Cet estomac s'ouvre dans un petit appendice globuleux dont la cavité a deux éminences longitudinales dures et dentelées, entre lesquelles doivent passer les alimens pour arriver au pylore. Cet appendice se retrouve dans plusieurs *palmipèdes*, tels que les *pingoins*, les *plongeons*, qui ont au reste un gésier bien distinct, et dans lesquels sa cavité n'a point ces éminences.

L'épaisseur des deux muscles est sur-tout remarquable dans les *granivores*. Lorsque l'on coupe l'estomac de ces oiseaux par un plan parallèle aux deux tendons, la partie charnue de ces muscles présente la figure d'une massue courbée en arc, dont la concavité répond aux parois intérieures de l'estomac, et dont le gros bout de celui qui est antérieur ou inférieur, touche au pylore, tandis que le petit bout de l'autre muscle est placé également en avant, mais autour du cardia.

Dans le *cygne*, les deux muscles forment au moins les quatre cinquièmes du volume de l'estomac. Les deux tendons sont comme séparés du gésier, et traversent comme un pont le milieu de ses surfaces latérales. Les parois propres de l'estomac débordent ces tendons en avant et en arrière. Cette grande épaisseur des muscles du gésier n'est pas générale dans tous les *palmipèdes*; ils sont peu épais, par exemple, dans les *pétrels*. Et parmi les *granivores*, le *casoar* ne les a pas très-forts; ils le sont un peu plus dans l'*autruche*. L'épiderme offre dans celle-ci une structure très-remarquable; il ne semble composé que de petites aiguilles cylindriques, pressées les unes vers les autres, et perpendiculaires aux parois de l'estomac: elles se séparent très facilement l'une de l'autre, et se détachent de ces parois avec la même facilité.

Ce même épiderme varie aussi en épaisseur; il est un peu moins épais dans la famille des *oiseaux de proie diurnes*; il l'est déja plus dans celle des *oiseaux de proie nocturnes*, mais il présente toujours cette apparence cornée et inorganique dont nous avons déja parlé.

ARTICLE VI.

De l'œsophage et de l'estomac des reptiles.

L'œsophage des reptiles ne présente pas ces dilatations que nous venons d'observer dans les oiseaux; il conserve à peu près le même diamètre dans toute son étendue, ou, s'il en change, c'est insensiblement et non d'une manière subite. Mais ce diamètre est ordinairement beaucoup plus grand, relativement à l'estomac, que dans les deux classes précédentes. Il est même plus dilaté que ce dernier dans l'ordre des ophidiens, dans certaines circonstances; lorsque celui-ci, par exemple, n'est pas renflé par les alimens, ce qui vient de ce que ses parois reviennent bien plutôt sur elles-mêmes, que celles de l'œsophage ; ses membranes sont d'ailleurs les mêmes, et lorsqu'il augmente insensiblement de volume jusqu'à l'estomac, il devient souvent très-difficile d'assigner les limites de l'un et de l'autre, et conséquemment la situation du *cardia*. L'estomac est presque généralement sans cul-de-sac, de forme ovale et très-alongée : ses parois sont ordinairement minces et transparentes. La membrane musculeuse est alors très-peu sensible, du moins dans une partie de son étendue, et la celluleuse est confondue avec la muqueuse ou l'interne, de manière qu'on ne peut plus la reconnoître. Le *pylore* est ordinairement sans valvule ; il est marqué par un simple rétrécissement, par la plus grande épaisseur des parois de l'estomac, et par la différence de structure des membranes de l'intestin.

Dans les *chéloniens*, la surface interne de l'œsophage est hérissée quelquefois (dans les *tortues* de mer) de longues papilles dures et coniques, dont la pointe dirigée en arrière empêche, sans doute, le retour vers l'arrière-bouche, des substances alimentaires que l'animal avale. L'estomac va en se rétrécissant depuis le cardia jusqu'au pylore ; il est recourbé sur lui-même, et la portion qui est au-delà de la courbure a des parois plus épaisses que le reste, par la plus grande épaisseur de la membrane musculeuse. L'interne a des plis longitudinaux dans cette partie; elle en a peu dans l'autre. La place du cardia est bien marquée et l'œsophage est bien distinct de l'estomac, par la dilatation que forme brusquement le dernier; le pylore n'a point de valvule.

Parmi les *sauriens*, le *crocodile* a un estomac d'une forme particulière; il est très-distinct de l'œsophage par sa figure globuleuse. Très-près de l'insertion de ce canal, il s'en sépare en dessous, un petit cul-de-sac, qui s'ouvre dans l'intestin par un très-petit orifice, et dont la cavité est séparée de la grande par une sorte de détroit. Cette dernière est conséquemment un grand cul-de-sac, dont les parois sont très-épaisses. La membrane interne y forme de larges rides qui vont en serpentant, comme les circonvolutions du cerveau. La celluleuse, qui n'est pas bien distincte dans l'œsophage, le devient dans l'estomac. La musculeuse égale presqu'en épaisseur les deux précédentes : elles sont toutes trois moins épaisses dans le petit cul-de-sac.

Dans les autres *sauriens*, il n'y a point de cul-de-sac. L'estomac de l'*iguane* a une figure ovale et très-alongée, sans courbure; l'œsophage se dilate insensiblement pour le former. On ne peut assigner la place du cardia que par la cessation des plis longitudinaux de la membrane interne qui appartient à ce canal. L'estomac se rétrécit tout à coup avant de se terminer au pylore, et se recourbe un peu. Ses parois s'épaississent et deviennent opaques à quelques lignes de cet orifice, par la plus grande consistance de la membrane musculeuse, dont les fibres transversales sont très-marquées à cet endroit. L'interne ne forme aucun pli ni vide. Il n'y a pas de valvule au pylore, dont l'orifice est d'ailleurs très-petit.

Dans le *tupinambis sauvegarde*, l'estomac forme un long boyau courbé en un cercle à peu près complet.

Dans le *scinque schnéidérien*, on remarque la même forme alongée, les mêmes parois transparentes, la même difficulté de les distinguer de l'œsophage, si ce n'est par les plis longitudinaux de la membrane interne de ce canal et l'épaisseur de sa membrane musculeuse. Mais la partie postérieure de l'estomac se rétrécit tout d'un coup, et se recourbe à droite pour s'alonger encore avant de se terminer. Cette dernière portion a des parois plus épaisses et opaques, sa membrane interne présente des plis longitudinaux.

Dans le *caméléon* l'estomac commence par un petit renflement, puis il prend une forme cylindrique et alongée, et se recourbe sur lui-même; il se rétrécit beaucoup avant de se terminer, et forme comme un petit boyau, dont la membrane interne a des plis longitudinaux. La musculeuse est plus épaisse en-deçà du rétrécissement que par-tout ailleurs. Elle forme un bourrelet autour du pylore.

Dans le *dragon* l'estomac a la forme d'une

poire dont le gros bout répondroit au cardia ; il n'a point de courbure ; ses parois sont transparentes ; elles deviennent plus épaisses et opaques près du pylore, et ce n'est que par ces caractères qu'elles se distinguent du commencement du canal intestinal, dont les parois sont minces et transparentes.

Dans le *gecko* l'estomac a aussi la figure d'une poire ; l'œsophage ne s'insère pas au milieu de sa base, mais à côté, et forme une courbure avant de se terminer. Il est étroit, à parois épaisses, sa membrane musculeuse est forte, l'interne a de larges plis longitudinaux. Les parois de l'estomac sont plus épaisses à ses extrémités ; celle qui aboutit au pylore est un peu recourbée. La membrane interne et lisse et sans plis.

Dans les *ophidiens* l'estomac a simplement la forme d'un boyau un peu plus large que le reste du canal, et sans courbure. Lorsque ses parois sont contractées, la membrane interne forme des plis longitudinaux qui ne s'observent pas toujours dans l'œsophage ; elles sont plus épaisses que celles de ce canal.

Dans les *grenouilles*, les *crapauds* et les *rainettes*, il a à peu près la forme de l'estomac des *chéloniens*. D'abord assez dilaté, en comparaison de l'œsophage, il se rétrécit petit à petit, puis se recourbe et ne forme plus qu'un boyau étroit, à parois plus épaisses que le reste, qui aboutit au pylore.

Dans les *salamandres* il n'est un peu courbé que très-près de son extrémité postérieure. Sa figure est très-alongée et peu renflée ; ses parois sont épaisses ; la membrane interne a une surface inégale, et forme de petites rides. Il y a un pli près du pylore, à l'endroit de la courbure.

ARTICLE VII.

De l'œsophage et de l'estomac des poissons.

Dans la plupart des poissons l'œsophage a le même diamètre que la partie de l'estomac avec laquelle il se continue, et souvent la même structure, de sorte qu'il est très-difficile d'assigner les limites de l'un et de l'autre. Nous serons donc obligés de confondre leur histoire dans les détails que nous allons donner.

Ce grand diamètre du canal qui conduit à l'estomac, dans les poissons, devenoit nécessaire, d'après leur manière d'avaler leur proie : ils l'engouffrent rapidement de la bouche dans l'estomac. Souvent celui-ci ne peut la contenir toute entière, et, pendant que la partie qu'il renferme y subit la première digestion, l'autre partie reste dans l'œsophage, où elle n'éprouve presque aucune altération. D'ailleurs la première partie du canal alimentaire, qui répond à l'œsophage, est presque toujours très-courte, à cause du peu de distance qui se trouve entre l'arrière-bouche et la cavité abdominale.

Il

Il n'y a peut-être pas de classe où l'estomac présente autant de différences dans sa forme et dans sa structure. Dans plusieurs poissons il est très-difficile de le distinguer du reste du canal alimentaire, dont il ne diffère pas pour le diamètre. Sa membrane interne, et la musculeuse, offrent seulement quelques différences, qui n'existent pas même sensiblement dans certains poissons. Les variétés de forme se trouvent quelquefois dans les espèces du même genre.

La figure qu'il présente le plus souvent peut être assez justement comparée à celle d'un chapiteau d'alambic, qui seroit renversé, et un peu alongé. Le bec répondroit à la portion rétrécie, qui aboutit au pylore, le fond, au cul-de-sac unique que forme l'estomac, et l'ouverture supérieure à l'œsophage; mais sa forme ne peut pas toujours être ainsi comparée. Au reste, quelle qu'elle soit, l'estomac des poissons n'a jamais plus d'un cul-de-sac, dont la profondeur varie, suivant que la partie qui répond au pylore est plus ou moins éloignée du fond. Lorsque les limites de l'œsophage et de l'estomac ne peuvent être assignées, la place du cardia ne peut pas l'être davantage.

Pour ce qui est de la structure, la membrane celluleuse est souvent confondue avec l'interne, comme dans les reptiles. L'épaisseur, la consistance, les replis et les rides de celle-ci varient beaucoup; l'épaisseur de la musculeuse est aussi très-variable; quelquefois elle n'est sensible que dans les environs du cardia et du pylore, d'autres fois elle a plusieurs millimètres d'épaisseur dans toute l'étendue des parois de l'estomac. Entre elle et la précédente on observe quelquefois une couche glanduleuse de cryptes muqueux, qui est plus ou moins épaisse. Enfin il y a des cas, comme nous l'avons déja dit, où l'estomac ne peut plus être distingué du reste du canal, ni par la structure des parois, ni par leur dilatation.

Parmi les *chondroptérygiens*, les *raies* et les *squales* ont le canal alimentaire, et l'estomac en particulier, parfaitement semblable pour l'essentiel; seulement il est un peu plus alongé dans ceux-ci. Sa figure est dans sa première portion, car on peut en distinguer deux, celle d'un ovale alongé; elle est beaucoup plus longue et plus large que la seconde. L'estomac se coude en arrière, pour former celle-ci, qui est plus étroite que l'autre, et a l'air d'une sorte de boyau. Les deux portions communiquent entre elles par une petite ouverture, qui ne doit permettre le passage, dans le boyau stomacal, qu'aux alimens réduits en pâte.

Les membranes ont la même apparence que dans l'œsophage, qui est large et court, et dont l'estomac ne paroît être qu'un prolongement. L'interne est blanche, lisse, molle, et recouverte de mucosités. Dans l'œsophage elle est plus sèche et a plus de consistance. Elle n'a que quelques plis longitudinaux, peu marqués, dans le boyau stomacal, tandis qu'elle en forme de larges dans le sac qui le précède.

Les fibres de la musculeuse paroissent longitudinales, pour la plupart ; elles sont nombreuses dans les environs du pylore et à l'origine de l'estomac, et peu marquées ailleurs. Ces fibres s'étendent en avant sur des parois de l'œsophage ; mais elles sont enveloppées, dans le commencement de ce canal, par une couche épaisse de fibres circulaires, qui forment une sorte de sphincter plus ou moins large. Cela a lieu dans tous les poissons. Il y a un rebord circulaire, au pylore, qui fait saillie dans le canal intestinal. Cette description faite sur l'estomac du *squale roussette* (*sq. canicula* ou *catulus*) ne se rapporte pas tout-à-fait, pour l'épaisseur des membranes, aux autres espèces. Ainsi dans le *squale rochier* (*sq. stellaris*) l'estomac est beaucoup plus musculeux que dans plusieurs autres espèces. La membrane musculeuse est forte et épaisse dans toute l'étendue des deux portions ; les fibres en sont longitudinales. La membrane interne forme des replis larges et nombreux, dirigés en différens sens. Entre ces deux membranes se trouve une couche glanduleuse, grisâtre, épaisse de plusieurs millimètres, qui n'est plus sensible dans la petite portion de l'estomac.

Dans le *squale nez* les plis de la membrane interne sont de deux sortes dans le sac stomacal ; les uns parallèles et longitudinaux, les autres transverses et perpendiculaires aux premiers.

Dans le *squale scie* la membrane interne forme

douze à quatorze grands plis parallèles et longitudinaux, sillonnés en travers, qui n'existent que dans le sac stomacal; la deuxième portion de l'estomac est fort rétrécie, et tout-à-fait lisse intérieurement.

Dans les *raies* l'estomac est plus large et plus court, et le coude, qu'il forme en arrière, est plus arrondi, et moins aigu. Sa structure est d'ailleurs la même.

Dans les *lamproies* le canal alimentaire va droit de la bouche à l'anus, sans que l'on puisse distinguer l'estomac, à moins que l'on n'appelle ainsi une première portion d'un plus petit diamètre que le reste. Elle s'étend aussi loin que le foie, et ce n'est qu'au-delà que le canal hépatique s'unit à l'intestin.

On trouve dans l'estomac des *branchiostèges* de grandes différences pour la forme et la structure. Celui de l'*esturgeon* est sur-tout singulier. La membrane interne de l'œsophage est blanche et hérissée de fortes crêtes; observée de près, elle présente des mailles ou une sorte de réseau très-fin. Cette structure, et la présence des crêtes, distinguent l'œsophage de l'estomac, qui n'est pas plus dilaté; il se prolonge, comme un simple boyau, et se recourbe de manière à former un tour complet. Il se rétrécit un peu en-deçà du pylore, puis grossit de nouveau jusqu'à cette ouverture, de manière à présenter un renflement pyriforme, dont la base répond à celle-ci. La membrane musculeuse est mince ; l'interne paroît lisse, sans pli ni rides, et non veloutée. A l'endroit qui répond au renflement, elle a trois longues rides, en forme de pyramide, dont la base touche au pylore, et présente un réseau fin, assez semblable à celui de l'œsophage. Le renflement est dû à un muscle très épais, dont les fibres sont obliques de dehors en dedans. L'orifice pylorique est fort étroit, et bordé d'un repli circulaire.

Dans le *polyodon feuille* l'estomac est très-ample, et remplit une grande partie de la cavité abdominale. Il a une figure arrondie; l'œsophage et le canal intestinal, qui en sont très-distincts, viennent y aboutir à droite, très-près l'un de l'autre, le premier plus en arrière que le dernier. Sa cavité forme ainsi un grand cul-de-sac, et n'est pas simplement une continuation du canal de l'œsophage, comme dans le précédent. Les parois de l'estomac sont lisses intérieurement, celles de l'œsophage ont trois fortes rides longitudinales, et quelques autres plus petites. Le pylore est fort étroit, et bordé d'une valvule circulaire.

Dans le *tuyau de plume* (*syngnatus pelagicus*) le canal alimentaire va droit de la bouche à l'anus, en conservant presque par-tout le même diamètre. L'œsophage, confondu peut-être avec l'estomac, forme une première portion de ce canal, facile à distinguer du reste par les deux couches de fibres musculaires qui l'enveloppent; ces fibres sont circulaires dans la couche externe, et longitudinales dans l'interne. La membrane interne a de larges plis longitudinaux. Cette première partie peut faire le septième ou le huitième de la longueur totale du canal alimentaire. Au-delà il n'est plus possible de séparer ce canal en une seconde partie, qui puisse être regardée comme l'estomac. Nous le décrirons plus en détail dans la leçon suivante.

Dans les *balistes* le canal alimentaire présente une première section, parfaitement analogue à celle que nous venons de décrire dans les syngnates. Ses parois sont opaques, épaisses. La membrane musculeuse est très-marquée; l'interne a des plis longitudinaux ramifiés. Cette première partie est séparée du reste par une valvule dentelée. Son diamètre est le même.

Les *coffres* (*ostracion*) ressemblent beaucoup, à cet égard, aux *syngnates* et aux *balistes*. Dans le *coffre parallélipipède* (*ostracion cubicus*) il y a cependant quelques caractères qui indiquent l'estomac. L'œsophage a des parois consistantes comme tendineuses, qui, avec un repli circulaire, le distinguent de l'estomac. Il étoit long de 0,02 dans l'individu que nous avons observé, et la partie qui suivoit, et que nous prenons pour l'estomac, avoit 0,05. Ses parois étoient minces, transparentes, et plus dilatées que le reste du canal. Sa membrane interne étoit lisse, excepté au cardia, où elle formoit quelques plis ondulés. Au-delà de cette portion le canal intestinal va en se rétrécissant. Ses parois s'épaississent, deviennent opaques, et sa membrane interne est plissée et veloutée.

Dans le *tetrodon oblong*, dès que l'œsophage est parvenu dans la cavité abdominale, il se dilate considérablement pour former l'estomac. Celui-ci est un sac très-ample, globuleux, à parois assez minces, flasques, sans fibres musculaires apparentes, sans rides intérieures, dont les deux orifices sont opposés, l'un en arrière et l'autre en avant, et n'ont point de valvule.

Dans la *baudroye* (*lophius piscatorius*) l'œsophage est vaste et court. Sa membrane interne est blanche, tendineuse, peu ridée; la musculeuse a des fibres circulaires très-nombreuses.

L'estomac est un grand cul-de-sac oblong, de la longueur, à-peu-près, de la cavité abdominale. Sa membrane interne, confondue avec la celluleuse, est blanche, molle, semblable à une pulpe très-épaisse, rougeâtre seulement à sa surface interne, et présentant à cette même surface un grand nombre de crêtes et de rides épaisses et irrégulières. Les premières sont sur-tout très-marquées autour du cardia, où elles semblent former plusieurs masses glanduleuses, dont quelques-unes avancent dans l'œsophage. On y remarque aussi quelques petits orifices, des culs-de-sac également petits, qui sont dans l'épaisseur de cette membrane, dont la structure semble faite pour verser dans la cavité de l'estomac une très-grande quantité de sucs muqueux. La membrane musculeuse est aussi très-épaisse dans toute son étendue. Ses fibres sont longitudinales. L'ouverture du pylore est fort rétrécie; elle est placée au côté droit de l'estomac, vers son quart supérieur, et entourée d'un rebord circulaire très-épais, qui fait une saillie, dans l'intestin, de plusieurs millimètres.

Dans le *lump* (*cyclopterus lumpus*) l'*œsophage* est court comme à l'ordinaire, et plus étroit que l'estomac. Sa membrane interne forme des plis longitudinaux, qui se prolongent jusque dans celui-ci. La figure de ce dernier est celle de deux ovales, qui seroient réunis à angle aigu, et dont l'un se continue avec l'intestin, et l'autre reçoit l'œsophage, également à son extrémité. Ces deux portions forment conséquemment un cul-de-sac à l'endroit de leur réunion. La seconde est un peu étranglée à quelque distance du pylore, et sa membrane interne a des plis qui vont aboutir à cet endroit. Cette membrane est sans pli ni rides dans le reste de son étendue. Elle est toute parsemée de taches opaques, formées par une réunion de très-petites cryptes lenticulaires, placées entre la membrane musculeuse et l'interne, et percées au centre d'un orifice. Dans l'intervalle de ces taches les parois de l'estomac sont transparentes, à l'exception d'une très-grande partie du second ovale, où elles sont revêtues d'une couche plus épaisse de fibres musculaires, et dans les environs du cardia, où la même chose a lieu. L'orifice du pylore est très-étroit.

Parmi les *apodes*, le *loup* (*anarrhichas lupus*) a l'estomac en forme de sac plus long que large, qui se confond en avant avec l'œsophage, et va en s'élargissant un peu jusqu'au fond. Ses parois sont épaisses. La membrane interne forme des rides qui suivent dans le fond les anfractuosités qu'on y remarque. A peu de distance de celui-ci, il y a un boyau très-court et étroit, à parois épaisses, qui s'ouvre dans l'intestin, et dont l'orifice est bordé d'un repli.

Dans l'*anguille* (*murœna anguilla*) l'estomac présente un cul-de-sac profond, et très-alongé, qui va en se rétrécissant vers son fond. Il semble se diviser, en avant, en deux boyaux, dont le gauche est l'œsophage, et le droit un prolongement de l'estomac, qui est beaucoup plus court, et suit la même direction, puis se recourbe à son extrémité, pour aboutir à l'intestin. L'un et l'autre forment un coude en avant, au milieu duquel on remarque un léger étranglement, qui indique la place du pylore. L'œsophage se distingue de l'estomac par la direction différente des fibres musculaires, qui sont longitudinales dans ce canal, et circulaires dans l'estomac, et par les plis longitudinaux de sa membrane interne. Il y a de semblables plis qui descendent du pylore jusqu'à l'entrée du cul-de-sac, et de petits plis ondulés dans le fond de celui-ci. La membrane musculeuse est beaucoup plus épaisse dans le boyau. Entre elle et l'interne on observe une couche de cryptes muqueux. Le pylore a un bourrelet qui fait saillie dans l'intestin.

Dans le *congre* (*murœna conger*) c'est à-peu-près la même forme ; cependant la partie qui répond à l'œsophage est proportionnellement plus large, ainsi que celle de l'estomac, qui se confond avec elle. Le diamètre de celui-ci ne commence à diminuer que depuis l'endroit où il est joint au boyau stomacal. Ce dernier, dont les parois sont entourées de nombreuses fibres musculaires, est plus courbé que dans l'anguille, et il ne s'unit à l'intestin que lorsqu'il est tout-à-fait dirigé en arrière. Le pylore est bordé d'un large pli, formé par la membrane interne. Cette membrane est blanche et consistante, et forme de longs plis, peu nombreux, qui s'étendent depuis le commencement de l'œsophage jusqu'au fond du cul-de-sac. Il y a de semblables plis dans le boyau, mais plus rapprochés.

Dans les *jugulaires*, on retrouve fréquemment la forme que nous avons indiquée, dans le commencement de cet article, comme la plus commune, c'est-à-dire, que l'estomac est un cul-de-sac plus ou moins large, qui se confond en avant avec l'œsophage, et dont la cavité s'ouvre, du côté droit, à une distance plus ou moins éloignée du fond, dans un boyau court et étroit qui se termine au pylore. Dans le *vive* (*trachinus draco*) le boyau tient au tiers postérieur du cul-de-sac, l'intérieur de l'estomac est très-ridé, et ses parois sont assez épaisses. Le fond en est obtus.

Dans les *gades*, l'estomac présente absolument la même figure. Il n'y a que le sphincter qui entoure l'œsophage à son origine, qui distingue ce canal avec quelques rugosités que forme, dans le même endroit, la membrane interne. Elle prend ensuite l'aspect qu'elle conserve dans l'estomac, où elle est lisse et couverte de mucosités ; sa surface a quelques rides longitudinales dans le cul-de-sac ; elles sont plus nombreuses vers le pylore, dont l'ouverture est très-étroite. La membrane musculaire a plusieurs millimètres d'épaisseur dans toute l'étendue des parois de l'estomac, où ses fibres sont longitudinales ; c'est dans les environs du pylore qu'elle est la plus épaisse. Dans un individu dont l'estomac et l'œsophage avoient 0,055 de long, le pylore s'ouvroit à 0,12 du commencement de ce canal.

Dans la *merluche* (*g. merluccius*), le boyau, qui aboutit au pylore, est plus en avant ; il est aussi très-court. Il est très en avant dans le *merlan* (*g. merlangus*).

Dans la *morue* (*g. morrhua*), le boyau est un peu plus alongé. Dans tous il est tellement rétréci, qu'il ne doit donner passage qu'aux alimens réduits en pâte. Sa membrane musculeuse a une grande épaisseur ; et l'interne, des plis longitudinaux. Le pylore présente un rebord circulaire saillant dans l'intestin.

Dans l'*uranoscope* (*uranoscopus scaber*), le canal alimentaire ne forme point de dilatation particulière qui distingue l'œsophage et l'estomac.

On ne peut pas plus déterminer, pour les *thorachiques* que pour les ordres précédens, une forme générale qui convienne aux estomacs de tous. Cependant il est très-fréquent de rencontrer celle que nous avons décrite comme la plus commune.

Dans les *chabots* (*cottus*), l'estomac forme un grand cul-de-sal à parois épaisses, très-profond par la situation très-avancée du boyau qui se termine au pylore. C'est du moins ce qui a lieu dans le *scorpion de mer* (*cottus scorpius*), et dans le *chabot* proprement dit (*cottus gobius*); mais dans le *chabot du Nil* (*cottus Niloticus*), le boyau est plus en arrière et plus long, le sac est également étroit et fort alongé. Sa surface interne a de larges plis longitudinaux qui ont la même direction, mais sont beaucoup plus étroits dans le boyau. L'orifice du pylore, qui est fort étroit, a un repli valvulaire.

Dans le *scorpène l'horrible* (*scorpœna horrida*), il présente une figure analogue. Le boyau stomacal est court, fort étroit, et assez en arrière, ce qui diminue la profondeur du cul-de-sac. La membrane musculeuse est très-épaisse, l'interne l'est également; elle est blanche, consistante, et plissée longitudinalement dans la partie qui pourroit être regardée comme l'œsophage; elle a des plis en différens sens dans le cul-de-sac proprement dit.

Dans la *lyre* (*callionymus lyra*), l'œsophage se renfle tout-à-coup pour former le cul-de-sac de l'estomac, qui est d'abord globuleux, et se rétrécit en arrière en un appendice, dont le diamètre est à peu près le même que celui de ce premier canal ; du côté droit de la partie renflée il y a en avant un boyau court, dont l'extrémité fait une saillie dans l'intestin en forme de mamelon : c'est la valvule du pylore. Les parois de cet estomac sont épaisses et musculeuses. La membrane interne a beaucoup de consistance.

Dans le *remora* (*echeneis-remora*), la partie droite de l'estomac n'est pas, comme dans les précédens, un boyau étroit qui tient au côté du cul-de-sac, mais un court prolongement de celui-ci, qui se recourbe en avant, et forme un coude en arrière. D'ailleurs l'estomac présente à peu près la même figure. Sa membrane musculeuse est très-forte, l'interne a des rides longitudinales très-saillantes.

La forme de l'estomac varie dans le genre *pleuronecte*. Ceux du *turbot* (*pleuronectes maximus*), du *pleuronecte rayé* (*pl. lineatus*), et de la *sole* (*pl. solea*), offrent une sorte de cul-de-sac, quoique peu profond. Il n'y en a pas dans le *picaud* (*p. flesus*), ni dans la *plie* (*p. platessa*). Dans le premier, l'estomac et l'œsophage, réunis et confondus comme à l'ordinaire, forment un très grand sac, qui se recourbe en avant près de son extrémité postérieure, et se rétrécit beaucoup pour former un boyau court. La membrane interne a de larges plis longitudinaux dans toute son étendue; elle forme un repli valvulaire au pylore. Sa surface interne est comme granuleuse : les fibres de la musculeuse, qui est épaisse, sont aussi longitudinales.

Dans la *sole*, l'estomac est courbé en S; la partie qui répond à la seconde courbure est plus renflée, et forme le cul-de-sac. Il n'y a aucun rétrécissement à l'endroit du pylore, dont la place n'est marquée, à l'extérieur, que par un cercle blanc, et, à l'intérieur, par le changement de structure de la membrane interne. Celle-ci est lisse dans le cul-de-sac; près du pylore elle a de petites rides ramifiées, mais au-delà elle forme, d'une manière tranchée, un grand nombre de petits plis serpentans dans le sens de la longueur de l'intestin.

Dans le *pleuronecte rayé* (*pl. lineatus*), l'estomac forme un vaste cul-de-sac arrondi, à membranes minces, à surface interne lisse. Le pylore, qui est très-étroit, est percé du côté antérieur et droit de ce cul-de-sac, et bordé d'un léger repli. On ne remarque de fibres musculaires qu'autour de l'origine de l'œsophage.

Dans la *plie*, l'œsophage et l'estomac forment un canal continu avec l'intestin. L'estomac ne se rétrécit presque pas avant d'aboutir au pylore, qui a une valvule en entonnoir, très-saillante dans le canal intestinal, dont la largeur et la direction sont les mêmes, à son origine, que celles de l'estomac.

La même chose a lieu dans le *picaud* (*p. flesus*); mais l'estomac se rétrécit davantage jusqu'au pylore, et prend une figure conique. Cet orifice a une valvule, comme dans la *plie*.

Dans la *dorée* (*zeus faber*), le cul de sac de l'estomac est vaste, et de forme globuleuse. La partie moyenne de son côté droit tient à un boyau court, qui se termine au pylore, en formant un rebord saillant dans l'intestin. La membrane interne a quelques rides irrégulières.

L'estomac du *zèbre* (*chœtodon zebra*), a une forme particulière. Il suit la même direction, d'avant en arrière, que l'œsophage, mais il s'en distingue par un plus grand diamètre. Il se dilate brusquement, et présente à côté du cardia un petit cul de sac très-court, dont le fond regarde en avant, et dont la cavité est séparée de l'orifice cardiaque par une sorte d'éperon. Un peu avant de se terminer, l'estomac éprouve un léger étranglement; ses membranes, qui étoient auparavant minces et transparentes, s'épaississent beaucoup, particulièrement la musculeuse, et son extrémité, qui est fort rétrécie, forme une saillie dans l'intestin. La membrane interne est lisse et sans plis.

Dans le *chœtodon ciliaris*, l'estomac est large, grand, et courbé en arc.

Dans le *chœtodon arcuatus* l'œsophage et l'estomac forment d'abord un large canal, qui se coude ensuite de gauche à droite, et se dilate en un sac ovale, dont l'extrémité opposée s'ouvre dans l'intestin par un orifice fort étroit. La membrane musculeuse est plus marquée dans le sac, qui pourroit être pris seul pour l'estomac. L'interne est sans plis dans les deux portions. Les parois de la première sont transparentes.

Dans les *theuthies* (*theutis*) il y a d'abord un long canal à parois épaisses, à surface interne, plissée dans sa longueur, qui répond à l'œsophage; son extrémité se recourbe d'arrière en avant, pour se joindre à une seconde portion, plus dilatée, à parois minces et transparentes, dans la plus grande partie de son étendue, qui deviennent opaques et plus consistantes vers l'extrémité postérieure. Celle-ci se termine au pylore. Cette seconde portion répond par conséquent à l'estomac.

Dans l'*holocentrus sogo* l'estomac a la figure d'un sac alongé, dont le fond est rétréci, à parois médiocrement épaisses, à membrane interne forte, tendineuse, ayant sept à huit larges rides longitudinales. On n'en voit pas dans l'intérieur du boyau stomacal, qui se joint au sac, très-près de son fond, et peut avoir le tiers de la longueur du sac, et la moitié de son diamètre.

Dans les *spares* la forme de l'estomac varie suivant les espèces, comme dans beaucoup d'autres genres. Celui du *sparus spinifer* est très-ample,

et

et remplit une très-grande partie de la cavité abdominale. Il a la figure d'une bouteille d'osier, dont le cou, très-court et large, répondroit à l'œsophage. Le pylore, qui est fort étroit, est percé très-près de la réunion de celui-ci avec le corps. Ses membranes sont minces, et presque transparentes. L'interne est lisse, sans velouté ni rides. Dans le *sparus siganus* l'œsophage, qui est distinct, forme un assez long canal. A l'endroit où il se joint à l'estomac il y forme un cul-de-sac conique, dont le fond est dirigé en avant. Celui-ci, plus large que l'œsophage, va d'abord d'avant en arrière, puis se recourbe d'arrière en avant. La partie qui répond au coude forme un cul-de-sac assez large; celle qui suit est plus longue et plus étroite que la première. La membrane interne a des plis larges qui suivent la longueur de l'œsophage, et de petites rides dans l'estomac, dont la direction est irrégulière. Les parois sont partout médiocrement épaisses.

Dans les *labres*, l'estomac forme ordinairement un cul-de-sac arrondi, dont la partie moyenne est jointe, à droite, par un boyau court qui se rend au pylore : celui-ci a des parois plus épaisses que le sac.

Dans les *perches* (*perca*), on retrouve également la forme commune, c'est-à-dire, un grand cul-de-sac, qui tient, à droite, à un boyau court et étroit. Le boyau part, dans l'estomac de la *perche fluviatile* (*perca fluviatilis*), de la partie moyenne du cul-de-sac. L'ouverture du pylore est simplement rétrécie, sans valvule ou bourrelet. La membrane musculeuse est épaisse et composée de fibres longitudinales : l'interne est également épaisse et consistante ; elle forme de larges plis longitudinaux, et tient à la musculeuse par un tissu cellulaire lâche et humecté de mucosités.

Dans la *perche du Nil (p. Nilotica)*, le cul-de-sac de l'estomac, qui a une figure conique, aboutit en avant à deux canaux : l'un plus large et plus long répond à l'œsophage ; l'autre plus court, plus étroit, à parois plus épaisses, est le boyau stomacal, dont l'extrémité s'ouvre dans l'intestin. La membrane interne a des plis longitudinaux dans l'œsophage, elle est unie dans l'estomac.

Dans la *perche de mer* (*gm. labrax Sciæna*), le boyau sort du cul-de-sac plus en avant que dans la *perche fluviatile*, ce qui augmente la profondeur de celui-ci.

Il en est de même dans les *sciènes*, dont l'estomac a des parois épaisses et de larges plis longitudinaux dans sa surface interne.

Dans l'*épinoche* (*gasteroteus pungitius*), l'estomac est ovale ; il augmente de volume depuis l'œsophage, et se rétrécit ensuite jusqu'au pylore : il n'a point de courbure.

Dans le *rouget* (*trigla cuculus*), il forme un large cul-de-sac, dont le boyau, qui se termine au pylore, est aussi large, court et peu éloigné du fond.

Dans le *maquereau* (*scomber-scombrus*), l'estomac a un cul-de-sac alongé et cylindrique; le milieu de son bord droit tient à un boyau assez long, dirigé en avant, d'un diamètre au moins aussi grand, qui se termine au pylore. La membrane interne forme partout de larges plis longitudinaux. La musculeuse est plus épaisse dans le boyau qu'ailleurs.

Dans le *scomber-sansun*, le sac que forme l'estomac est alongé et arrondi à son fond. Le boyau qui lui est joint au tiers postérieur du côté droit est ovale, ses parois sont très-musculeuses et fort épaisses. La membrane interne a des plis longitudinaux dans l'œsophage, qui s'effacent en avançant dans le cul-de-sac. Le boyau en a de très-épais.

Enfin, les *abdominaux* offrent les mêmes variétés, pour leur estomac, que les ordres précédens.

Dans les *carpes*, on ne peut le distinguer du reste du canal alimentaire, que nous décrirons dans la leçon suivante.

Il en est de même dans l'*orphie* (*esox belone*); mais dans le *brochet*, l'estomac est bien distinct. C'est un long sac qui a presque l'étendue de la moitié du canal intestinal, et dont le diamètre excède de trois fois celui de ce dernier. Il se rétrécit un peu près du pylore, dont l'ouverture est comme celle de l'intestin; ses parois sont très-épaisses. Sa membrane musculeuse, très-forte, a ses fibres longitudinales. L'interne, lisse et blanche, ayant de larges plis longitudinaux dans le commencement du sac, n'a, plus loin, que des rides épaisses dans le même sens, et présente de légères papilles qui hérissent sa surface. Le pylore est entouré d'un repli circulaire.

Dans les autres genres, il est à cul-de-sac. L'estomac du *hareng* (*clupea harengus*), a le cul-de-sac conique et fort étroit, aboutit d'un côté à un long boyau à parois épaisses, à surface interne plissée dans sa longueur, qui se confond avec l'œsophage; et de l'autre, à un second boyau plus large et plus court, à parois plus minces, à surface interne sans pli, qui est un instant divisé à droite, puis se recourbe en avant pour gagner le canal intestinal. Le pylore est fort étroit.

L'estomac des *saumons* est également à cul-de-sac. Celui du *saumon* proprement dit (*salmo-salar*), forme un long sac assez étroit, dont l'extrémité se recourbe en un boyau d'un diamètre beaucoup moindre, qui peut avoir le tiers de la longueur de la première partie. Ses parois sont plus épaisses que celles du sac, comme cela a lieu ordinairement. La membrane musculeuse augmente beaucoup d'épaisseur, l'interne y forme des rides épaisses et serrées : celle-ci a des plis longitudinaux, et quelques rugosités dans la partie qui répond à l'œsophage; les rides sont peu prononcées dans le sac; observée de très-près, elle paroît veloutée. L'extrémité du boyau forme un bourrelet très-saillant dans l'intestin. Celui de la *truite commune* (*salmo-fario*), a la même forme et la même structure. Mais dans l'*éperlan*, le boyau stomacal est très en avant et le cul-de-sac profond, conique et terminé en pointe, ce qui rapproche cet estomac, pour la forme, de celui du *hareng*.

Dans le *bichir* (*polypterus geoff.*), c'est un cul-de-sac, également très-profond, arrondi à son extrémité postérieure. Il s'ouvre très en avant dans un boyau étroit, à parois épaisses, qui se recourbe d'avant en arrière, après un court trajet, pour se joindre au canal intestinal. Les membranes du cul-de-sac sont minces et transparentes, la membrane interne a quelques plis longitudinaux qui viennent s'y perdre dès l'œsophage. Il en a de semblables dans le boyau, où cette membrane paroît d'un blanc argenté; elle borde d'un repli l'ouverture du pylore, qui est très-rétrécie.

Dans les *mormyres* (*mormyrus*), le cul-de-sac de l'estomac est large et court; dans le *mormyre herse*, il a une figure à peu près carrée. Les deux angles postérieurs sont tronqués et arrondis; les deux antérieurs tiennent à deux boyaux courts, dont l'un se termine au pylore, et l'autre se confond avec l'œsophage. Les parois de cet estomac sont médiocrement épaisses; la membrane interne a quelques rides dans le boyau de l'œsophage, elle est presque lisse et unie dans le reste de son étendue. Dans le *mormyre à lèvre*, le cul-de-sac de l'estomac a une figure irrégulièrement arrondie;

il s'ouvre, d'un côté, dans un boyau court, qui s'unit à l'intestin, et de l'autre il est joint par un boyau beaucoup plus long qui répond à l'œsophage. La surface interne de celui-ci a des plis longitudinaux, on n'en voit pas dans le cul-de-sac : la membrane musculeuse est généralement très-épaisse. On voit que dans ces deux espèces l'estomac n'a pas la même forme et varie un peu pour la structure.

Il en est de même dans les *mugils*. L'estomac du *mugil cephalus* a le cul-de-sac étroit, alongé et conique, comme celui du *hareng*. Il s'ouvre à la fois dans deux larges boyaux, dont l'un va droit en avant et se confond avec l'œsophage, et l'autre se porte obliquement de côté; son canal est fort étroit dans sa seconde moitié, qui présente un renflement très-considérable, formé par un muscle épais de cinq à six millimètres. Les parois de cet estomac sont médiocrement épaisses; la membrane interne est lisse dans le cul-de-sac, elle a des plis longitudinaux dans les deux boyaux. Dans le *mugil albula*, le cul-de-sac a la forme d'un vrai sac, plus long que large, à parois minces, transparentes, lisses intérieurement. Il s'ouvre en avant dans le boyau de l'œsophage, dont les parois sont plus épaisses, et dans celui du pylore, qui est court et enveloppé totalement par un muscle de forme globuleuse, distingué de celui qui s'observe dans l'estomac du *mugil cephalus*, parce que celui-ci va en s'épaississant vers sa partie moyenne, de manière à former une arête très-relevée dans toute l'étendue de celle-ci.

Dans les *anableps*, la forme en cul-de-sac disparoît. L'estomac du *4-œil* (*anableps 4-ophthalmus*), n'est qu'un boyau assez long, recourbé sur lui-même, un peu plus dilaté que le reste du canal alimentaire, dont il est d'ailleurs séparé par un léger étranglement et par un rebord valvulaire : le côté gauche des parois de ce boyau présente intérieurement des replis épais, formant un réseau d'une apparence glanduleuse ; le reste est finement velouté.

Dans le *silure bagre*, l'estomac est composé d'un cul-de-sac ovale, à parois dures, fortes, consistantes. L'œsophage, qui est au moins aussi large, se confond avec son extrémité antérieure ; il en est distinct par un léger étranglement et par le changement de direction des plis de la membrane interne, qui sont longitudinaux dans ce canal et vont en serpentant dans l'estomac.

Le pylore est percé à l'extrémité d'un boyau court et étroit qui tient au tiers postérieur et gauche du cul-de-sac : il est entouré d'un bourrelet saillant dans l'intestin. Les fibres de la membrane musculeuse, qui est médiocrement épaisse, ainsi que l'interne, sont circulaires autour de l'œsophage et longitudinales dans le cul-de-sac.

VINGT-UNIÈME LEÇON.

Des intestins.

ARTICLE PREMIER.

Proportion de la longueur des intestins à celle du corps.

Nous avons vu que l'action du canal intestinal sur les substances alimentaires, devoit avoir nécessairement d'autant plus d'effet, qu'elle duroit davantage et qu'elle s'exerçoit sur une plus grande surface ; qu'elle dépendoit par conséquent de la longueur de ce canal, des inégalités de sa cavité, de ses étranglemens et de ses valvules. Toutes ces causes peuvent exister à la fois et avoir une influence relative plus ou moins marquée. Plusieurs peuvent manquer ; leur défaut est alors compensé, lorsque cela est nécessaire, par la plus grande énergie de celles qui subsistent.

Ainsi nous verrons que dans plusieurs animaux les valvules qui retardent la marche des substances alimentaires, et même les étranglemens du canal intestinal, suppléent à la briéveté de celui-ci. Dans d'autres circonstances, où la longueur des intestins paroît moindre que cela n'a lieu ordinairement chez les animaux qui se nourrissent de substances végétales, la proportion de leur diamètre est augmentée. Dans d'autres cas enfin ce diamètre est très-petit, et diminue par-là l'effet d'une plus grande proportion dans la longueur, comme nous en verrons des exemples dans plusieurs carnassiers.

Il ne faudroit conséquemment pas négliger, dans l'appréciation des forces digestives, l'une ou l'autre de ces causes, et n'avoir égard, par exemple, qu'à la longueur proportionnelle du canal pour juger du genre de nourriture auquel l'animal est astreint. Il est aussi très-essentiel de faire entrer dans le calcul la structure de l'estomac.

On verra dans les tables ci-après combien cette longueur varie. Elle est cependant en rapport, toutes choses égales d'ailleurs, avec le genre de nourriture. On la trouve, en général, beaucoup plus grande dans les animaux qui se nourrissent de substances végétales, que dans les carnassiers. Dans ceux qui sont omnivores, elle tient une sorte de milieu.

Cette longueur est généralement plus grande dans les mammifères que dans les autres classes, et elle diminue successivement, toujours relativement à celle du corps, dans les *oiseaux*, les *reptiles* et les *poissons*. Dans plusieurs de ces derniers, le canal intestinal, et même tout le canal alimentaire, est plus court que le corps, ce qui n'a jamais lieu dans les trois premières classes (1).

(1) Il faut remarquer à la vérité, que, dans nos tables,

Dans l'homme, la proportion de la longueur des intestins à celle du corps, est de six ou de sept à un.

Cette longueur varie, dans les *singes*, de cinq à huit, c'est-à-dire, qu'elle peut être de cinq à huit fois aussi grande que celle du corps.

Dans les *makis*, les *loris* exceptés, elle varie de quatre à six; et quoique cette quantité paroisse moindre que dans les *singes*, elle est compensée par la plus grande proportion du cœcum, qui est fort grand dans les premiers. Elle est encore moindre dans les *loris*, dont les intestins ne sont que trois fois aussi longs que le corps; mais celui-ci est extrêmement grêle.

Parmi les *cheiroptères*, le *noctule* est celui de tous les mammifères dont le canal intestinal est le plus court; il ne surpasse qu'une fois la longueur du corps.

Celui de la *roussette*, au contraire, qui se nourrit de végétaux, est au moins sept fois aussi long que le corps. Nous avons déja vu des différences remarquables dans la description de son estomac, qui dépendoient de la même circonstance. Elles suppléent au cœcum qui manque à cet animal.

Dans la plupart des *plantigrades*, cette pro-

---

nous n'avons pas compris la queue dans les mesures que nous avons données du corps des reptiles, des oiseaux et des mammifères, tandis que, les raies seules exceptées, nous n'avons pu l'omettre dans celles des poissons.

portion est très-considérable ; elle l'est même davantage que dans les *singes*, mais l'effet qu'elle pourroit produire est détruit en très-grande partie par le manque de cœcum et de gros intestins, la surface égale et le peu de diamètre de tout le canal. On sait que plusieurs de ces animaux peuvent très-bien se nourrir de substances végétales. C'est la nourriture habituelle de l'*ours-brun*; le *hérisson* s'en trouve bien.

Dans les *musaraignes*, les intestins ont la même briéveté que ceux des *carnivores*, chez lesquels on trouve réunies toutes les circonstances qui diminuent le séjour des matières alimentaires, le peu de longueur du canal intestinal, qui varie de trois à cinq, le défaut de cœcum dans quelques-uns, de valvules, d'inégalités dans les parois intérieures, et le peu de diamètre. Dans l'*hyène* et dans les *phalangers*, la proportion des intestins augmente beaucoup.

Cette proportion est généralement très-grande dans les *rongeurs*, qui joignent à cela un cœcum très-considérable dont la cavité est fort inégale. Dans le genre des *rats* cependant, elle ne surpasse pas, pour la plupart, celle qu'on observe dans les singes ; aussi plusieurs espèces de ce genre se nourrissent-elles volontiers de substances animales.

Dans les *édentés*, dont la nourriture est tantôt végétale, tantôt animale, la longueur du canal intestinal est généralement petite. Cette briéveté est remarquable dans les *tardigrades*, qui manquent de cœcum et vivent, malgré cela, de végétaux. Sans doute que plusieurs des circonstances physiques qui nous ont paru, dans les autres animaux, être nécessaires à la digestion des substances végétales, sont compensées chez eux par des circonstances chimiques, qui donnent aux sucs digestifs une plus grande activité. Ils ont d'ailleurs un estomac *compliqué*, qui doit suppléer, en très-grande partie, au peu de longueur du canal intestinal, et au manque de cœcum. Les *fourmiliers*, au contraire, dont les intestins sont aussi longs, ou quelquefois beaucoup plus (car ceux de l'*échidna* égalent sept fois la longueur du corps), n'ont qu'un estomac à cavité simple, et les alimens n'y parviennent pas tout mâchés, puisqu'ils n'ont pas de dents. Le canal intestinal est également court dans les *tatous*, il excède à peine cinq fois la longueur du corps : ce peu d'étendue n'est pas compensé par la complication des cavités stomacales; aussi est-il probable, comme le pense d'Azara, qu'ils se nourrissent de substances animales.

Dans l'*éléphant*, ce canal n'est que sept fois aussi long que le corps, mais il a un très-grand diamètre.

Dans l'*hippopotame*, il excède de plus de neuf fois la longueur du corps.

Dans le *daman*, il n'est guère moins long.

Dans le *verrat*, il excède de beaucoup la longueur proportionnelle qu'il a dans le *sanglier*. On peut voir, dans les tables, une différence analogue entre le *chat sauvage* et le *chat domestique*, dont le dernier a, à la vérité, des intestins d'un plus petit diamètre. Cette différence est inverse entre le *lapin sauvage* et le *lapin domestique*, c'est-à-dire, que le canal intestinal est proportionnellement plus court dans le dernier que dans le premier. Son étendue en longueur excède dans le *cochon de Siam* celle de plusieurs *ruminans*. Les animaux de cet ordre sont généralement ceux de tous les mammifères, chez lesquels le canal intestinal est le plus long, et, parmi eux, c'est dans le *bélier* qu'il a offert la plus grande longueur : il excède, dans cet animal, vingt-sept fois la longueur du corps. Celui du *bufle* est remarquable en ce qu'il est beaucoup plus court que celui du *taureau*.

Cette grande étendue du canal intestinal, dans les *ruminans*, doit suppléer au défaut de boursoufflure dans les gros intestins et au peu de volume du cœcum. Elle est beaucoup moindre dans les *solipèdes*, dont les gros intestins sont énormes et boursoufflés, et qui ont d'ailleurs un énorme cœcum. Elle diminue successivement de dix à huit dans le *cheval*, *l'âne* et le *zèbre*.

Parmi les *mammifères amphibies*, le *phoque* l'a vingt-huit fois aussi long que le corps, tandis qu'il est à peine six fois aussi long dans le *lamantin austral* (*trichecus manatus australis*), qui passe pour se nourrir de végétaux. Ce dernier a un estomac à cavité compliquée, tandis que celui du premier n'a qu'une cavité simple. Dans les *cétacés*, il y a un canal intestinal passablement long, réuni à un estomac très compliqué. C'est du moins ce qui a lieu dans le *dauphin* et le *marsouin*.

Dans les *oiseaux*, le canal intestinal est généralement très-court et semblable en cela, comme pour son diamètre, petit, et à peu près égal partout, à celui des mammifères carnassiers : sa longueur varie de deux à cinq dans la plupart. Les *gallinacés* et ceux de l'ordre des *passereaux*, qui se nourrissent exclusivement de grain, l'ont ordinairement plus grand que ceux qui se nourrissent de matières animales; lorsque cela n'a pas lieu, comme dans le *casoar*, il a des étranglemens qui le partagent en plusieurs poches, et compensent ainsi sa grande briéveté. Plusieurs oiseaux qui ne se nourrissent que de poissons, l'ont aussi long proportionnellement que ceux qui ne se nourrissent que de grains. Cette proportion n'est guères moindre dans les oiseaux qui peuvent vivre à la fois de matières animales et de substances végétales.

Dans les *reptiles*, le canal intestinal est encore plus court, proportionnellement au corps, que dans les oiseaux; très-souvent il est à peine deux fois aussi long que celui-ci. Mais les *têtards* offrent, à ce sujet, une différence bien singulière. Le canal intestinal d'un têtard de grenouille, est près de dix fois aussi grand que l'espace compris entre l'anus et le bout du museau, tandis que dans la grenouille, cet espace n'est que la moitié moins long que les intestins. Il y a d'ailleurs d'autres différences importantes dans la structure du canal intestinal de l'un et de l'autre, que nous indiquerons dans les articles suivans.

Cette briéveté du canal intestinal dans les reptiles, se rapporte très-bien à leur genre de nourriture. C'est aussi ce qui a lieu dans les poissons, dont la plupart se nourrissent de proie. Tous ceux-ci ont un canal intestinal fort court, et organisé de manière à accélérer la marche des matières qu'il contient. Mais dans le peu de poissons qui peuvent vivre de végétaux, la portion de ce canal augmente beaucoup : elle est, par exemple, près de six fois aussi longue que le corps dans quelques *chœtodons*. Il est loin d'atteindre à cette proportion dans quelques *cyprins*, quoique dans certaines espèces il soit dix à douze fois aussi long que le corps (1); mais d'autres circonstances, comme nous le verrons, suppléent à sa longueur.

---

(1) Suivant *Gueldenstaedt*, le canal intestinal est dix à douze fois aussi long que le corps dans le *cyprinus-capœta*, et seulement une fois aussi long dans le *cyprinus-mursa*.

TABLE des longueurs du canal intestinal da les mammifères.

NOMS des ANIMAUX.	LONGUEUR EN LIGNE DROITE DEPUIS LE BOUT DU MUSEAU jusqu'à l'anus.	LONGUEUR des INTESTINS GRÊLES.	LONGUEUR du COECUM.	LONGUEUR DU COLON et DU RECTUM.	TOTAL DE LA LONGUEUR du CANAL INTESTINAL.	RAPPORT de la longueur du corps à CELLE DU CANAL INTESTINAL.
QUADRUMANES.						
						à peu près.
Gibbon.	0,351	2,273	0,031	0,513	2,817	: : 1 : 8
Sajou	0,337	1,785	0,064	0,256	2,095	: : 1 : 6
Coaïta.	0,445	2,354	0,108	0,337	2,799	: : 1 : 6,3
Patas	0,486	2,164	0,067	0,919	3,150	: : 1 : 6,5
Callitriche . . .	0,384	1,623	0,049	0,649	2,321	: : 1 : 6
Malbrouck. . .	0,472	2,110	0,047	0,730	2,887	: : 1 : 6
Macaque. . . .	0,499	2,273	0,063	1,055	3,391	: : 1 : 6,7
Magot.	0,649	2,597	0,054	0,811	3,462	: : 1 : 5,4
Mandril	0,689	4,715	0,045	0,865	5,625	: : 1 : 8,2
Mococo	0,432	1,487	0,162	0,594	2,243	: : 1 : 5
Mongous. . . .	0,459	1,190	0,162	0,594	1,946	: : 1 : 4,3
Vari.	0,540	2,164	0,378	0,757	3,299	: : 1 : 6
Loris.	0,202	0,486	0,040	0,175	0,701	: : 1 : 3
Tarsier.	0,105	0,418	0,031	0,047	0,496	: : 1 : 4,7

NOM

NOMS des ANIMAUX.	LONGUEUR EN LIGNE DROITE DEPUIS LE BOUT DU MUSEAU jusqu'à l'anus.	LONGUEUR des INTESTINS GRÊLES.	LONGUEUR du CÆCUM.	LONGUEUR DU COLON et DU RECTUM.	TOTAL DE LA LONGUEUR du CANAL INTESTINAL.	RAPPORT de la longueur du corps À CELLE DU CANAL INTESTINAL.
			CHEIROPTÈRES.			
léopithèque arié.	0,502	0,580	0,087	0,556	1,223	à peu près. : : 1 : 6
ussette . . .	0,243	. . . .	. . . . . .	. . . .	1,785	: : 1 : 7,3
spertilio sori-inus.	0,056	. . . .	. . . . . .	. . . .	0,162	: : 1 : 3
s. Cephalotes.	0,101	. . . .	. . . . . .	. . . .	0,622	: : 1 : 6
ctule	0,081	. . . .	. . . . . .	. . . .	0,189	: : 1 : 2,1
			PLANTIGRADES.			
rs des Alpes. .	1,352	. . . .	. . . . . .	. . . .	10,700	: : 1 : 8
rs blanc. . .	1,244	. . . .	. . . . . .	. . . .	12,664	: : 1 : 10
uton	0,817	. . . .	. . . . . .	. . . .	4,221	: : 1 : 5
ton	0,594	. . . .	. . . . . .	. . . .	4,221	: : 1 : 7
ati.	0,486	. . . .	. . . . . .	. . . .	2,922	: : 1 : 6
risson. . . .	0,258	. . . .	. . . . . .	. . .	1,731	: : 1 : 6,6
saraigne d'eau	0,081	. . . .	. . . . . .	. . . .	0,256	: : 1 : 3
upe.	0,128	. . . .	. . . . . .	. . . .	0,996	: : 1 : 8
rysoclore du Cap	0,135	. . . .	. . . . . .	. . . .	0,622	: : 1 : 5.
neumon d'É-gypte	0,470	0,400	0,036	0,130	0,566	: : 1 : 1,3
rikate. . . .	0,324	1,001	0,031	0,175	1,207	: : 1 : 3,8

NOMS des ANIMAUX.	LONGUEUR EN LIGNE DROITE DEPUIS LE BOUT DU MUSEAU jusqu'à l'anus.	LONGUEUR des INTESTINS GRÊLES.	LONGUEUR du CŒCUM.	LONGUEUR DU COLON et DU RECTUM.	TOTAL DE LA LONGUEUR du CANAL INTESTINAL.	RAPPORT de la longueur du corps A CELLE DU CANAL INTESTINAL.
CARNIVORES.						à peu près
Loutre.	0,594	. . . .	. . . . .	. . . .	3,463	: : 1 : 5,8
Fouine.	0,423	. . . .	. . . . .	. . . .	1,785	: : 1 : 4
Marte	0,459	. . . .	. . . . .	. . . .	1,920	: : 1 : 4,3
Putois.	0,432	. . . .	. . . . .	. . . .	2,354	: : 1 : 5,6
Belette.	0,175	. . . .	. . . . .	. . . .	0,459	: : 1 : 3
Hermine. . . .	0,256	. . . .	. . . . .	. . . .	0,974	: : 1 : 4
Chat sauvage. .	0,567	1,028	0,135	0,297	1,460	: : 1 : 3
Chat domestique.	1,526	1,866	0,216	0,324	2,406	: : 1 : 5
Lion.	1,758	6,656	0,067	1,136	6,859	: : 1 : 3
Panthère. . . .	1,176	4,383	0,087	0,974	5,444	: : 1 : 4,8
Couguar	1,136	3,355	0,040	6,703	4,098	: : 1 : 3,[illegible]
Ocelot.	0,793	2,137	0,045	0,310	2,492	: : 1 : 3,[illegible]
Lynx.	0,797	2,327	0,022	0,405	2,754	: : 1 : 3,[illegible]
Chien mâtin . .	1,068	4,708	0,162	0,771	5,641	: : 1 : 5
Loup	1,217	4,870	0,297	0,649	5,816	: : 1 : 4,[illegible]
Renard	0,743	2,597	0,108	0,342	3,047	: : 1 : 4
Loup noir . . .	0,946	4,546	0,189	0,546	5,281	: : 1 : 5,[illegible]
Hyène.	1,048	7,468	0,243	0,974	8,685	: : 1 : 8,[illegible]
Civette	0,459	2,381	0,018	0,229	2,628	: : 1 : 5,[illegible]
Genette	0,259	1,271	0,018	0,148	1,437	: : 1 : 5,[illegible]
Zibet.	0,784	3,572	0,022	0,216	3,810	: : 1 : 4,[illegible]
PÉDIMANES.						
Sarigue	0,414	1,217	0,081	0,243	4,541	: : 1 : 3,[illegible]
Marmose. . . .	0,121	0,229	0,013	0,045	0,287	: : 1 : 2,[illegible]

NOMS des ANIMAUX.	LONGUEUR EN LIGNE DROITE DEPUIS LE BOUT DU MUSEAU jusqu'à l'anus.	LONGUEUR des INTESTINS GRÊLES.	LONGUEUR du CÆCUM.	LONGUEUR DU COLON et DU RECTUM.	TOTAL DE LA LONGUEUR du CANAL INTESTINAL.	RAPPORT de la longueur du corps A CELLE DU CANAL INTESTINAL.
						à peu près.
[illegible]ayopolin . . .	0,195	0,432	0,048	0,144	0,511	: : 1 : 2,6
[illegible]halanger . . .	0,320	2,273	0,396	1,298	3,767	: : 1 : 11,8
RONGEURS.						
[illegible]anguroo rat. .	0,297	0,974	0,020	0,660	1,654	: : 1 : 5,6
[illegible]anguroo géant.	1,298	9,417	0,432	3,517	13,366	: : 1 : 10
[illegible]hascolome . .	0,470	2,000	0,015 app. vermif. 0,030	1,750	3,765	: : 1 : 8
[illegible]aca.	0,470	2,470	0,400	2,810	5,680	: : 1 : 12,5
[illegible]ochon d'Inde .	0,306	1,920	0,108	1,001	3,029	: : 1 : 8,9
[illegible]gouti.	0,463	6,494	0,162	1,132	7,788	: : 1 : 16,8
[illegible]olatouche. . .	0,108	0,676	0,033	0,216	0,925	: : 1 : 8,6
[illegible]cureuil. . . .	0,229	2,218	1,136	0,540	2,894	: : 1 : 12,6
[illegible]armotte . . .	0,486	2,516	0,094	1,244	3,854	: : 1 : 8
[illegible]astor.	0,630	4,302	0,270	1,298	5,870	: : 1 : 9,8
[illegible]ièvre.	0,513	3,734	0,676	1,623	6,033	: : 1 : 11,7
[illegible]apin sauvage .	0,414	3,192	0,324	1,082	4,598	: : 1 : 11,4
[illegible]apin domestique	0,445	2,697	0,405	0,974	3,976	: : 1 : 9,3
[illegible]at d'eau. . . .	0,189	0,567	0,189	0,486	1,242	: : 1 : 6,6
[illegible]ulot.	0,092	0,364	0,036	0,135	0,535	: : 1 : 5,8
[illegible]urmulot. . . .	0,249	1,650	0,060	0,324	2,034	: : 1 : 8
[illegible]ouris.	0,085	0,432	0,020	0,681	0,533	: : 1 : 6,3
[illegible]at	0,189	0,919	0,405	0,243	1,567	: : 1 : 8,3

NOMS des ANIMAUX.	LONGUEUR EN LIGNE DROITE DEPUIS LE BOUT DU MUSEAU jusqu'à l'anus.	LONGUEUR des INTESTINS GRÊLES.	LONGUEUR du CŒCUM.	LONGUEUR DU COLON et DU RECTUM.	TOTAL DE LA LONGUEUR du CANAL INTESTINAL.	RAPPORT de la longueur du corps A CELLE DU CANAL INTESTINAL.
						à peu près.
Ondatra	0,339	0,811	0,189	0,594	1,594	: : 1 : 4,7
Loir.	0,162	. . . .	. . . . .	. . . .	1,082	: : 1 : 10,4
Lerot	0,121	. . . .	. . . . .	. . . .	0,892	: : 1 : 7,3
Muscardin. . .	0,072	. . . .	. . . . .	. . . .	0,432	: : 1 : 6
Hamster. . . .	0,216	0,865	0,081	0,418	1,364	: : 1 : 6,3
			ÉDENTÉS.			
Échidné. . . .	0,370	2,250	0,022	0,580	2,830	: : 1 : 7,8
Ornithorinque .	0,215	0,851	0,020	0,243	1,114	: : 1 : 5,2
Fourmilier. . .	0,162	0,519	2 cœc. de 0,004 long. 0,002 larg.	0,081	0,608	: : 1 : 3,8
Tatou cachicame	0,283	0,974	. . . . .	0,135	0,909	: : 1 : 3,8
			TARDIGRADES.			
Paresseux-Unau.	0,265	0,812	. . . . .	0,162	0,974	: : 1 : 3,7
Paresseux-Aï. .	0,202	. . . .	. . . . .	. . . .	0,703	: : 1 : 3,5
			ÉLÉPHANS.			
Éléphant d'Asie.	2,600	18,000	0,900	9,000	27,900	: : 1 : 10,7
Éléphant d'Afrique. . . .	2,795	12,339	0,486	6,656	19,400	: : 1 : 7

NOMS des ANIMAUX.	LONGUEUR EN LIGNE DROITE DEPUIS LE BOUT DU MUSEAU jusqu'à l'anus.	LONGUEUR des INTESTINS GRÊLES.	LONGUEUR du CÆCUM.	LONGUEUR DU COLON et DU RECTUM.	TOTAL DE LA LONGUEUR du CANAL INTESTINAL.	RAPPORT de la longueur du corps A CELLE DU CANAL INTESTINAL.
PACHIDERMES.						
Daman, selon nous.	0,247	1,582	0,054	1,189	2,825	à peu près. : : 1 : 15,4
Daman, selon Pallas	0,408	1,866	très-court.	1,948	3,814	: : 1 : 9,3
Hippopotame (fœtus). . . .	0,420	. . . .	. . . . .	. . . .	4,383	: : 1 : 10,4
Pecari.	6,838	6,169	0,081	2,597	8,847	: : 1 : 10,5
Sanglier	1,866	16,722	0,216	4,221	16,959	: : 1 : 9
Verrat.	1,487	14,937	0,189	4,870	19,996	: : 1 : 13,5
Cochon de Siam.	1,203	15,424	0,135	3,572	19,151	: : 1 : 16
RUMINANS.						
Chameau. . . .	8,409	23,055	0,974	18,184	42,213	: : 1 : 12,3
Dromadaire . .	2,475	14,288	0,540	13,638	38,456	: : 1 : 15,5
Taureau. . . .	2,191	37,018	0,811	11,040	48,869	: : 1 : 22
Bufle.	2,651	22,730	0,405	9,741	32,876	: : 1 : 12,5
Bélier	1,001	21,431	0,243	6,494	28,168	: : 1 : 28
Moufflon. . . .	1,180	21,593	0,270	5,357	27,220	: : 1 : 23
Bouquetin . . .	1,001	13,314	0,270	4,870	18,454	: : 1 : 18
Chevreuil . . .	1,122	7,468	0,189	4,546	12,203	: : 1 : 11
Cerf.	1,650	12,339	0,432	8,767	21,538	: : 1 : 12,5
Antilope cervicapra.	1,257	13,638	0,243	4,870	18,751	: : 1 : 15

NOMS des ANIMAUX.	LONGUEUR EN LIGNE DROITE DEPUIS LE BOUT DU MUSEAU jusqu'à l'anus.	LONGUEUR des INTESTINS GRÊLES.	LONGUEUR du CŒCUM.	LONGUEUR DU COLON et DU RECTUM.	TOTAL DE LA LONGUEUR du CANAL INTESTINAL.	RAPPORT de la longueur du corps A CELLE DU CANAL INTESTINAL.
			SOLIPÈDES.			
						à peu près.
Cheval.	2,570	18,184	0,811	6,494	25,489	: : 1 : 10
Ane.	1,704	10,391	0,513	4,546	15,450	: : 1 : 9
Zèbre	2,245	11,852	0,784	6,331	18,267	: : 1 : 8
			AMPHIBIES.			
Phoque presque adulte. . . .	0,700	19,5	0,060	0,450	20,040	: : 1 : 28
Morse (fœtus). .	0,148	0,811	très-petit, comme un tubercule.	0,108	0,919	: : 1 : 6,2
Lamantin (fœtus).	0,283	0,974	très-court.	0,621	1,595	: : 1 : 5,6
Marsouin. . . .	Depuis le bout du museau jusqu'à l'origine de la nageoire caudale, 1,140	. . . .	. . . . . .	. . . .	14,150	: : 1 : 11,4

ABLE des longueurs du canal intestinal dans les oiseaux.

NOMS.	LONGUEUR DE L'ANIMAL, depuis le bout du bec jusqu'à l'extrémité des vertèbres du coccyx.	LONGUEUR DU CANAL INTESTINAL jusqu'à l'insertion des cœcums.	LONGUEUR de CHAQUE CŒCUM.	LONGUEUR DU CANAL INTESTINAL depuis l'insertion des cœcums jusqu'à l'anus.	TOTAL DE LA LONGUEUR DU CANAL INTESTINAL, y compris les cœcums.	RAPPORT DE LA LONGUEUR DU CANAL INTESTINAL avec celle du corps.
Messager du Cap (Falco serpentarius)	0,595	1,785	2 tubercules.	0,162	1,947	: : 1 : 3,2
Épervier. . .	0,162	. . . .	. . . .	. . . .	0,487	: : 1 : 3
Chouette . .	0,297	0,520	2 cœcums, de 0,067	0,020	0,674	: : 1 : 2,3
Corneille . .	0,249	0,805	2 cœc. de 0,006	0,006	0,823	: : 1 : 3,3
Corneille mantelée. . . .	0,277	0,962	2 cœc. de 0,011	0,012	0,996	: : 1 : 3,6
Merle. . . .	0,135	0,304	2 cœc. de 0,006	0,020	0,336	: : 1 : 2,5
Étourneau. .	0,182	0,385	2 cœc. de 0,006	0,020	0,412	: : 1 : 2,3
Pinson des Ardennes. . .	0,108	0,360	2 cœc. de 0,006	0,018	0,390	: : 1 : 3,6
Pinson . . .	0,085	0,304	2 cœc. de 0,004	0,010	0,332	: : 1 : 3,9
Alouette. . .	0,081	0,189	. . . .	. . .	0,189	: : 1 : 3,4
Hocco. . . .	0,810	. . . .	2 cœc. de 0,162	. . . .	3,896	: : 1 : 5
Martin pêcheur . . .	0,148	. . . .	. . . .	. . . .	0,297	: : 1 : 2

NOMS.	LONGUEUR DE L'ANIMAL, depuis le bout du bec jusqu'à L'EXTRÉMITÉ DES VERTÈBRES DU COCCYX.	LONGUEUR DU CANAL INTESTINAL jusqu'à L'INSERTION DES CŒCUMS.	LONGUEUR de CHAQUE CŒCUM.	LONGUEUR DU CANAL INTESTINAL DEPUIS L'INSERTION DES CŒCUMS jusqu'à l'anus.	TOTAL DE LA LONGUEUR DU CANAL INTESTINAL, y compris les cœcums.	RAPPORT DE LA LONGUEUR DU CANAL INTESTINAL avec celle du corps.
Grimpereau .	0,060	0,108	2 coecums, à peine 0,002	0,013	0,125	: : 1 : 3
Autruche . .	1,948	. . . .	2 cœc. de 0,649	. . . .	14,937	: : 1 : 8
Casoar . . .	1,136	1,406	2 cœc. de 0,148	0,270	1,980	: : 1 : 1,7
Poule. . . .	0,290	1,180	0,170	0,165	1,625	: : 1 : 5,0
Rale d'eau. .	0,189	0,528	2 cœc. de 0,040	0,040	0,648	: : 1 : 3,[illegible]
Butor. . . .	0,521	1,406	1 cœc. de 0,013	0,108	1,527	: : 1 : 2,9
Héron. . . .	0,653	2,029	1 cœc. de 0,009	0,081	2,119	: : 1 : 3,8
Grand pluvier	0,270	0,418	0,061	0,020	0,560	: : 1 : 2
Huîtrier. . .	0,220	1,750	0,100	0,090	1,840	: : 1 : 8
Cormoran. . .	0,595	. . . .	. . . .	. . . .	2,273	: : 1 : 3,8
Mouette grise	0,263	0,657	2 cœc. de 0,006	0,040	0,710	: : 1 : 3
Sarcelle de la Chine . . .	0,320	1,470	2 cœc. de 0,009	0,013	1,491	: : 1 : 4,7
Piette. . . .	0,351	. . . .	. . . .	. . . .	1,785	: : 1 : 5
Castagneux .	0,189	599	2 cœc. de 0,040	0,027	0,667	: : 1 : 3,6
Bernache . .	0,568	1,785	2 cœc. de 0,297	0,135	2,314	: : 1 : 4
Oie.	0,703	1,068	0,297	0,162	1,824	: : 1 : 2,7
Alca tetracula	0,195	. . . .	2 cœc. de 0,004	. . . .	0,860	: : 1 : 4,[illegible]

TABLE des longueurs du canal intestinal dans les reptiles.

NOMS.	LONGUEUR du CORPS.	LONGUEUR des INTESTINS grêles.	LONGUEUR des gros INTESTINS.	LONGUEUR TOTALE.	RAPPORT avec LA LONGUEUR du corps.
Tortue grecque.	0,210	0,680	0,014	0,694	: : 1 : 3,3
Crocodile du Nil (adulte). . .	1,690	5,384	0,406	5,790	: : 1 : 3,4
Crocodile du Nil (jeune). . . .	0,240	0,710	0,036	0,986	: : 1 : 4,1
Gavial.	0,360	1,350	0,040	1,390	: : 1 : 1,1
Caméléon . . .	0,130	0,180	0,040	0,220	: : 1 : 1,7
Gecko à gouttelettes	0,125	0,120	0,053	0,173	: : 1 : 1,3
Scinque schnéïdérien	0,150	0,230	0,171	0,401	: : 1 : 2,8
Iguane ardoisé.	0,180	0,175	0,062	0,237	: : 1 : 1,3
Iguane ordinaire.	0,220	0,400	0,230	0,630	: : 1 : 3
Lézard gris. . .	0,088	0,050	0,017	0,067	: : 1,3 : 1
Couleuvre à collier	0,500	0,550	0,050	0,580	: : 1 : 1,2
Crapaud	0,065	0,110	0,028	0,138	: : 1 : 2
Grenouille . . .	0,070	0,100	0,034	0,134	: : 1 : 2
Têtard de Grenouille. . . .	0,035	0,300	0,030	0,330	: : 1 : 9,7
Salamandre . .	0,040	0,080	0,022	0,102	: : 1 : 2,5

TABLE des longueurs du canal intestinal dans les poissons.

NOMS.	LONGUEUR DU CORPS depuis le bout du museau jusqu'à l'extrémité de la queue, non compris la nageoire.	LONGUEUR du CANAL intestinal depuis le pylore à la valvule du rectum.	LONGUEUR du RECTUM ou gros intestin.	TOTAL de LA LONGUEUR du canal intestinal.	RAPPORT de LA LONGUEUR du corps avec celle du canal intestinal.
Lamproyon . .	0,148	. . . . .	. . . . .	0,080 (a)	: : 1,8 : 1
Raie.	0,300 (b)	. . . . .	. . . . .	0,200	: : 1,5 : 1
Squale.	2,759	0,351	0,189 (d)	0,540	: : 5 : 1
Esturgeon . . .	2,273	. . . . .	. . . . .	1,200	: : 1,8 : 1
Polyodon feuille.	0,114 (c)	. . . . .	. . . . .	0,024	: : 4,8 : 1
Baliste.	0,130	. . . . .	. . . . .	0,270	: : 1 : 2
Tétraodon mola.	1,000	. . . . .	. . . . .	3,572	: : 1 : 3,5
Tétraodon oblong.	0,140	. . . . .	. . . . .	0,090	: : 1,5 : 1
Muræna helena.	. . . . .	. . . . .	. . . . .	0,230	
Anguille	0,720	. . . . .	. . . . .	0,254	: : 2,6 : 1
Merlan.	0,290	. . . . .	. . . . .	0,240	: : 1,2 : 1
Cottus insidiator.	0,360	0,279	0,060	0,339	: : 1 : 1
Pleuronecte (limande) . . .	0,150	. . . . .	. . . . .	0,200	: : 3 : 4

(a) Mesure du canal alimentaire depuis l'arrière-bouche jusqu'à l'anus.

(b) Longueur mesurée depuis le bord de la mâchoire inférieure jusqu'à l'anus.

(c) Longueur prise depuis le bout du museau, non compris la feuille.

(d) Longueur mesurée depuis la fin de la valvule spirale jusqu'à l'anus.

NOMS.	LONGUEUR DU CORPS depuis le bout du museau jusqu'à l'extrémité de la queue, non compris la nageoire.	LONGUEUR du CANAL intestinal depuis le pylore à la valvule du rectum.	LONGUEUR du RECTUM ou gros intestin.	TOTAL de LA LONGUEUR du canal intestinal.	RAPPORT de LA LONGUEUR du corps avec celle du canal intestinal.
ıœtodon arcuatus.	0,105	0,545	0,055	0,600	: : 1 : 5,7
ərche.	0,210	. . . . . .	. . . . . .	0,160	: : 1 : 1,3
ərca labrax . .	0,923	. . . . . .	. . . . . .	0,703	: : 1,3 : 1
ıare	0,190	. . . . . .	. . . . . .	0,730	: : 1 : 3,8
ırbeau	0,390	. . . . . .	. . . . . .	1,015	: : 1 : 2,6
otangle. . . .	0,210	. . . . . .	. . . . . .	0,366	: : 1 : 1,8
obule.	0,290	. . . . . .	. . . . . .	0,400	: : 1 : 1,4
anche	0,280	. . . . . .	. . . . . .	0,340	: : 1 : 1,2
ıox brasiliensis (l'Espadon) .	0,130	. . . . . .	. . . . . .	0,090	: : 1,3 : 1
óchet	0,840	0,680	0,140	0,820	: : 1 : 1,4
chir (Polypterus niloticus).	0,510	. . . . . .	. . . . . .	0,275	: : 1 : 1
ormyre à lèvre.	0,260	. . . . . .	. . . . . .	0,160	: : 1,6 : 1
ugil cephalus.	0,250	. . . . . .	. . . . . .	0,950	: : 1 : 3,8
lure bagre . .	0,320	0,720	0,080	0,800	: : 1 : 2,5

ARTICLE II.

Proportion de la longueur du canal intestinal à sa circonférence.

Notre but n'est pas de comparer en détail, dans cet article, la circonférence ou le diamètre des intestins avec leur longueur. Nous nous bornerons à citer quelques exemples pris dans les *mammifères*, pour prouver l'assertion avancée, dans l'article précédent, que, lorsque la longueur du canal intestinal s'écarte beaucoup dans un animal de celle observée dans les animaux voisins, dont le genre de vie est à peu près le même, le diamètre de ce même canal augmente ou diminue souvent d'une manière inverse, et détruit, en partie, l'effet d'une semblable diminution ou augmentation dans la longueur; sinon le genre de vie de l'animal en est modifié.

Dans les animaux dont le canal intestinal peut être divisé en gros et petits intestins, son diamètre diffère beaucoup dans l'une ou l'autre de ces divisions.

Dans le *gibbon*, la longueur des intestins grêles est à leur circonférence : : 31 : 1; celle du cœcum : : 1 : 4, et celle du *rectum* et du *colon* réunis : : 3 : 1.

Dans le *coaïta*, la même proportion pour les intestins grêles est : : 46 : 1, pour le cœcum : : 4 : 3, pour le colon et le rectum : : 5 : 1. Dans le *patas à bandeau noir*, la longueur des intestins grêles est à leur circonférence : : 40 : 1 ; celle du cœcum : : 5 : 6, et celle du colon et du rectum pris ensemble : : 11 : 1. Dans le *mandril*, ces différentes proportions sont : : 61 : 1, : : 18 : 5, : : 8 : 1.

On voit, dans ces quatre exemples, que c'est le *mandril* qui a les plus petits intestins grêles, et le *gibbon* les plus gros, et que ceux du *coaïta* et du *patas* ont une grosseur moyenne entre les intestins des deux premiers. Cette remarque servira à empêcher les rapprochemens que l'on pourroit faire, en ne considérant que la longueur relative du canal intestinal de ceux-ci.

Les gros intestins, le cœcum excepté, ont aussi un plus grand diamètre dans le *gibbon* et le *coaïta;* mais ce diamètre est moindre dans le *patas* que dans le *mandril.*

Dans le *maki mococo*, la longueur des intestins grêles est à leur circonférence : : 41 : 1; celle du coecum : : 2 : 1 (ce qui suppose cet intestin très-gros, car il est fort long), et celle enfin du *rectum* et du *colon* : : 1 : 1.

Dans la *noctule*, dont le canal intestinal est fort court, sa circonférence est à sa longueur : : 1 : 28; ce qui indique une proportion assez grande dans la première dimension. Dans l'*ours brun*, le même rapport est : : 1 : 37. Dans le *hérisson* : : 1 : 58, dans le *blaireau* : : 1 : 80, dans le *raton* : : 1 : 78, dans la *taupe* : : 1 : 82; dans la *musaraigne d'eau*

: : 1 : 19. On voit par-là, que, dans ce dernier animal, le diamètre proportionnel du canal intestinal est beaucoup plus grand, que dans les autres plantigrades, et compense ainsi l'extrême briéveté de ce canal, toujours comparée aux animaux de la même famille. Par contre, ce diamètre est très-petit dans la *taupe*, relativement à la longueur des intestins, qui est très-grande. Mais dans l'*ours brun*, la longueur et le diamètre semblent contribuer à la fois à rendre cet animal frugivore.

Dans les *carnivores*, le canal intestinal a ordinairement un très-petit diamètre ; la circonférence est à la longueur des intestins : : 1 : 64, dans la *loutre* : : 1 : 66, dans la *fouine* : : 1 25, dans la *belette*, dont le canal intestinal est plus court relativement au corps, que dans les deux premiers.

Dans le *lion*, où l'on retrouve les intestins divisés en gros et petits, la longueur des derniers est à leur circonférence : : 80 : 1; celle du cœcum : : 5 : 6; celle du colon et du rectum : : 7 : 1. Dans le *loup*, ces proportions sont : : 65 : 1, pour les intestins grêles : : 26 : 1, pour le cœcum et pour le rectum et le colon : : 7 : 1. Mais dans l'*hyène*, dont le canal intestinal a une longueur beaucoup plus considérable que celle des autres carnassiers digitigrades, la circonférence des intestins grêles est très-petite; elle est à leur longueur : : 1 : 110; celle du cœcum : : 4 : 9, et celle du colon et du rectum pris ensemble : : 1 : 6.

Dans le *sarigue*, ces rapports sont : : 1 : 29, : : 6 : 5,

: : 1 : 3, 6 ; aussi ses intestins sont-ils très-courts, relativement au corps.

Dans les *rongeurs*, les intestins sont ordinairement très-longs, comme nous l'avons déja vu, mais leur grosseur proportionnelle n'est pas considérable, à l'exception de celle du cœcum. Dans l'*écureuil*, on trouve pour cet intestin la même proportion que dans le *maki mococo*, c'est-à-dire, que sa longueur est à sa circonférence : : 2 : 1. Dans les intestins grêles, ces quantités sont : : 123 : 1 ; et dans les gros, non compris le cœcum : : 20 : 1.

Dans le *polatouche*, ces rapports sont, pour le cœcum : : 1 : 1, pour les intestins grêles : : 50 : 1, pour le colon et le rectum : : 12 : 1. Si l'on fait attention à la longueur des intestins de l'*écureuil* et du *polatouche*, comparée à celle du corps, on verra que, dans ce dernier, si la longueur est moindre, le diamètre relatif est plus grand.

Dans le *cochon d'Inde*, ces mêmes rapports sont : : 8 : 5,5, : : 85 : 1, : : 56 : 1. Dans le *rat* : : 3 : 4, : : 51 : 1, : : 13,5 : 1. On voit que dans ce dernier, le diamètre des intestins n'a pas diminué en proportion de sa longueur, comparée à celle des autres rongeurs qui est beaucoup plus considérable. Aussi le naturel de cet animal diffère-t-il de celui des autres *rongeurs* ; il peut très-bien se nourrir de chair, comme nous l'avons déja dit dans l'article précédent.

Dans les *loirs*, la circonférence du canal intestinal, est à sa longueur, pour le *loir* proprement dit : : 1 : 80, pour le *lérot* : : 1 : 25, pour le *muscardin* : : 1 : 66; ce qui indique un plus grand diamètre dans le *lérot* que dans les deux autres.

Dans le *fourmilier* la même proportion, pour les intestins grêles, est : : 1 : 26; pour les gros : : 1 : 2.

Dans le *tatou à neuf bandes* : : 1 : 18, : : 1 : 3.

Dans l'*éléphant*, dont le canal intestinal n'a pas la longueur relative de la plupart des autres herbivores, cette proportion indique un très-grand diamètre; elle est, pour les intestins grêles : : 1 : 18, pour le cœcum : : 3 : 1, pour le colon et le rectum : : 1 : 4.

Dans le *sanglier*, ces rapports sont : : 1 : 76, : : 1 : 1, : : 1 : 26. Ils sont beaucoup plus éloignés dans le *taureau*, dont la longueur des intestins grêles est à leur circonférence : : 271 : 1, celle du cœcum : : 6 : 1, et celle du rectum et du colon : : 51 : 1. Dans le *bufle*, au contraire, dont la longueur relative du canal intestinal est moindre, on trouve ces rapports : : 186 : 1, : : 1 : 1, : : 40 : 1.

Ils sont, dans le *cheval*, dont le canal intestinal est court, comparé à celui de la plupart des ruminans, : : 112 : 1, : : 2 : 3, : : 14 : 1. Ces rapports indiquent que la proportion du diamètre des gros intestins est beaucoup augmentée; celle des intestins grêles l'est également un peu.

ARTICLE III.

Division des intestins en gros et petits et en appendices, et proportion des petits intestins aux gros.

I. *Division des intestins en gros et petits et en appendices.*

DANS la plupart des animaux vertébrés, le canal intestinal peut être divisé en deux portions bien distinctes. L'une, ordinairement plus longue, d'un calibre plus petit, à surface interne, très-souvent veloutée, commence au pylore, et se termine à la seconde; celle-ci, plus grosse et plus courte, à surface interne, très-rarement veloutée, à parois très-souvent plus fortes et plus épaisses, aboutit à l'anus.

A. *Dans les mammifères.*

Dans les *mammifères* où cette distinction peut avoir lieu, la séparation des deux portions est indiquée par un ou plusieurs appendices, qui portent le nom de cœcum lorsqu'ils sont gros et larges, ou d'appendices vermiformes lorsqu'ils sont longs et grêles. L'*homme*, les *orangs* et le *phascolome* sont les seuls qui aient à la fois un cœcum et un appendice vermiforme bien distincts. Dans l'*échidna*, il n'y a qu'un appendice vermiforme. Mais dans les autres genres de la famille des *singes* et dans les *makis*, dans les *galéopithèques*, parmi les *chéiroptères;* dans les *mangoustes,* parmi les *plantigrades;* dans les *carnassiers digitigrades,* les *martes* exceptées; dans les *pédimanes;* dans les *rongeurs*, les *loirs* exceptés ; dans l'*oryctérope,* parmi les édentés; dans les *pachydermes*, le *daman* excepté, où il y a, outre le cœcum ordinaire, deux appendices coniques au commencement du rectum; dans les *ruminans,* les *solipèdes,* les *mammifères amphibies*, il n'y a qu'un cœcum sans appendice vermiforme. On en compte deux très-petits dans les *fourmiliers* proprement dits. Il n'y en a pas, non plus que d'appendice vermiforme, dans les autres *édentés*, tels que les *fourmiliers écailleux* et les *tatous*. On n'en trouve pas dans les *tardigrades ;* les *chauve-souris*, parmi les *chéiroptères ;* les *plantigrades*, à l'exception des *mangoustes;* les *martes*, parmi les *carnivores;* les *loirs*, parmi les *rongeurs;* et les *cétacés* en manquent également.

Mais la présence d'un cœcum, ou d'un appendice vermiforme, n'est pas nécessaire pour pouvoir reconnoître deux portions distinctes dans le canal intestinal. Les caractères que nous avons indiqués plus haut peuvent déja les distinguer. Il en est encore un aussi général; c'est un rebord circulaire plus ou moins large qui entoure, en partie ou en totalité, l'orifice de l'intestin grêle dans le gros. Ainsi, dans les *paresseux*, il n'y a que la différence de diamètre et un léger repli en forme de valvule, qui indiquent les limites et la différence du gros et du petit intestin. Il en est à peu près de même dans les *tatous.*

Dans tous les autres *mammifères* qui manquent de cœcum, le canal intestinal est tout d'une venue, conservant par-tout un diamètre à peu près égal, diminuant même un peu quelquefois, en allant vers l'anus. La division de ce canal en gros et petit intestin, n'est donc plus marquée chez eux; cependant la dernière portion de l'intestin, qui suit les vertèbres sacrées et se termine à l'anus, conserve toujours des caractères qui la distinguent du reste : la plus grande épaisseur des membranes interne et musculeuse, le défaut de velouté dans la première, une couche extérieure très-forte de fibres longitudinales dans la seconde.

Dans tous les *mammifères* qui n'ont qu'un cœcum, celui-ci ne semble qu'un prolongement du gros intestin, que le grêle laisse en deça de son insertion dans ce dernier. Ce prolongement varie beaucoup pour la grosseur, la forme et la structure; mais on peut dire que pour celle-ci, elle est ordinairement la même que celle de la partie du gros intestin avec laquelle le cœcum se continue. Quelquefois ce n'est que dans un très-court espace que le gros intestin conserve la même structure et la même dilatation que le *cœcum*, comme dans les *galéopithèques*, le *phalanger brun*, la plupart des *rongeurs* et les *ruminans;* d'autres fois, c'est dans la plus grande partie de son étendue, comme dans tous les autres mammifères où le cœcum existe. Cet testin est fort grand et généralement boursoufflé par des bandes tendineuses, dans les animaux qui se nourrissent de substances végétales, et même dans ceux qui sont omnivores, tels que les *singes*, les *makis*, etc.; cependant cette loi souffre des exceptions. Dans les *ruminans*, dont l'estomac est très-compliqué, le cœcum est médiocre et sans boursoufflure; il en manque également dans les *rats* proprement dits. Il est petit et sans boursoufflure dans le *kanguroo-rat* et le *phascolome*; au contraire, il est très-grand et boursoufflé dans les *galéopithèques* et le *phalanger brun*, qui passent pour se nourrir en grande partie de matières animales.

Dans les autres animaux qui vivent de chair, le cœcum est toujours très-petit, à cavité unie, sans boursoufflure. Ces caractères sont communs aux gros intestins : ceux-ci ont généralement, dans les animaux carnassiers, une cavité égale, comme les intestins grêles, et il n'y a guères de différence entre eux, que le plus grand diamètre des gros. La même cavité est au contraire très-inégale dans les animaux qui vivent de végétaux. Elle est généralement divisée, dans une partie, ou dans la presque-totalité de sa longueur, en un grand nombre de petites cellules, par des bandes tendineuses qui plissent et boursoufflent ses parois, et son diamètre est plus grand proportionnellement à celui des petits intestins, que dans les carnassiers. Il faut encore excepter ici le *phascolome*, dont la partie de l'intestin en deça du cœcum, est presque aussi dilatée que celle au-delà ; le *kanguroo*, où les mêmes différences ne sont pas plus marquées, et tous les *ruminans* dont le colon et le rectum ont un diamètre uniforme, et à peu près de même grandeur dans la plus grande partie de leur étendue. Dans les *rongeurs*, ces différences n'ont lieu que dans le commencement du gros intestin.

B. *Dans les oiseaux.*

Les *oiseaux* ont généralement deux cœcums qui s'insèrent de chaque côté du canal intestinal, à peu de distance de l'anus. Dans les *oiseaux omnivores* et dans les *granivores*, ils sont généralement longs et d'un assez grand diamètre : ils manquent dans la plupart des *oiseaux de proie diurnes*, ou ils y sont réduits à très-peu de chose. Le *picvert*, parmi les *grimpeurs ;* l'*alouette*, parmi les *passereaux ;* le *cormoran*, parmi les *palmipèdes*, en manquent également ; il n'y en a qu'un très-petit dans le *héron*, le *butor*, le *grèbe*. Il y en a deux très-grêles dans le *casoar* ; ils sont gros et courts dans les *harles*, les *plongeurs*, etc. Les *oiseaux de proie nocturnes* en ont deux fort grands.

Dans tous les oiseaux, la courte portion qui est entre l'insertion des cœcums et le cloaque, est un peu plus grosse que celle qui est entre cette insertion et le pylore. Ce caractère indique donc aussi dans cette classe, la division du canal intestinal en gros et petit intestin ; il est même encore marqué lorsque les cœcums n'existent pas.

C. *Dans les reptiles.*

Le canal intestinal des *reptiles* n'a généralement point d'appendice qui marque la division en gros et petit intestin; mais celle-ci n'en existe pas moins dans la plupart. Tous les *chéloniens*, la plus grande partie des *sauriens*, les *ophidiens*, les *batraciens*, à l'exception du *syren lacertina*, ont un intestin long et grêle, qui s'insère à l'extrémité d'un intestin gros et court, et se prolonge ordinairement dans la cavité, pour y former un rebord circulaire, en forme de valvule. Les parois du gros intestin sont presque toujours plus fortes, plus épaisses que celles du grêle. Ses membranes en diffèrent d'ailleurs, la musculeuse par ses fibres longitudinales, et l'interne par des plis, ou généralement par une apparence différente.

L'*iguane* est le seul des animaux de cette classe où nous ayons observé un véritable cœcum.

D. *Dans les poissons.*

La distinction du canal intestinal en gros et petit intestin est bien moins générale que dans les reptiles. Quelquefois la différence de grosseur est inverse, c'est-à-dire que la portion qui se termine à l'anus, distincte de celle qui la précède, par d'autres caractères, a un diamètre plus petit, quelquefois même des parois plus minces que celle qui la précède. C'est ce qui a lieu dans les *raies*, les *squales*, l'*esturgeon*, et même le *bichir*, parmi ceux dont la première portion du canal intestinal a une valvule spirale; dans les *syngnates*, les *coffres*, les *balistes*, parmi les poissons qui ont cette première partie séparée de la seconde par une valvule circulaire. D'autres fois le diamètre des deux portions n'est pas différent. Seulement elles n'ont pas tout-à-fait la même structure. Leur membrane interne n'a pas le même aspect. La musculeuse présente des fibres qui ont une autre direction dans le gros intestin que dans le petit, et ces différences sont confirmées le plus souvent par la présence d'une valvule circulaire, qui sépare les deux cavités, et quelquefois par un étranglement plus ou moins apparent. Ainsi dans les *tétrodons*, les *diodons*, parmi les branchiostèges; le *loup* (*anarrichas lupus*), parmi les apodes; les *scorpènes*, les *zées*, parmi les thorachiques; le *gros yeux* (*anableps 4-ophthalmus*), les *harengs*, les *saumons*, le *brochet*, parmi les abdominaux, la dernière portion du canal intestinal, séparée de la première par un repli ou un bourrelet circulaire, n'est pas plus grosse que celle-ci. Enfin la seconde partie du canal intestinal est réellement plus dilatée que la première dans les *silures*, plusieurs *labres* et *spares*, le *theutis hepatus*, les *chœtodons*, les *perches*, les *sciènes*, les *scombres*, plusieurs *pleuronectes* (tels que la *plie*, la *sole*, le *turbot* et la *limande*), les *trigles*, les *echeneis*, plusieurs *chabots*, les *gades*, plusieurs *murènes* (le *congre* entre autres), le *lump*. Mais dans la *limande*, parmi les *pleuronectes*, le *theutis hepatus*, plusieurs *labres* et *spares*, la cavité des deux intestins n'est pas séparée par une valvule.

Dans les *lamproies*, la *baudroie*, le *rat* (*uranoscopus scaber*), le *pleuronecte rayé*, le *picaud*, le *sogo* (*holocentrus sogo*), les *carpes*, les *mormyres*, les *mugiles*, on ne peut établir la distinction du canal intestinal en gros et petit intestin.

Comme presque tous les *reptiles*, les *poissons* n'ont point d'appendice à l'endroit de la réunion du gros et du petit intestin. Celui-ci s'insère ordinairement au bout du premier, et ne laisse pas, en deçà de son orifice, de cul-de-sac assez marqué pour être distingué sous un nom particulier. En revanche le canal intestinal est le plus souvent entouré, à son origine, d'un nombre très-variable de cœcums, tantôt longs et grêles, d'autres fois courts et gros, simples ou ramifiés, dont les parois sont semblables à celles de ce canal. Nous nous bornerons ici à donner une idée de leur nombre, et des poissons où on les rencontre, nous réservant d'en parler plus en détail dans l'article suivant. Ils manquent dans les *chondroptérygiens*; dans la plupart des *branchiostèges* (tels que les *syngnates*, les *coffres*, les *balistes*, les *tétrodons*, les *diodons*); dans les *apodes*; dans les *uranoscopes* et les *perce-pierres* (*blennius*), parmi les jugulaires; dans quelques *pleuronectes* (le *rayé*, par exemple); dans quelques *spares* (le *spinifer*, par exemple), parmi les thorachiques; dans le *gros-yeux* (*anableps*), plusieurs *brochets*, les *carpes*, les *silures*, parmi les abdominaux. Mais les autres poissons de ce dernier ordre en sont tous pourvus. On en compte un dans le *mugil albula*; six dans le *mugil cephalus*; un dans le *mormyrus herse*; deux dans le *mormyre à lèvre* (*mormyrus labiatus geoffr.*). Leur nombre est très-variable dans les *saumons*. Il n'y en a que six dans l'*éperlan*; soixante-huit dans le *salmo lacustris*, et soixante-dix environ dans le *saumon* ordinaire. Il y en a dix-huit dans l'*anchois*, vingt-quatre dans le *hareng*, quatre-vingt dans l'*alose*. On en compte quatre dans l'*esox sphyrœña*. Parmi les *thorachiques*, les *spares* en ont ordinairement de trois à cinq. Il y en a quatre dans la *saupe* (*sparus salpa*); trois dans la *dorade* (*sparus aurata*); trois dans le *sp. sargus*; quatre dans le *pagre* (*sp. pagrus*); un même nombre dans les *sp. mœna* et *sp. brama*; cinq dans le *sp. annularis*. Nous en avons vu huit dans une espèce de *labre* indéterminée. Il y en a de six à douze dans le *sogo* (*holocentrus sogo*); quatre dans le *theutis hepatus*; trente dans la *bandouillère en arc* (*chœtodon arcuatus*); cinq dans le *zèbre* (*chœtod. zebra*); un grand nombre dans la *dorée* (*zeus faber*); trois dans la *perca zingal* et dans la *p. fluviatilis*; quatre dans la *p. nilotica*; six dans la *p. lucio perca*; sept à huit dans la *sciène noire* (*sciœna nigra*); cinq dans le *loup* (*sciæna labrax*); six dans la *sc. cirrosa*, et un nombre beaucoup plus grand dans d'autres espèces de ce genre. On en compte trois dans le *scomber sansun*; vingt-cinq dans le *sc. ductor*; un très-grand nombre dans le *maquereau* (*sc. scombrus*); douze à treize dans le *maquereau bâtard* (*sc. trachurus*), et deux divisés en seize rameaux dans le *thon* (*sc. thynnus*). Il y en a deux seulement dans la plupart des *pleuronectes*, tels que le *turbot*, la *plie*, la *limande*, le *flez*, la *barbue*, le *picaud*, et un seul dans le *flétan*. Dans le *malarmat* (*tr. cataphracta*), il y en a six, et huit à dix dans la *lyre* (*tr. lyra*); six dans le *rémora* (*echeneis remora*); vingt-six dans le *surmulet* (*mullus surmuletus*); six dans le *mullus barbatus*; quatre dans le *scorpène l'horrible*; neuf dans le *chabot du Nil*; quatre dans le *scorpion de mer* (*cottus scorpius*).

Parmi les jugulaires, on en compte huit dans la *vive* (*trachinus draco*); huit dans la *mustele* (*gadus mustela*); trente-deux dans la *lote* (*g. lota*); trente-quatre dans la *ligne* (*g. molva*); quatre troncs ramifiés dans le *merlan*; six troncs ramifiés dans la *morue*; un seul simple dans la *merluche*; de nombreux cœcums ramifiés dans le *lieu* (*g. polachius*). Il y en a aussi un très-grand nombre dans le *lump*, parmi les branchiostéges; mais on n'en compte que deux dans la *baudroie*. Dans le *polyodon-feuille*, ils sont réunis à leur base en une seule masse. Dans l'*esturgeon*, ils ne forment qu'une masse dans toute leur étendue, parce qu'ils sont unis ensemble par une cellulosité serrée.

On voit, par ces exemples, combien le nombre de ces appendices est variable, même dans les espèces d'un même genre, dont plusieurs en manquent quelquefois, tandis que les autres en ont plus ou moins.

II. *Proportion des petits intestins aux gros.*

Dans les *mammifères*, la différence de longueur entre les gros intestins et les petits, est beaucoup moindre que dans les animaux des autres classes, où cette division peut avoir lieu; et parmi eux, ce sont en général les animaux qui se nourrissent de substances végétales, où cette différence est la plus petite. Elle se réduit à très-peu de chose dans beaucoup de *rongeurs*; quelquefois même elle est à l'avantage des gros intestins, comme dans le *paca*, où la longueur des grêles est à celle des gros :: 1 : 1,3; et dans le *rat d'eau*, où cette longueur est :: 1 : 1,2. Dans l'*écureuil*, la même proportion est :: 1,5 : 1; dans le *polatouche*, :: 3 : 1; dans le *phascolome*, :: 1 : 1; dans le *cochon d'Inde*, :: 1,7 : 1; dans le *castor*, le *lièvre*, le *rat vulgaire*, à peu près de même; dans le *hamster* et le *mulot*, :: 2 : 1; dans le *surmulot* et la *souris*, :: 4 : 1, proportion qui se rapproche de celle que nous allons donner pour les animaux omnivores. Dans les *pachydermes*, les *ruminans* et les *solipèdes*, ces différences ne sont pas encore considérables. Ainsi les intestins grêles sont aux gros : : 1,7 : 1, dans *l'éléphant*; : : 2,2 : 1, dans le *pécari*; : : 3,8 : 1, dans le *sanglier*; : : 3 : 1, dans le *verrat*; : : 1,2 : 1, dans le *chameau*; : : 3 : 1, dans le *taureau*; : : 2,4 : 1, dans le *bufle*; : : 1,3 : 1, dans le *cerf*; : : 3 : 1, dans le *bélier*; de même dans le *cheval*.

Mais, dans les *carnassiers*, ces différences sont généralement plus grandes. Ainsi la même proportion est dans le *lion* et le *jaguar*, : : 6 : 1; dans le *lynx*, : : 5,5 : 1; dans le *chien* et le *loup*, : : 5 : 1; dans l'*hyène*, : : 6,2 : 1; dans la *panthère* et le *sarigue*, on ne l'a trouvée que : : 4 : 1; dans le *chat domestique*, : : 3,5 : 1; et dans le *chat sauvage*, : : 2,4 : 1.

Cette proportion redevient très-petite dans les *makis* et dans plusieurs *singes*. Elle est : : 2 : 1, dans le *loris*; : : 1,6 : 1, dans le *mongous*; : : 2 : 1, dans le *mococo*; à peu près : : 2,1 : 1, dans le *patas*; : : 2 : 1, dans le *macaque*; tandis qu'elle est : : 5 : 1, dans le *mandril*; : : 5,7 : 1, dans le *sajou*; et dans le *gibbon*, : : 4 : 1, rapport qui est le même que dans l'homme, où il est aussi quelquefois : : 5 : 1.

Dans les *oiseaux*, cette différence est bien plus grande, et elle est à peu près la même dans ceux qui se nourrissent de substances végétales, et ceux qui vivent de matières animales. Nous ne connoissons que le *casoar* où le rapport du gros intestin au grêle soit semblable à celui de beaucoup de *mammifères ;* il est à peu près : : 1 : 5.

La même différence est également très-grande dans les *reptiles* et les *poissons*, à très-peu d'exceptions près. Nous ne nous arrêterons pas à la détailler ; on pourra en prendre une idée en jetant un coup-d'œil sur les tables des longueurs du canal intestinal dans ces deux classes d'animaux.

ARTICLE IV.

Description particulière du canal intestinal dans les diverses espèces.

Nous avons donné, dans la Leçon XX, une idée générale de la structure du canal intestinal et de ses membranes ; dans celle-ci, nous avons déja vu plusieurs parties importantes de la description de ce canal. Il ne nous reste donc qu'à faire connoître plus particulièrement les formes et la structure qu'il présente dans les diverses espèces.

A. *Dans l'homme et les mammifères.*

Dans l'*homme*, le canal intestinal peut être divisé, comme il a déja été dit, en gros et petit intestin ; celui-ci, d'un moindre diamètre que l'autre, s'en distingue encore par sa plus grande longueur et par une structure différente. On donne le nom particulier de *duodénum* à sa première portion, parce qu'elle s'étend dès le pylore jusqu'à environ douze travers de doigts au-delà ; elle se recourbe trois fois dans ce court espace, et présente un calibre un peu plus grand que le reste de l'intestin grêle, et une figure moins régulièrement cylindrique. Le duodénum est d'ailleurs plus rouge de vaisseaux, et plus abondant en cryptes muqueuses. La suite de l'intestin grêle forme à peu près un cylindre égal, dont les replis nombreux et irréguliers, fixés jusqu'à un certain point par le mésentère, remplissent en partie les différentes régions de la cavité abdominale, particulièrement la région ombilicale et les fosses iliaques ; son extrémité s'insère au gros intestin au-dessus de la fosse iliaque droite. Les parois sont en général minces, délicates et presque transparentes. La membrane interne, qui n'offre que quelques rides irrégulières dans le duodénum, présente des plis transversaux plus nombreux et plus prononcés dans la plus grande partie de l'intestin grêle ; ils deviennent plus rares et moins marqués vers la fin. Ils sont permanens, et portent le nom de *valvules conniventes*. Cette même membrane a sa surface hérissée d'une foule de petites villosités en forme d'écailles plus larges que hautes, dont le nombre et la grandeur diminuent à mesure qu'on les observe plus près du cœcum. La membrane musculeuse a deux couches de fibres, longitudinales et plus dispersées dans la couche externe, circulaires et plus nombreuses dans l'interne : elles sont plus sensibles dans le duodénum, et s'aperçoivent quelquefois très-difficilement dans la plus grande partie de l'intestin grêle. L'autre portion du canal intestinal, l'intestin gros, part de la fosse iliaque droite, remonte dans l'hypocondre du même côté, passe dans l'hypocondre gauche, descend, en se courbant en S, dans le bassin, traverse celui-ci en suivant les vertèbres sacrées, et se termine à l'anus. Il reçoit l'intestin grêle à quelques pouces au-delà de sa première extrémité ; cette partie, qui se trouve ainsi séparée du reste, et dont la cavité forme un sac, porte le nom de *cœcum*. On appelle *rectum* l'autre extrémité du gros intestin, qui commence à peu près vis-à-vis de la dernière vertèbre des lombes, et se continue jusqu'à l'anus. La portion intermédiaire est désignée par les anatomistes sous le nom de *colon*. Son apparence et sa structure sont les mêmes que celles du *cœcum*. Trois rubans musculeux qui partent du sommet conique obtus et arrondi de ce dernier intestin, se continuent dans toute l'étendue du colon. Ils en plissent les parois, les rendent boursoufflées, et divisent ainsi la cavité de ces intestins en une quantité de petites cellules. Ces rubans sont rapprochés dans le rectum, et recouvrent toute la circonférence de cet intestin, qui n'a plus de boursoufflure. Le cœcum est encore remarquable par un appendice vermiforme, dont la longueur varie de deux à plus de huit centimètres, et dont les parois recèlent une quantité de follicules muqueux. Il tient au côté gauche de cet intestin. Entre l'orifice de l'intestin grêle et le colon, la membrane interne forme un large pli, dont l'usage est d'empêcher le retour des matières fécales des gros intestins dans l'intestin grêle. La même membrane présente un grand nombre d'autres plis irréguliers, mais qui sont cependant plus généralement transversaux dans le cœcum et le colon, et se didirigent particulièrement suivant la longueur dans le rectum. Cette membrane n'a point de villosité. La membrane musculeuse, outre les rubans déja décrits, présente encore quelques fibres longitudinales, comme dispersées sur le cœcum et le colon, et un grand nombre de fibres circulaires. Elle est plus forte dans le rectum que dans le reste du gros intestin; les fibres longitudinales y sont d'ailleurs plus nombreuses, et plus également distribuées.

Dans les *singes*, le canal intestinal est en général très ressemblant à celui de l'homme. Il n'offre ordinairement, dans ces animaux, que de très-petites différences, à peine dignes d'être remarquées. Cependant l'appendice vermiforme du cœcum ne se trouve que dans les *orangs;* les autres genres de cette famille en manquent. Le duodénum est généralement fort court, et quelquefois d'un plus petit diamètre que le reste de l'intestin grêle, dont la partie la plus étroite est celle qui s'insère au gros intestin. Le cœcum est plus court dans le

gibbon

gibbon que dans l'homme ; dans les *guenons* il est quelquefois plus long, mais il est toujours gros, court, et de figure conique, celui des *sagouins* et des *sapajous* excepté, qui est long, cylindrique, recourbé à son extrémité, et quelquefois d'un diamètre plus petit que la suite du gros intestin : c'est ce qui a lieu, par exemple, dans le *sajou-brun*, où il augmente de grosseur vers son extrémité.

Les *makis* ont tous le cœcum plus long que les *singes*. Il diminue insensiblement dans le *mokimococo*, et devient plus petit que l'iléon, à quelques centimètres de sa terminaison. L'endroit où il se continue avec le colon est la partie la plus grosse de tout le canal intestinal. De-là, jusqu'à la distance de douze à treize centimètres, le colon diminue peu à peu de grosseur, devient plus petit que l'iléon, et conserve ensuite le même diamètre. Les boursouflures des gros intestins, ainsi que les bandes tendineuses qui les forment, ne sont marquées que dans la partie conique du colon et dans le cœcum. Dans le *mongous*, cette partie conique et boursouflée du colon est beaucoup plus longue. Dans le *vari* le cœcum est encore plus long, mais en même temps d'un plus petit diamètre que dans les précédens. Dans les *loris* le canal intestinal a des parois minces, transparentes, et un calibre inégal, dilaté par intervalle, formant des bosselures, et très-raccourci par le mésentère ; le cœcum est alongé et peu boursouflé.

Dans plusieurs endroits des gros intestins, leur diamètre n'excède pas celui des grêles.

Dans le *tarsier* le canal intestinal n'a ni bandes ligamenteuses ni boursouflures. Le *cœcum* est fort long et très-dilaté. La partie du canal intestinal, comprise entre son insertion et l'anus, n'a que quelques millimètres de plus en longueur, et un diamètre à-peu-près égal à celui de l'intestin grêle.

Parmi les *chéiroptères*, les *galéopithèques* se distinguent des *chauve-souris*, et se rapprochent des précédens par la présence d'un très-grand cœcum, et la division du canal intestinal en gros et petit intestin. Le *cœcum* est raccourci par trois bandes musculeuses, qui forment un grand nombre de boursouflures. La partie du gros intestin, qui est au-delà de l'insertion de l'iléon, conserve le même diamètre et la même structure boursouflée jusqu'à la distance de six à sept centimètres, de sorte qu'elle ne semble former avec le cœcum qu'un même intestin, au milieu duquel l'iléon viendroit se joindre. Nous verrons quelque chose de semblable dans les rongeurs. Après cet espace, le gros intestin diminue de diamètre, perd ses boursouflures, et prend la même apparence que l'intestin grêle.

Dans les *chauve-souris* le canal intestinal conserve à-peu-près par-tout le même diamètre, et sa membrane interne est sans rides transversales. Cependant celui des *roussettes* est plus dilaté dans le commencement que dans la suite, et présente quelques bosselures sans bandes ligamenteuses. Ses membranes sont aussi très-minces dans cette partie dilatée; elles augmentent d'épaisseur dans la partie qui répond au rectum, où l'interne présente quelques plis longitudinaux. Cette membrane ne forme point de plis dans le reste de son étendue, mais sa surface est hérissée de papilles.

Dans les *carnassiers plantigrades* le canal intestinal conserve à-peu-près le même diamètre dans toute son étendue. Sa dernière portion, qui suit l'os sacrum, et aboutit à l'anus, peut être, malgré cela, distinguée du reste par la plus grande épaisseur de ses parois, et par quelques rides longitudinales de sa membrane interne. Celle-ci n'a point de rides ni de plis dans le reste du canal; elle offre seulement un velouté, particulièrement dans le commencement de l'intestin, formé quelquefois de filamens très-apparens, et de forme cylindrique. Il faut cependant excepter de cette conformation générale les *ichneumons*, dans lesquels on retrouve un petit cœcum, qui sépare le canal intestinal en deux portions distinctes. Dans l'*ichneumon* d'*Égypte* l'intestin grêle conserve le même diamètre dans toute son étendue; il est de moitié plus petit que celui du gros intestin. Le cœcum, qui les sépare, n'a que 8 millimètres de diamètre, tandis que l'intestin grêle en a 11; il ressemble d'ailleurs, pour la forme, au cœcum de la civette, que nous allons décrire, c'est-à-dire qu'il est alongé, cylindrique, et un peu plus mince vers son extrémité jusqu'à sa base. La surface interne de l'intestin grêle a des villosités nombreuses, qui paroissent cylindriques; celle du gros intestin a des rides irrégulières. Il n'y a ni pli ni ride à l'endroit ordinaire de la valvule de Bauhin. Les parois du canal intestinal sont médiocrement épaisses.

On retrouve, dans les *martes*, les mêmes circonstances de forme et de structure que dans la plupart des plantigrades. Cette structure est encore à-peu-près semblable dans les autres *carnassiers digitigrades*, c'est-à-dire que les intestins n'ont généralement point de bosselures, et présentent intérieurement une surface lisse et égale, très-finement veloutée dans l'intestin grêle; mais leur diamètre est toujours plus grand dans le gros intestin. Celui-ci est encore remarquable, comme dans les précédens, par la plus grande épaisseur des parois du rectum, dont la membrane musculeuse a extérieurement des fibres longitudinales très-fortes, qui la recouvrent de tous côtés.

Dans la *civette* le cœcum est très-court, étroit, et semblable, pour la forme et la grandeur, au petit doigt de l'homme. L'intestin grêle vient se joindre très-obliquement au gros intestin. Celui-ci a, ainsi que le cœcum, des parois très-épaisses. La membrane interne y forme de fortes rides épaisses et longitudinales. Dans le *zibet* et la *genette* c'est à-peu-près la même chose. L'insertion de l'iléon, dans le gros intestin, est marquée par un rebord circulaire, qui forme la valvule de Bauhin.

Dans les *chats* le cœcum est également très-court, et terminé en cône obtus, dont le sommet a des parois plus fortes, qui renferment dans leur épaisseur beaucoup de cryptes muqueuses. Les gros intestins ont un diamètre beaucoup plus grand que les grêles. Dans ceux-ci la membrane interne offre un velouté, composé de filamens très-fins et courts, sans rides ni plis. La même membrane a des rides irrégulières vers la fin du colon et dans le rectum; elle est lisse et percée visiblement dans le *tigre* des orifices nombreux, des follicules renfermés dans son épaisseur ou dans celle de la cellulaire.

Dans les *chiens* le cœcum est recourbé plusieurs fois sur lui-même, et repose sur l'iléon, auquel il adhère par du tissu cellulaire. Ce tissu lie aussi entre eux les tours du cœcum, qui varient suivant les espèces. Les gros intestins n'ont guères plus de diamètre que les grêles. La valvule de Bauhin est, comme dans la *civette*, un rebord circulaire qui entoure l'orifice de l'intestin grêle dans le gros. La membrane interne forme, dans celui-ci, quelques plis longitudinaux. Elle est légèrement veloutée dans les intestins grêles, et gonflée ordinairement de mucosités. La musculeuse est moins épaisse que dans l'estomac.

Dans l'*hyène* les intestins grêles vont en grossissant, du pylore au cœcum. Celui-ci est long et étroit, obtus à son extrémité. Les parois du canal intestinal sont minces, et presque transparentes, tandis qu'on peut généralement les dire épaisses dans les autres animaux du même ordre.

Parmi les *pédimanes*, les *sarigues*, la *marmose* et le *cayopolin* ont aussi un canal intestinal à membrane peu épaisses. On n'y voit pas de boursouflures produites par des bandes musculeuses qui le raccourciroient, mais seulement quelques bosselures, qui sont dues à des renflemens irréguliers de ses parois.

Dans le *sarigue manicou* l'intestin grêle est du tiers moins volumineux que le gros. Celui-ci a un diamètre uniforme dans toute son étendue. Le *cœcum*, qui est cylindrique et un peu plus long, proportionnellement, que dans les chats, ne semble en être qu'un prolongement. Dans l'un et l'autre la membrane musculeuse a une couche extérieure de fibres longitudinales. L'interne est partout sans ride ni pli, à l'exception d'un pli léger qu'elle forme autour de l'orifice de l'iléon dans le colon. Elle est finement veloutée dans les intestins grêles. Dans la *marmose* les intestins grêles ne diffèrent pas autant des gros, pour le diamètre; ils ont quelques étranglemens. Dans le *cayopolin* le duodénum est plus dilaté que le reste de l'intestin grêle. Le cœcum est long, étroit, et tourné en spirale, et le colon plus dilaté dans les commencemens que dans la suite.

Dans le *phalanger brun* il y a un très-grand

cœcum, dont le fond s'amincit en une espèce d'appendice vermiforme. Deux larges bandes musculeuses le plissent et forment des boursouflures d'un côté. L'intestin grêle est d'un tiers moins volumineux que le gros. Ni l'un ni l'autre n'ont d'étranglemens.

Dans le *kanguroo-rat* le canal intestinal ne présente aucune boursouflure. Ses parois minces et transparentes offrent quelques dilatations par intervalle. Le cœcum est court, gros et arrondi. La membrane interne est lisse, sans velouté sensible. Elle a, dans l'intestin grêle, des rides extrêmement fines, formant des zigzags en travers.

Dans le *kanguroo-géant* le canal intestinal diffère peut-être encore plus de celui du *kanguroo-rat* que les estomacs de ces deux espèces. Le cœcum est proportionnellement plus long. Il est gros en même temps, et boursouflé par deux bandes tendineuses, qui se prolongent sur le colon dans la longueur de 7 à 8 décimètres, et rendent ce dernier intestin semblablement boursouflé dans cet espace. Son diamètre, qui égale celui du cœcum dans le commencement, n'est plus que la moitié aussi grand dans tout le reste du gros intestin, et varie comme celui de l'intestin grêle, de 0,025 à 0,035. Cette portion de l'intestin gros ressemble d'ailleurs au grêle par le défaut de boursouflures. Le diamètre de celui-ci va en diminuant du duodénum jusqu'à l'insertion de l'iléon. La membrane interne y est veloutée, sans pli ni ride. Elle ne l'est pas dans le gros intestin, où elle présente des rides irrégulières dans la partie boursouflée, et des rides légères longitudinales dans le reste de son étendue. La membrane musculeuse est beaucoup plus forte dans le gros intestin que dans le grêle. En général il y a une grande ressemblance entre le canal intestinal de cette espèce de *kanguroo* et celui de la plupart des *rongeurs*.

Dans le *phascolome* les gros intestins ne sont guères plus volumineux que les petits. L'extrémité de ceux-ci s'unit, presque à angle droit, au colon, très-près de son commencement, de manière que le *cœcum* est fort court et de même diamètre que la partie du colon avec laquelle il se continue. A l'angle qu'il forme avec l'intestin grêle, il y a un petit appendice vermiforme, long de trois centimètres, large de quatre millimètres, qui se prolonge sur les parois du cœcum, et s'ouvre par un très-petit orifice, à côté de celui de l'intestin grêle, qui est bordé d'un repli. Le colon a d'abord deux larges bandes musculeuses non interrompues dans un assez long espace; elles plissent cet intestin et boursouflent ses parois. Plus loin, il y a trois de ces bandes, moins larges, et n'existant que de distance en distance; ensuite elles disparoissent entièrement. La membrane interne a des plis longitudinaux dans le rectum.

Le canal intestinal des *rongeurs* a, dans la plus grande partie de son étendue, des parois minces et peu dilatées, exceptés le cœcum, qui est généralement très-volumineux, et remplit une grande partie de la cavité abdominale, et le colon, qui présente souvent, dès son origine, la même apparence que le cœcum; mais ce n'est jamais que dans un très-court espace.

Dans le *porc-épic* le duodénum est très-dilaté. Le reste de l'intestin grêle est fort étroit, particulièrement près de sa terminaison. Le cœcum est long, conique, et d'un grand diamètre. Trois bandes musculeuses forment dans sa longueur autant de rangs de boursouflures. Il n'y en a qu'un seul rang dans, à-peu-près, le premier quart du colon. Elles occupent le tiers de la circonférence de cet intestin. Sa cavité est unie dans le reste de sa longueur. Les parois de tout le canal intestinal sont fort minces. Les villosités de la membrane interne sont en forme d'écailles alongées pyramidales, plus étroites et plus hautes que celles de l'homme, mais leur ressemblent d'ailleurs beaucoup. Elles sont, comme à l'ordinaire, beaucoup moins grandes vers la fin de l'iléon que dans le duodénum.

Dans le *cochon d'Inde*, l'*agouti* et le *paca*, ce dernier intestin est extrêmement grand et boursouflé par deux bandes charnues dans les deux derniers; il y en a trois dans le premier. Dans tous le colon conserve le diamètre du cœcum pendant un très-court espace, puis il se rétrécit peu à peu, et ne conserve guères plus de grosseur que l'intestin grêle, dans la plus grande partie de son étendue. Dans le *paca* cet intestin présente, sur un côté de ses parois, un large réseau glanduleux, qui se réunit bientôt en une masse épaisse et étroite, allant en zigzag jusqu'à la distance de 5 décimètres, où elle disparoît : on en trouve des traces dans l'*agouti*. Les parois de cet intestin sont d'ailleurs finement striées dans le sens de leur longueur. L'instestin grêle, très-étroit à son insertion, s'ouvre dans le cœcum, et celui-ci dans le colon. Les deux orifices sont bordés d'un large repli en forme de valvule. La même chose a lieu dans l'*agouti*. Le cœcum n'a rien de fixe dans sa position. Le colon de l'agouti forme derrière le foie plusieurs petites circonvolutions concentriques, puis il se porte en arrière pour s'unir au rectum.

Dans le *lièvre* et le *lapin*, l'intestin grêle conserve à peu près partout le même diamètre. Le *cœcum* est aussi très-considérable; il forme un cône très-alongé, ayant, de distance en distance, des étranglemens, jusqu'à quelques centimètres de son extrémité; ces étranglemens répondent à une valvule spirale qui divise sa cavité. L'intestin grêle forme, au moment de se terminer dans le gros, un petit cul-de-sac à parois épaisses et glanduleuses. Le colon est un instant aussi dilaté que le cœcum, mais il se rétrécit bientôt. Il a d'abord trois rangs de boursouflures à peu près égales et autant de bandes musculeuses, plus loin il n'en a plus qu'une; enfin elle disparoît ainsi que les boursouflures, et on n'en voit plus dans le rectum qui est dilaté, par intervalle, par les excrémens moulés dans les bosselures du colon. La membrane interne est veloutée et sans plis dans le commencement de l'intestin grêle; dans le reste de cet intestin elle forme quelques plis longitudinaux : il y en a de semblables dans le rectum. Cette membrane est lisse dans le cœcum, mais sa surface est papilleuse dans la portion du colon, qui a trois rangs de boursouflures.

Dans l'*écureuil*, le duodénum se prolonge jusqu'à la région iliaque droite, sous l'intestin grêle, qui a à peu près le même diamètre. Le *cœcum*, qui est long, cylindrique, et terminé en pointe mousse, n'a pas la même situation dans les différens sujets. Le colon est, dans un très-court espace, presque aussi dilaté que le cœcum; il n'est ensuite guères plus gros que l'intestin grêle. Dans le *polatouche*, le *cœcum* est terminé par une pointe courte et en forme d'alêne. Le reste du canal intestinal est à peu près le même que dans l'écureuil.

Dans le *castor*, le duodénum commence par un court renflement; la suite des intestins grêles conserve le même diamètre jusque près de leur insertion au colon, où ce diamètre est un peu diminué. Le gros intestin a beaucoup d'étranglemens et de boursouflures; il y a deux de celles-ci, à son origine, remarquables par leur grosseur.

Le cœcum est très-volumineux, de forme conique et alongée.

Dans le *marmota bobac*, l'intestin grêle est très-étroit, le cœcum très-volumineux, et divisé par étranglemens à l'extérieur, et à l'intérieur par des autant de plis annulaires. La première portion du gros intestin est large, il se rétrécit ensuite. Le canal intestinal de la *marmote* des Alpes est à peu près semblable. L'une et l'autre de ces espèces se distinguent, ainsi que les *loirs*, de tous les autres animaux qui faisoient partie du genre des rats de *Linnœus*, par le défaut des plis obliques du colon, que nous allons décrire dans ces derniers.

Dans l'*ondatra*, le cœcum est très-volumineux; il passe de la région ombilicale dans la région iliaque gauche, puis dans la droite, et se prolonge jusqu'à l'hypocondre du même côté. Le colon est tourné en spirale dans sa première portion. Le canal intestinal des *campagnols* est conformé de même.

Dans le *rat d'eau*, les intestins grêles ont partout le même diamètre; ils sont très-étroits, ainsi que la plus grande partie des intestins. Le commencement du colon seulement est très-volumineux, il diminue ensuite de diamètre, et se tourne en spirale très-serrée dans une grande partie de sa longueur. Le cœcum est gros et long, avec des étranglemens de distance en distance. Toutes les parois du canal intestinal sont minces et transparentes. Dans le commencement du colon, la membrane interne forme des plis réguliers qui paroissent au-dehors à travers les autres membranes, et semblent autant de fibres spirales. Le canal intestinal est parfaitement semblable dans le *campagnol proprement dit.*

Dans les *rats propremens dits*, il n'y a guères que le cœcum qui varie pour la forme. Il est large, court, et un peu courbé en arc, et sans étranglement dans le *rat vulgaire* et le *surmulot*, plus long et plus étroit dans la *souris*, également alongé dans le *mulot*, aminci à son extrémité, et divisé par des étranglemens. Dans tous, le canal intestinal a des parois minces, délicates, transparentes; l'intestin grêle conserve par-tout le même diamètre; le gros, d'abord étroit dans le *rat* et le *surmulot*, et à parois épaisses, ayant intérieurement des plis longitudinaux, se dilate ensuite, après un très-court espace, et présente, dans l'étendue de quelques centimètres, ces traces obliques et spirales décrites dans les *campagnols*; puis il se rétrécit une seconde fois, et n'a plus qu'un petit calibre dans la plus grande partie de son étendue. Dans la *souris* et le *mulot*, le colon est à son origine aussi volumineux que le cœcum, mais après quelques millimètres il se rétrécit beaucoup; on y remarque aussi les stries obliques formées par les plis de la membrane interne.

Dans le *hamster*, le cœcum est long et boursouflé par une bande musculeuse. Le commencement du gros intestin est également gros et tourné en spirale ; le reste n'a pas plus de diamètre que l'intestin grêle.

Dans les *rats-taupes* en général, le cœcum est grand, long, aminci à son extrémité, et sillonné en travers par des étranglemens. Le colon est tourné en spirale dans la plus grande partie ou dans la totalité de son étendue. On y remarque aussi les stries obliques observées dans les genres précédens.

Dans le *souslic* (*mus citellus*), le cœcum est court, très-large, et non divisé en cellules par des étranglemens : mais il y en a dans le commencement du colon, qui est très-dilaté.

On retrouve encore dans les *gerboises* les stries obliques du colon. Dans le *zad* (*m. longipes*), le colon est alongé, replié en demi-cercle, et à cavité simple. Dans le *mongul* (*m. jaculus*), le cœcum est contourné en trois spirales.

Cet intestin manque dans les *loirs*, chez lesquels le canal intestinal conserve à peu près partout la même apparence, c'est-à-dire, des membranes minces et transparentes, et un diamètre à peu près semblable, sauf quelques dilatations irrégulières.

Le *canal intestinal* peut être aussi divisé dans les *édentés*, en gros et petit intestins, quoique les limites de l'un et de l'autre ne soient pas toujours indiquées par un appendice.

Dans le *fourmilier*, les deux petits appendices en forme de cœcum partagent le canal intestinal en deux portions très-inégales, dont celle qui est entre ces appendices et l'anus, est beaucoup plus courte, et d'un diamètre plus grand que l'autre. L'orifice de ces petits appendices est tellement resserré, qu'il ne peut y entrer des matières fécales. Le passage de l'intestin grêle dans le gros est aussi fort étroit. Le premier est très-raccourci par le mésentère, et son calibre très-irrégulier.

Dans l'*échidna*, l'appendice unique qui remplace le cœcum a vingt-deux millimètres de long et trois millimètres de diamètre. Celui des gros intestins est à peu près double du diamètre des petits. On n'observe aucun pli dans toute l'étendue de leur membrane interne. Cette membrane est finement veloutée dans les intestins grêles. Dans l'un et l'autre elle présente par intervalle des taches noirâtres qui sont des amas de follicules glanduleux, ayant chacun un enfoncement au centre; les petits espaces qu'ils laissent entre eux sont blanchâtres. La dernière portion de l'iléon présente une fort grande de ces taches. Les parois de l'appendice sont également garnies de ces follicules. La membrane musculeuse est plus épaisse dans le rectum qu'ailleurs.

Le canal intestinal de l'*ornithorinque* est bien différent de celui de l'*échidna*, comme l'estomac de l'un et de l'autre. Le duodénum est la portion la plus large de l'intestin grêle; celui-ci diminue peu à peu de diamètre jusqu'au cœcum, qui est plus long, mais aussi étroit que dans l'échidna, et ressemble à un appendice. Le diamètre de l'intestin gros va au contraire en augmentant depuis le cœcum jusqu'au rectum, qui en est la portion la plus large. Cet intestin a plusieurs sinuosités dans l'hypocondre droit, passe sous le duodénum et l'estomac, en traversant la région épigastrique, et se replie en arrière pour pénétrer dans le bassin. La membrane interne présente au commencement quelques plis longitudinaux et parallèles, qui disparoissent ensuite. Dans l'intestin grêle, cette membrane forme une foule de lames circulaires et parallèles, serrées les unes sur les autres, qui diminuent beaucoup le diamètre de son canal. Les lames sont moins nombreuses et moins larges en approchant du cœcum, et s'effacent à quelques centimètres en deçà de cette partie. On ne retrouve des exemples d'une pareille organisation que dans les poissons.

Dans le *phatagin* (*manis longicauda*), le canal intestinal augmente de volume, et ses parois de consistance dans la dernière portion qui répond au gros intestin; mais les limites de celui-ci, qui n'étoient indiquées par aucun appendice cœcal, ne nous ont pas semblé bien déterminées dans le sujet unique, assez mal conservé, que nous avons eu sous les yeux.

Dans le *taiou à dix bandes*, la dernière portion du canal intestinal, qui va de dessous l'estomac à l'anus, est distincte de celle qui la précède

cède par un plus grand diamètre, par un étranglement qui les sépare, et par des parois plus épaisses. L'une et l'autre ont un calibre fort irrégulier. L'intestin grêle est singulièrement plissé par le mésentère.

Dans l'*oryctérope* le cœcum est court et ovale.

Dans les *paresseux* l'intestin grêle, dont le diamètre est beaucoup moindre que celui du gros, s'en distingue par la dilatation brusque que forme celui-ci. Il y a un léger repli qui sépare leur canal. Le premier fait un grand nombre de circonvolutions, retenues par le mésentère, qui le raccourcit beaucoup, tandis que le gros intestin va droit à l'anus.

Dans l'*éléphant* le colon forme en travers deux circonvolutions, ayant l'air d'autant de poches, qui se présentent à l'ouverture de l'abdomen dans les régions ombilicales et hypogastriques, et recouvrant presque tous les autres intestins. Il part du rein gauche, se porte en arrière dans l'hypogastre, qu'il traverse, se rétrécit et se replie de droite à gauche, en s'élargissant de nouveau, et se recourbe une troisième fois de gauche à droite, pour toucher au duodénum près du pylore; là, il se retourne en arrière, suit la colonne vertébrale, et se change en rectum. Le *cœcum* s'étend du rein gauche dans la région ombilicale. Les circonvolutions des petits intestins sont irrégulières. Ces intestins conservent à-peu-près un diamètre égal, sans boursouflure, dans toute leur étendue.

Ils semblent se prolonger dans l'intérieur du colon pour y former une valvule circulaire musculo-membraneuse, longue de plusieurs centimètres. Leur largeur égale à peine celle du plus petit diamètre de cet intestin. Leurs parois sont épaisses de 6 à 30 millimètres. Les membranes péritonéale et musculeuse font les deux tiers de cette épaisseur. Celle-ci est formée de deux couches de fibres, séparées par une couche légère de tissu cellulaire. Ces fibres sont longitudinales dans la couche externe, et circulaires dans l'interne. Dans l'une et dans l'autre, elles recouvrent la surface entière de l'intestin. La membrane interne ne présente d'autres villosités que des papilles fines et courtes. Elle est mince et plissée irrégulièrement, mais principalement en travers. Il y a même, dans ce sens, d'assez longs plis, qui forment autant de valvules. La couche du tissu cellulaire, qui est entre cette membrane et la musculeuse, est épaisse et blanchâtre. Le cœcum est court, extrêmement large, conique et boursouflé par trois bandes musculeuses. Le *colon* présente également des boursouflures rangées sur deux rangs de chaque côté. Les fibres de la membrane musculeuse ne sont longitudinales, dans les gros intestins, que dans les bandes tendineuses, c'est-à-dire du côté de l'attache du mésentère. Ailleurs elles sont circulaires. La membrane interne a, à-peu-près, le même aspect que dans l'intestin grêle. Ses nombreux replis sont irréguliers; cependant ils forment de larges valvules en travers, dans quelques portions du colon, et sont dirigés dans le sens de la longueur, dans le rectum.

Dans le *rhinocéros unicorne* adulte, le cœcum a plus de 0,649 de long sur 0,405 de diamètre. Il se présente en travers à l'ouverture de l'abdomen, derrière deux courbures du colon. Il a, à sa face antérieure, une bande tendineuse, qui le boursoufle. On ne voit pas de bandes tendineuses ni de boursouflures, d'une manière bien marquée, dans les deux premiers arcs du colon, que nous venons d'indiquer, et qui ont plus de 0,324 de diamètre; mais les unes et les autres sont plus sensibles dans la suite de cet intestin, dont le diamètre est moindre. La surface interne du canal intestinal a un aspect très-varié et extrêmement intéressant. Dans le premier tiers de la partie du duodénum comprise entre le pylore et l'insertion des canaux hépatique et pancréatique, la membrane interne forme de petits replis longitudinaux et saillans, en forme de segmens de cercle. Vers le dernier tiers de cet intervalle ces replis approchent davantage de la direction transversale, et prennent une figure triangulaire; ils se changent en espèces de papilles pyramidales. A 0,162 au-delà de l'insertion des canaux hépatique et pancréatique, ces lames sont plus nombreuses, comprimées, et irrégulièrement lobées. Au-delà ce sont des espèces de papilles, alongées en filamens, pressées les unes contre les autres, particulièrement au milieu de la longueur de l'intestin grêle. Quelques-unes ont jusqu'à 0,033 de longueur. Il y en a qui ont 0,022 de largeur. Leur extrémité est quelquefois fourchue. La valvule du cœcum est circulaire. La surface interne de cet intestin n'a que les rides qui répondent aux bosselures; mais l'intérieur du colon a de nouveau ces replis, formant des lames saillantes et transversales, qui augmentent en largeur à mesure qu'ils s'approchent du rectum. Le dernier, qui est le plus grand, sépare la cavité du colon de celle de cet intestin, où l'on ne trouve presque pas de semblables replis.

Dans le *daman* l'intestin grêle a un diamètre inégal, plus petit cependant vers la fin. Ses parois sont médiocrement épaisses, et veloutées intérieurement. Le cœcum est gros, court, et partagé en cellules par deux bandes musculeuses, qui plissent ses parois. Sa membrane interne est mince, lisse, et plissée irrégulièrement. L'orifice de l'iléon, dans cet intestin, est fort étroit, et entouré d'un bourrelet. Près de cet orifice se trouve celui du cœcum dans le colon qui, du côté du premier, est bordé d'un large pli, afin d'empêcher les matières de passer directement de l'iléon dans le colon. La première portion de cet intestin forme une poche large de 0,020 environ, et longue de 0,027, dont les parois ressemblent à celles du cœcum. Au-delà de la poche le colon devient fort étroit, à parois épaisses, à membrane interne, ayant des plis ondulés, d'abord longitudinaux, puis en travers, dans la longueur de 0,080. Au-delà de cet espace, le colon s'élargit de nouveau. Son diamètre devient inégal, et sa membrane interne présente de larges plis longitudinaux. A 0,486 de la poche il a deux appendices coniques, longs de 0,074, larges à leur base de 0,020, dont les parois, un peu plus épaisses vers leur sommet, sont aussi minces, dans le reste de leur étendue, que celles du colon, et qui s'ouvrent de chaque côté, dans sa cavité, par deux larges orifices. Elles sont assez comparables aux cœcums des oiseaux. Entre elles et le rectum le colon fait plusieurs tours de spire. Depuis les appendices, endroit où il est très-large, il se porte en avant, passe de l'hypocondre droit dans l'hypocondre gauche, en traversant derrière l'estomac la région épigastrique, se dirige en arrière, puis se replie en avant, et se recourbe une seconde fois en arrière pour se changer en rectum. Les limites de celui-ci sont peu marquées. Il commence à peu près à 0,243 de l'anus, endroit où il n'a que 0,006 de diamètre, tandis que vers la fin il en a 0,011. Ses parois, plus épaisses que celles du colon, ont intérieurement de larges plis longitudinaux et parallèles. La membrane musculeuse y est très-forte vers la fin, et composée d'une couche extérieure très-marquée de fibres longitudinales. Ces fibres sont circulaires dans les appendices. A l'exception du cœcum et de la poche du colon,

BIBLIOTHÈQUE ROYALE

le gros intestin n'a point de bandes musculeuses qui partagent sa cavité en cellules. Ses parois sont généralement assez minces.

Dans le *cochon* l'intestin grêle a un diamètre égal dans toute son étendue. Ses parois sont unies. Sa membrane interne ne montre que des papilles peu apparentes. Le cœcum est d'une grosseur médiocre, boursouflé par trois bandes tendineuses. Tout le reste du gros intestin est boursouflé de même, mais seulement par deux bandes de même nature.

Dans le *pecari* le diamètre des intestins grêles est par-tout à-peu-près le même. Le cœcum est volumineux, court, et de forme conique. Le colon est d'abord aussi gros que celui-ci ; il diminue ensuite de volume jusqu'au rectum, dont le diamètre ne change pas dans toute son étendue.

Dans l'*hippopotame* le canal intestinal conserve à-peu-près le même diamètre dans les $\frac{12}{13}$ de sa longueur ; mais il devient presque double dans le reste de son étendue.

Ces parties présentent très-peu de différences dans les *ruminans.* Le cœcum est conique, peu volumineux et sans boursouflure. Le colon conserve dans son commencement le même diamètre, puis se rétrécit bientôt, et ne surpasse plus celui des intestins grêles. Une grande portion de ces intestins forme plusieurs tours concentriques et en différens sens, réunis, sur un même feuillet de mésentère, en un seul paquet, qui est comme flottant dans l'abdomen. Nulle part il n'a de boursouflure non plus que le rectum.

Les membranes de l'intestin grêle sont minces. L'interne est sans rides, excepté dans le duodénum, où il y en a de transversales ; ses villosités sont comme des écailles extrêmement fines. La musculeuse a une couche extérieure de fibres longitudinales, qui recouvrent des fibres circulaires.

Les membranes des gros intestins sont généralement plus épaisses. Dans le *bœuf*, le cœcum éprouve un étranglement, puis il se renfle et est terminé en massue. Sa membrane interne est lisse et sans plis, excepté à l'endroit étranglé où il y a des rides longitudinales. Elle est plus épaisse et plus muqueuse depuis cet endroit jusqu'au fond. La musculeuse a une couche interne de fibres longitudinales très-marquées. Dans le colon, les fibres longitudinales de cette membrane sont disposées par larges bandes, qui laissent de petits intervalles, où paroissent les fibres circulaires de la seconde couche, dont les faisceaux sont plus forts; l'interne y est lisse et sans rides. Vers la fin du *rectum*, dont les parois sont encore plus fortes que celles du colon, la membrane interne a des plis longitudinaux et parallèles, et très-près de l'anus, des rides circulaires et concentriques.

Le canal intestinal du *chameau*, du *dromadaire* et du *lama*, ne diffère pas essentiellement de cette description faite d'après celui du bœuf; seulement le duodénum dans ce dernier est d'abord large, et forme comme une poche ovale et courte avant sa première courbure. L'intestin grêle, extrêmement raccourci par le mésentère, a quelques plis en travers, intérieurement, et le colon des plis longitudinaux et parallèles. Le cœcum forme un cône régulier, sans étranglement.

Dans le *bouc*, le cœcum est long et cylindrique, et beaucoup plus grand à proportion que dans le *bœuf*.

Dans les *solipèdes*, le duodénum est un peu plus renflé que le reste de l'intestin grêle, dont tout le canal a des étranglemens que l'on peut faire disparoître en le gonflant de souffle. Le cœcum est très-volumineux; il a presque autant de circonférence à l'endroit le plus gros, que de longueur; son extrémité est conique et terminée en pointe. Le colon commence par un cul-de-sac recourbé en crosse et séparé du reste par un étranglement. Les intestins forment d'abord un arc étendu depuis le flanc droit jusqu'au diaphragme, et de celui-ci à la région iliaque gauche. Cet arc est séparé par un étranglement en deux portions, dont la seconde va en diminuant de grosseur. Le colon forme ensuite un second arc, dont la portion droite, beaucoup plus large que la gauche, forme une troisième dilatation remarquable. Plus loin, l'intestin n'a que de petits renflemens où se moulent les matières fécales. Les gros intestins du cheval ont la cavité partagée en cellules par trois bandes musculeuses qui plissent leurs parois.

Parmi les *mammifères amphibies*, le *phoque*

commun a les intestins grêles à peu près de même grosseur dans toute leur étendue ; ils vont un peu en diminuant du pylore au cœcum : celui-ci est très-court, arrondi à son extrémité. Le diamètre du colon est double de celui de l'intestin grêle ; il diminue un peu en approchant du rectum, qui est plus dilaté près de l'anus que dans le reste de son étendue. La surface interne des intestins grêles est veloutée ; celle des gros est lisse, n'ayant que quelques replis transversaux, dans les endroits où l'intestin se recourbe.

Dans le *morse*, le canal intestinal a cela de particulier, dans sa position, que l'intestin grêle aboutit au cœcum dans l'hypocondre gauche. Le dernier n'a l'apparence que d'un tubercule ; les deux portions du canal intestinal qu'il sépare, ont à peu près le même diamètre.

Dans le *lamantin* de la Guyane (*trichecus manatus, australis*), l'intestin grêle a un diamètre égal dans toute son étendue. Le cœcum est court et divisé en branches ; le colon est gros et boursouflé dans une première partie, qui est très-peu étendue, ensuite il diminue de diamètre ; puis il reprend du volume près du rectum, qui est plus gros que le colon : l'un et l'autre surpassent en grosseur l'intestin grêle.

Parmi les *cétacés*, le *marsouin* a le canal intestinal uni, sans boursoufflure, à parois très-épaisses, diminuant un peu de diamètre du pylore à l'anus ; la membrane interne, hérissée de villosités fines et serrées, forme quatre ou cinq larges plis qui règnent dans toute l'étendue du canal : ces plis sont plus nombreux et moins réguliers dans la dernière portion qui répond au rectum ; la membrane interne y présente d'ailleurs plus d'épaisseur, et une structure presque toute glanduleuse, et n'a aucune villosité.

B. *Dans les oiseaux.*

Le canal intestinal des *oiseaux* est loin de présenter des différences aussi nombreuses que celui des mammifères. Les plus importantes ont déja été indiquées aux articles sur la longueur proportionnelle de ce canal, et sur l'absence ou la présence des cœcums. Ses formes, sa structure, sa position même dans l'abdomen, sont semblables dans la plus grande partie des espèces. Lorsque nous en aurons donné une idée générale, il nous restera très-peu de particularités à décrire.

La première portion de l'intestin grêle, comprise entre l'insertion des canaux pancréatique et hépatique et le pylore, se porte d'abord d'avant en arrière, puis revient d'arrière en avant jusque vis-à-vis du pylore : ensuite le canal intestinal fait un nombre plus ou moins grand de circonvolutions en spirale, et finit par se diviser vers l'anus. Cette portion qui se détache du paquet des circonvolutions pour longer la colonne vertébrale et se terminer à l'anus, reçoit ordinairement à son origine deux cœcums, rarement un seul, dont les orifices s'ouvrent à cet endroit. Elle est toujours plus dilatée que toute la partie du canal intestinal qui la précède ; elle augmente même de diamètre en approchant de sa terminaison. C'est par ce caractère, d'être plus large que le reste de l'intestin, qu'elle peut encore être reconnue, même lorsque les cœcums n'existent pas. La forme de ceux-ci varie un peu ; rarement sont-ils coniques, plus souvent en forme de fuseau, c'est-à-dire, qu'ils sont plus minces à leur base, et dilatés près de leur extrémité, qui s'amincit en pointe. D'autres fois, et c'est le plus ordinaire, ils ont la forme d'une massue ; leur extrémité est grosse et arrondie, tandis que leur base est étroite. Ils sont ordinairement parallèles à la partie de l'intestin grêle qui précède le rectum. Pour ce qui est de l'intestin grêle, son diamètre est à peu près le même, dans toute son étendue ; cependant il diminue par degrés depuis son commencement jusqu'à sa fin. Le tube intestinal présente généralement une cavité unie, sans boursouflure. L'*autruche* est le seul oiseau connu qui fasse exception à cet égard. La membrane interne est souvent couverte, à sa surface, d'un beau velouté, dont les filamens sont toujours plus longs et plus fins dans le duodénum que vers la fin de l'intestin grêle ou dans le *rectum*. Il est remarquable que cet intestin n'en soit pas privé dans les oiseaux, comme tous les gros intestins des mammifères : mais elles y sont toujours beaucoup moins fines, ou plus grossières, s'il est permis de s'exprimer ainsi, que dans l'intestin grêle. Elles manquent dans les cœcums. Dans le *duodénum de l'aigle*, les villosités sont toujours et fines et dressées comme les soies d'une brosse ; vers la fin de l'iléon elles sont beaucoup plus grosses et plus courtes. Elles sont longues, pyramidales, extrêmement fines à leur pointe dans la *bernache*, au commencement de l'intestin grêle ; plus grosses, plus courtes et presque cylindriques vers la fin de cet intestin ; nombreuses, grossières dans le rectum. Celles de l'*autruche* sont de même très-grossières dans le duodénum. Elles sont longues et cylindriques dans le duodénum du *harle hupé* (*mergus serrator*), plus rares et moins prononcées à la fin de l'intestin grêle, rares et grossières dans le rectum, etc. La musculeuse est quelquefois peu marquée, la celluleuse de même : toutes trois sont ordinairement très-minces.

Nous n'avons que très-peu de chose à ajouter à cette description générale. Les cœcums manquent, comme nous l'avons déja vu, dans la plupart des *oiseaux de proie diurnes* ; ou lorsqu'ils existent, ce qui a lieu quelquefois dans les *aigles*, ils sont réduits à deux très-petits culs-de-sac, qui ont l'air de tubercules arrondis. Dans les *oiseaux de proie nocturnes*, ils sont au contraire très-grands et beaucoup plus larges à leur extrémité qu'à leur base.

Dans la *spatule*, les deux cœcums sont deux

petits culs-de-sac courts comme dans quelques oiseaux de proie diurnes. Dans les *pingouins*, les *harles*, les *plongeons*, ils sont courts et de forme ovale; et comme la longueur du rectum est généralement proportionnée à celle des cœcums, cet intestin est très-court dans tous ces genres.

Dans le *casoar*, les cœcums sont en forme de fuseau, très-étroits en comparaison de la partie du canal intestinal où il se rendent, et dans laquelle ils débouchent par une ouverture trop petite pour permettre l'entrée des matières fécales dans ces intestins. Leurs parois sont minces et délicates, tandis que celles du canal intestinal sont très-fortes.

Dans l'*autruche*, les deux cœcums sont très-longs; d'abord larges, ils vont en s'amincissant depuis le commencement du dernier tiers jusqu'à leur extrémité, de manière à ne former, dans cette partie, qu'une espèce d'appendice vermiforme. La cavité de cet appendice est lisse et sans pli; mais dans le reste du cœcum règne une valvule spirale, dont les tours sont d'autant plus rapprochés et les plis moins larges, qu'ils s'éloignent davantage de la base. Les plis sont formés par les membranes interne et cellulaire, et même par une lame de fibres musculaires qui se glisse entre les deux feuillets du pli et les soutient.

La partie du canal intestinal qui est entre le cloaque et l'insertion des cœcums, offre, dans le même animal, plusieurs particularités. Rétrécie au commencement, et ayant une cavité lisse et sans pli, elle augmente beaucoup de largeur après 0,054, et est partagée, dans la longueur de 0,35 environ, par une quantité de valvules transversales, très-rapprochées les unes des autres, dont chacune ne parcourt que la moitié de la circonférence de l'intestin, et qui alternent pour compléter le tout. Dans toute cette étendue, et même huit centimètres plus loin, c'est-à-dire jusqu'à cinq centimètres du cloaque, cet intestin est courbé en arc par le mésocolon ou le mésorectum, raccourci de ce côté et boursouflé. Cette structure n'a encore été observée dans aucun autre oiseau.

Dans le *casoar*, le canal intestinal offre également plusieurs circonstances remarquables. Le *gésier* s'ouvre dans une première poche longue seulement de 0,027, séparée de la seconde par un bourrelet circulaire, cannelé en travers. Celle-ci, longue de 0,12, à parois minces, sans rides, veloutée intérieurement, dirigée d'avant en arrière, s'étend jusqu'à l'endroit où la partie suivante du canal intestinal, dont elle n'est distincte que par un étranglement, se recourbe d'arrière en avant. A mesure que l'intestin se rapproche du foie, ses parois s'épaississent jusqu'à ce qu'il se replie encore pour se porter une seconde fois en arrière. Alors son canal se dilate brusquement et forme une sorte de vessie ovale, à parois minces, à surface interne lisse, séparée par des étranglemens de la portion du canal intestinal qui la précède et de celle qui la suit. Nous l'avons trouvée remplie de bile verte, tandis que la cavité du canal intestinal, entre elle et le pylore, ne contenoit que des matières jaunâtres. Au delà de cette partie, l'intestin se rétrécit, et ses parois reprennent leur épaisseur, leur velouté et leurs rides. Le commencement du rectum est marqué intérieurement par un bourrelet circulaire, cannelé en travers, qui forme une sorte de valvule. Les cœcums s'ouvrent en-deça de ce bourrelet, mais très-près de lui. Le rectum est encore remarquable par un diamètre presque double de l'intestin grêle, des parois plus minces, et les rides irrégulières que forme sa membrane interne, dont la surface est veloutée.

Dans l'*agami* (*psophia crepitans*, L.), il y a, suivant *Pallas*, à seize centimètres du gésier un petit cœcum de treize millimètres de long. Le canal intestinal est resserré à cet endroit, il se dilate ensuite, et reçoit deux autres cœcums de huit centimètres de longueur à six millimètres de sa terminaison. Ce petit *cœcum* surnuméraire se rencontre aussi dans d'autres oiseaux, mais son existence ne paroît pas constante dans tous les individus d'une même espèce.

C. *Dans les reptiles.*

Nous avons déja dit qu'ils avoient tous un canal intestinal fort court, dont la plus grande partie, d'un diamètre beaucoup plus petit que le reste, répond à l'intestin grêle des mammifères, et dont l'autre, généralement très-dilatée en comparaison de la première, peut être comparée au gros intestin de ces mêmes animaux. L'une et l'autre sont presque toujours séparées par une valvule circulaire, plus ou moins saillante dans la cavité du gros intestin; cette valvule n'est qu'un prolongement de l'intestin grêle, qui se dilate et s'étend quelquefois au point de se changer en une sorte de sac, qui double intérieurement une partie du gros intestin. Cela est ainsi, par exemple, dans le *scinque-schneidérien.*

Dans les *tortues*, le diamètre de l'intestin grêle va en diminuant un peu depuis le pylore jusqu'à son autre extrémité. Celle-ci s'insère dans le gros intestin, dont le diamètre est quatre fois aussi grand, et dont les parois sont plus épaisses. Au reste, dans tout le canal elles le sont plus que dans la plupart des autres reptiles. On n'y voit aucune boursouflure. La membrane interne a des plis plus ou moins larges et membraneux suivant les espèces, réunis quelquefois en une sorte de réseau dans le commencement de l'intestin grêle, puis longitudinaux et parallèles dans la suite de cet intestin; enfin, plus ou moins irréguliers dans le gros. Celui-ci va presque droit à l'anus, tandis que le premier fait des tours irréguliers.

L'intestin grêle, dans le *crocodile du Nil*, peut être distingué en deux portions; l'une plus dilatée, à parois plus minces, courbée quatre fois de manière

nière à former autant de coudes permanens, égalant à peu près les 0,4 de la totalité de cet intestin ; l'autre plus serrée, à parois plus épaisses, renferme, entre sa membrane interne et la musculeuse, une couche de substance glanduleuse semblable à une pulpe grisâtre, demi-transparente, qui a environ 0,001 d'épaisseur. La membrane interne, qui revêt cette couche intérieurement, a des zigzags longitudinaux réunis par de petits plis qui vont de l'un à l'autre, et forment un réseau fin. Ces *zigzags* sont remplacés par des villosités fines dans la première portion de l'intestin grêle, où la couche glanduleuse n'est pas sensible. Vers la fin de l'intestin grêle, ce ne sont plus que des plis ondulés, rarement réunis par des plis transversaux. Ils se changent, dans le gros intestin, en plis irréguliers qui forment une sorte de velouté.

La forme du *rectum* (c'est ainsi que nous appellerons indifféremment le gros intestin dans les reptiles et les poissons), est cylindrique dans le *crocodile du Nil,* et l'intestin grêle qui s'y insère a presque une grosseur égale dans cette partie. Dans le *gavial*, au contraire, cet intestin a la forme d'une poire, dont la base est percée au milieu par l'extrémité de l'intestin grêle.

Dans les *lézards*, le rectum est cylindrique et beaucoup plus large que l'intestin grêle qui s'y insère. Celui-ci, après s'être courbé en avant dès le pylore, se replie en arrière et va en serpentant jusqu'au rectum, qui se continue directement à l'anus. Les parois du canal intestinal sont minces et transparentes. La membrane interne est plissée en *zigzag*.

Dans le *caméléon*, ces parois sont également minces et transparentes. L'intestin grêle n'est pas moins large que l'estomac et l'intestin gros dans la plus grande partie de son étendue; mais il se resserre beaucoup, un peu avant de se joindre à celui-ci, dont il n'est point séparé par une valvule. La membrane interne forme des plis ondulés, à bord libre frangé, dirigés suivant la longueur, qui se rétrécissent à mesure qu'ils approchent du rectum, et disparoissent à quelque distance de cet intestin, où la membrane interne est lisse et sans pli. La membrane musculeuse est d'ailleurs plus épaisse dans le rectum que dans l'intestin grêle, où elle est peu marquée. La celluleuse n'est pas sensible.

Dans le *dragon*, le canal intestinal fait deux circonvolutions et demie avant de parvenir à l'anus. Son commencement n'est marqué que par l'apparence différente de ses parois, qui sont beaucoup plus minces que celles de l'estomac.

Dans l'*iguane* les parois du canal intestinal sont minces, transparentes, et vont en se rétrécissant depuis le pylore jusqu'à l'insertion de l'intestin grêle dans le rectum. Celui-ci est alongé, et comme partagé par un étranglement en deux portions à-peu-près cylindriques. La membrane interne a quelques plis longitudinaux dans l'intestin grêle.

Dans l'*iguane ordinaire*, dont le canal intestinal est long et fort gros, il y a un véritable cœcum, distinct de l'intestin gros par la plus grande épaisseur de ses parois, et par une cloison qui sépare leur cavité, de sorte que c'est à travers un orifice assez étroit que les matières fécales passent du cœcum dans la partie suivante du gros intestin. L'intestin grêle s'insère dans le premier, à-peu-près vers le milieu de sa longueur. Les parois du cœcum sont un peu boursouflées. Leur surface interne est lisse et sans plis. Dans le gros intestin elles sont également lisses et sans plis, à l'exception du commencement, où l'on observe environ six valvules transversales, qui ne font pas tout le tour de l'intestin. Elles ont des plis longitudinaux dans l'intestin grêle. La poche que forme le cœcum a 2 centimètres de long, et autant de plus grande largeur.

Dans le *gecko à gouttelettes* ces parois sont aussi transparentes. L'intestin grêle a un petit diamètre, mais très-inégal. Il s'insère au milieu de la première partie de l'intestin gros, qui est très-renflée, et comme globuleuse. Elle est séparée par un étranglement de la seconde portion, qui forme un ovale alongé, dont le petit bout répond à l'anus.

Dans le *scinque schneidérien* les parois minces et délicates du canal intestinal sont très-dilatées dans le commencement de l'intestin grêle, et resserrées à l'endroit où cet intestin s'introduit dans le gros. Nous avons déja dit qu'il s'y prolongeoit en une sorte de vessie, enveloppée par la première partie du gros intestin semblablement renflée. Les excrémens qui débouchent par la petite ouverture, dont est percée la vessie de l'intestin grêle, sont refoulés, en petite partie, entre celle-ci et les parois intérieures du gros. Au-delà de cette première partie le rectum devient cylindrique. L'intestin grêle est comme partagé en plusieurs poches par des étranglemens qui répondent à-peu-près à ses courbures.

Dans les *ophidiens* le canal intestinal va en serpentant jusqu'au rectum, et conserve à-peu-près le même diamètre dans cette étendue; mais il se dilate un peu dans le gros intestin. La membrane interne forme, dans le grêle, de larges feuillets longitudinaux, plissés comme des manchettes. Elle est hérissée de rugosités, et forme des plis épais et irréguliers dans le rectum, qui va, sans détour, à l'anus.

Dans les *salamandres* l'intestin grêle est fort étroit en comparaison du rectum. Sa surface interne est veloutée dans le commencement, puis elle devient lisse jusqu'au rectum, où la membrane interne a des plis épais et frangés.

Dans les *crapauds* et les *grenouilles* on retrouve à-peu-près les mêmes circonstances de forme et de structure. Il n'y a, dans ces animaux, que la figure du rectum qui varie un peu, tantôt cylindrique, comme dans les *crapauds*, tantôt plus ou moins conique, ou pyriforme, comme dans plusieurs *grenouilles*. Mais dans les têtards des uns ou des autres le canal intestinal est tout-à-fait différent de celui du même animal parvenu à son dernier état. Long et étroit, et d'un diamètre assez égal dans l'intestin grêle, ayant des circonvolutions irrégulières, il augmente un peu de volume dans le rectum, devient inégal et comme boursouflé, et fait deux tours de spirale sur lui-même avant de se diriger vers l'anus. La cavité de ces deux intestins n'a pas de valvule qui la partage.

Dans le *syren-lacertina* le canal intestinal va presque directement du pylore à l'anus. Il ne fait qu'une petite circonvolution en forme d'anse, à-peu-près vers le milieu de son étendue, et reprend de suite son chemin direct. Ses parois sont transparentes, et son diamètre à-peu-près égal, sans qu'on puisse le distinguer en gros et en petit intestin, comme nous l'avons déjà dit.

D. *Dans les poissons.*

Le canal intestinal des *poissons* offre encore plus de différences que celui des animaux des classes précédentes. Aussi nous sera-t-il impossible, comme cela nous est déja arrivé pour l'estomac, de nous en tenir à des généralités dans sa description. Il faudra, pour en donner une idée juste, le décrire particulièrement dans les principaux genres. Nous aurons même quelquefois des différences remarquables à indiquer entre des espèces d'un même genre.

a. *Les chondroptérygiens.*

Dans les *lamproies* le canal intestinal va directement à l'anus, sans faire presque aucune sinuosité. Ses membranes sont minces et transparentes.

Dans les *raies* et les *squales* le canal intestinal va aussi, sans détour, du pylore à l'anus. Il est d'abord étroit, mais il ne tarde pas à grossir beaucoup, et ne diminue de nouveau qu'à quelque distance de sa terminaison. Très-près de la valvule du pylore sa membrane interne commence à former un large pli, qui tourne en spirale dans les trois quarts de la longueur du canal, et ralentit beaucoup la marche des substances alimentaires, en les forçant de prendre la même direction. Au-delà de cette valvule spirale, dont les tours sont plus ou moins nombreux, et rapprochés suivant les espèces, la membrane interne ne forme plus que quelques plis longitudinaux. Elle est d'ailleurs lisse et sans velouté à cet endroit, qui répond au *rectum*, tandis qu'elle présente une sorte de velouté dans la première partie du canal. Les parois de celle-ci ont, dans leur épaisseur, entre la membrane interne et la musculeuse, une couche de substance glanduleuse, grisâtre, qui s'amincit beaucoup au-delà de la valvule spirale, et n'atteint pas jusqu'à l'anus.

b. *Les branchiostèges.*

Parmi les *branchiostèges*, l'*esturgeon* a un canal intestinal d'une structure si particulière, qu'on nous pardonnera de le décrire un peu en détail. Il ne forme que deux courbures dans toute son étendue, et conserve partout à peu près le même diamètre. A 0,5 du pylore (je suppose que le canal est long de 1,2, comme l'étoit en effet celui d'après lequel cette description est faite), commence une valvule spirale, dont les tours sont très-distans (de 0,05), qui se prolonge jusqu'à 0,07 de l'anus.

Tout l'intérieur de l'intestin, jusqu'à l'extrémité postérieure de la valvule, présente un réseau dont les mailles forment plusieurs couches, et sont plus fines et plus nombreuses à mesure qu'elles sont plus profondes. Les couches de mailles ont 0,005 d'épaisseur; elles recouvrent une substance glanduleuse d'un tissu serré, grisâtre, dans laquelle on voit de petites ramifications blanchâtres, et qui forme une couche de 0,007 d'épaisseur. Elle est enveloppée par la membrane musculeuse qui peut être épaisse de 0,003 environ, de sorte que l'épaisseur totale des parois de l'intestin est de 0,015. Au-delà de la valvule, les parois du canal intestinal sont minces, sans couche glanduleuse dans leur épaisseur, et leur surface interne est lisse et sans réseau. Cette dernière partie, semblable à celle que nous venons de décrire dans les *raies* et les *squales*, peut très-bien être distinguée du reste de l'intestin et comparée au *rectum*, que nous trouverons dans la plupart des poissons.

L'arc que forme l'estomac en arrière, repose sur une masse glanduleuse, de forme ovale, dont le plus grand diamètre peut avoir 0,13 de longueur. Cette masse est fixée à l'intestin immédiatement au-delà du pylore, et sa substance se confond avec celle de ce canal. Elle présente, (quand on la coupe), une matière grise, semblable à la couche glanduleuse du canal intestinal, qui forme la plus grande partie de la masse de ce corps et en occupe l'extérieur. L'intérieur n'est qu'un réseau semblable à celui qu'offre la surface interne de l'intestin, d'autant plus fin, qu'il approche plus de l'extérieur ; et partageant en mammelons la substance glanduleuse, il tapisse partout les culs-de-sac dont cette substance est percée : ceux-ci deviennent plus gros et moins nombreux à mesuré qu'ils sont plus près de l'axe de la glande, et s'ouvrent enfin dans les trois plus grands, dont les orifices donnent immédiatement dans le commencement du canal intestinal. Cette espèce de glande, qui est sans doute comparable au pancréas, à cause de l'humeur qu'elle sépare, devoit cependant être décrite ici, parce que sa structure est parfaitement semblable à celle des parois du canal intestinal, et qu'elle peut très-bien être comparée aux appendices pyloriques, qu'il est si fréquent de rencontrer dans les poissons. Ici ces appendices sont réunis en une seule masse. Dans le *polyodon feuille*, que nous allons décrire, ils sont déja plus distincts; enfin, on les trouve toujours séparés dans les autres poissons, dont nous aurons l'occasion de parler. Quant à la structure des parois de leurs culs-de-sac et de la membrane interne de l'intestin, elle se retrouve dans plusieurs poissons, dont le canal intestinal a des parois épaisses et glanduleuses qui versent dans sa cavité une quantité abondante d'humeurs visqueuses, et, sans doute, propres à favoriser la digestion.

Dans le *polyodon feuille*, le canal intestinal est très-court, mais disposé de manière à ralentir la marche des matières alimentaires, comme cela a lieu dans les *raies*, les *squales* et les *esturgeons*; très-dilaté dans les $\frac{2}{3}$ de son étendue, il est ensuite brusquement étranglé en un petit canal, long à peu près de 0,003 (1). Après, il se dilate une seconde fois dans la longueur de 0,007 à peu près, et forme une poche ovale, dont la cavité est partagée par six valvules circulaires, remarquables à l'extérieur par autant de bosses et d'étranglemens. Elle s'ouvre dans un dernier petit canal

(1) Voyez les dimensions comparées du canal intestinal et de l'animal, dans la table des longueurs de ce canal.

cylindrique et court, à parois épaisses, à surface interne plissée longitudinalement, où la membrane musculaire est très-évidente, tandis qu'elle n'est pas sensible dans la poche à valvules, dont les parois sont transparentes. Celles de la première partie du canal ont plus d'épaisseur, et présentent intérieurement un réseau semblable à celui que nous venons de décrire dans l'esturgeon, mais il n'est bien remarquable que dans les deux premiers tiers de sa surface interne. De petits appendices pyloriques, placés sous le cul-de-sac que forme l'estomac, formant des ramifications, qui se joignent deux à deux, et rassemblées en sept branches principales, réunies enfin en un seul tronc, viennent se confondre, par ce tronc, avec le canal intestinal, à gauche de son origine, et s'ouvrent dans sa cavité, par environ sept orifices. La surface interne de ces petits *cœcums* est un réseau composé de mailles, d'autant plus fines et plus nombreuses, qu'on les observe plus près de l'extrémité des dernières ramifications, dont le sommet et l'épaisseur des parois semblent être une substance glanduleuse, semblable à celle de l'esturgeon. Il n'y a point de différence entre la masse que nous venons de décrire dans ce dernier, et celle que forme la réunion de ces petits appendices, si ce n'est la séparation de ceux-ci dans le *polyodon*, et le rapport plus grand de la cavité à la masse glanduleuse.

Dans le *tuyau de plume* (*syngnatus pelagicus*, L.),

le canal alimentaire va droit de la bouche à l'anus, sans former de sinuosité. Sa première portion, qui peut égaler le $\frac{1}{7}$ de son étendue et répond à l'estomac, est cylindrique et n'a qu'un très-léger étranglement, qui la distingue du reste; mais la plus grande épaisseur de ses parois, les deux couches bien évidentes des fibres de sa membrane musculeuse, les plis larges, parallèles, longitudinaux et sans ondulation de sa membrane interne, la caractérisent très-bien. Les $\frac{5}{7}$ suivans ont des parois plus dilatées, plus minces, transparentes, formant cependant un cylindre à peu près égal, sans boursouflure. La membrane musculeuse y est insensible; l'interne y forme de petits plis longitudinaux, ondulés et ramifiés. Enfin, le dernier $\frac{1}{7}$, séparé de ce qui précède par une valvule circulaire, plus rétréci d'ailleurs, et à parois plus épaisses, ayant à sa surface interne des rides épaisses, longitudinales, serrées, ondulées, s'envoyant des ramifications, doit être considéré comme le *rectum.*

Dans le *coffre parallélipipède* (*ostracion cubicus*), le canal alimentaire forme également un tube continu depuis la bouche jusqu'à l'anus, où la structure des membranes et de légers étranglemens, même des valvules, indiquent les limites de l'œsophage, de l'estomac, de l'intestin grêle et du rectum. Le premier, à parois consistantes, long de 0,02, est la partie la plus dilatée de tout le canal. Elle est séparée de celle qui suit, par un léger pli circulaire : celle-ci, qui répond à l'estomac, à parois minces, transparentes et courbée en S, va en se rétrécissant jusqu'à ce qu'elle aboutisse au canal intestinal, dont le diamètre plus étroit, est à peu près le même dans toute son étendue. Il n'a qu'un léger étranglement à 0,005 de l'anus, qui indique une valvule circulaire, servant à séparer le rectum de l'intestin grêle. La membrane interne, veloutée et formant de petits plis ondulés autour du cardia, redevient lisse dans le reste de l'estomac, puis reprend ses petits plis et ses rides jusqu'au rectum. Dans celui-ci elle ne forme plus que quelques plis longitudinaux et parallèles, plus prononcés que dans le reste du canal alimentaire. Les parois du rectum sont d'ailleurs plus fortes ; la musculeuse y est très-distincte.

Dans les *balistes*, l'estomac, qui n'est pas plus dilaté que la partie suivante du canal intestinal, s'en distingue par des parois plus épaisses, plus musculeuses, ayant un repli circulaire et dentelé à l'endroit du pylore. Celles du canal intestinal sont minces, transparentes, lisses intérieurement, dans la plus grande partie de leur étendue, présentant quelques boursouflures dans le commencement de leur dernier tiers, se dilatant beaucoup vers la fin. A l'endroit de cette portion dilatée, qui est séparée du rectum par un étranglement et une valvule en forme de bourrelet circulaire, la membrane interne prend un velouté charmant. Cette membrane n'a que des plis longitudinaux dans le *rectum*, d'ailleurs très-court.

Dans les *tétrodons*, le canal intestinal, qui est ordinairement fort court, ne formant que deux ou trois courbures, a par-tout à peu près le même diamètre. A quelques centimètres de l'anus il y a un repli plus ou moins marqué, qui indique le commencement du rectum, dont les parois sont plus épaisses qu'ailleurs, où elles sont cependant opaques et médiocrement épaisses. La membrane interne a des plis longitudinaux et ondulés, plus prononcés dans le rectum.

Dans le *poisson lune* (*t. mola*), dont le canal intestinal est proportionnellement plus long, ce canal forme des circonvolutions plus nombreuses. La portion qui paroît répondre à l'estomac se distingue du reste par des parois plus minces et par les plis longitudinaux de sa membrane interne; mais il n'y a pas de valvule qui la sépare, comme dans les *balistes*. L'intestin est d'abord large et à parois très-grosses; mais il diminue de diamètre, et ses parois diminuent d'épaisseur en avançant vers le rectum. La membrane musculeuse est très-forte, et composée à l'extérieur de faisceaux longitudinaux très-distincts. Entre elle et l'interne, se remarque une couche glanduleuse épaisse, blanche, consistante. Cette dernière présente d'abord un velouté grossier qui devient plus fin en s'approchant du rectum. La couche glanduleuse disparoît à quelque distance en-deça de cet intestin, et la membrane interne ne présente plus qu'un réseau fin à mailles polygones. Au-delà de la valvule du rectum le velouté et la couche glanduleuse reparoissent jusqu'à l'anus.

Dans la *baudroie*, ce canal conserve à peu près le même diamètre dans toute son étendue. La membrane interne y forme des rides en losanges. Il y a deux petits appendices pyloriques, à peu près en forme de poire, dont la structure est la même que celle des parois de l'intestin.

Celui ci conserve, dans le *lump* (*cyclopterus lumpus*), le même diamètre et la même structure jusqu'au *rectum*, qui est beaucoup plus gros, et dont il est séparé par une valvule circulaire, saillante dans ce dernier, qui a d'ailleurs des parois plus épaisses et des fibres longitudinales très-marquées à l'extérieur de sa membrane musculeuse, tandis qu'elles paroissent circulaires et moins nombreuses dans l'intestin grêle. La membrane interne de celui-ci forme des plis parallèles et longitudinaux; ce sont des rides plus grossières, moins régulières, ramifiées dans le gros intestin. Immédiatement au delà de la valvule du pylore, sont les orifices d'une quantité de petits appendices pyloriques, qui se réunissent et s'abouchent entre eux à mesure qu'ils approchent de l'intestin, autour duquel ils forment environ six rayons ramifiés. Leurs parois ont la même structure que celles du canal intestinal.

c. *Les apodes.*

Parmi les poissons de cet ordre, le canal intestinal du *loup* (*anarrichas lupus*), peut être aussi distingué en gros et petit intestins, séparés par une valvule circulaire, et distincts par la plus grande épaisseur des parois de ce dernier, qui a une couche de fibres musculaires longitudinales bien marquées. La membrane interne de tout le canal a une foule de plis frangés, allant en différens sens, et se réunissant en losanges. Il n'y a point d'appendices pyloriques.

Ces appendices manquent aussi dans les *murènes*, dont le canal intestinal va presque sans détour du pylore à l'anus. Il ne forme que quelques sinuosités fort courtes à quelques centimètres endeçà du rectum, et conserve à peu près partout le même diamètre. Dans le *congre* cependant le rectum est plus gros que l'intestin grêle. Dans tous, ces deux intestins sont séparés par un pli circulaire. Dans l'*anguille*, la membrane interne a des plis qui se réunissent en divers sens, et interceptent des *losanges*; ils deviennent moins marqués à mesure qu'ils s'approchent du rectum, où ils ne forment plus que quelques ramifications. Dans la *murène* proprement dite (*murœna helena*), ce sont des rides légères, formant aussi des losanges. Dans le *congre*, la même membrane présente à sa surface interne un réseau glanduleux, analogue à celui décrit dans l'esturgeon. Il est sur-tout évident au commencement du canal intestinal.

Dans l'*espadon* (*xiphias gladius*), le canal intestinal est long, et forme beaucoup de sinuosités.

Dans le *lançon* (*ammodytes-tobianus*), ce canal a également beaucoup de sinuosités.

d. *Les jugulaires.*

Les *gades*, parmi les *jugulaires*, ont tous un canal intestinal assez court, dont le nombre des sinuosités varie selon les espèces, et un rectum séparé par une valvule de la première partie de l'intestin, distinct d'ailleurs par la plus grande épaisseur de ses parois, l'apparence différente de sa membrane interne, et un diamètre un peu plus grand. Le nombre des appendices pyloriques varie, mais il est ordinairement très-grand; ils sont ramifiés, et forment un cercle autour de l'intestin, dans la cavité duquel ils s'ouvrent par plusieurs orifices, au nombre de quatre dans le *merlan*, de six dans la *morue*, etc. Leurs parois sont minces, et leur surface interne présente la même structure que celle de l'intestin, près du pylore. Dans la *merluche* cependant, il n'y a, au lieu de ces nombreux appendices, qu'un assez grand cul-de-sac, dont le fond est dirigé en avant, et qui débouche par une large ouverture dans le commencement du canal intestinal. La surface interne de ce dernier présente, à cet endroit, de larges plis

plis frangés qui se rétrécissent à mesure qu'ils se prolongent vers le *rectum*, où l'on ne voit plus que des rides, mais également réunies en losanges.

Dans la *morue*, le canal intestinal n'a que quelques rides aux endroits où il se courbe; le reste de sa surface interne est lisse. La membrane musculeuse a des fibres circulaires bien évidentes; elles sont longitudinales dans le *rectum*, comme cela a lieu généralement.

Dans l'*uranoscope* (*uranoscopus scaber*), le canal alimentaire est d'abord étroit, et à parois musculeuses, à membrane interne forte, plissée longitudinalement : mais, après un très-court espace, il se dilate beaucoup, ses parois s'amincissent, deviennent transparentes, et conservent cette délicatesse dans presque tout le reste de leur étendue; il n'y a que la partie qui avoisine l'anus, où elles reprennent un peu d'épaisseur. Ce canal forme plusieurs circonvolutions concentriques, et diminue beaucoup de diamètre au-delà du premier tour. Il n'a aucune valvule. Sa membrane interne forme de jolis plis en *zig-zags* longitudinaux dans les premières circonvolutions. Ces rides s'effacent plus loin. Dans la dernière partie on retrouve des plis longitudinaux et parallèles, avec de petites rides latérales qui alternent.

Dans la *vive* (*trachinus draco*), le canal intestinal est court, à membranes minces, entouré dans son commencement de huit appendices longs et grêles.

Dans les *perce-pierres* (*blennius*), le canal intestinal est ordinairement fort long, et fait différentes circonvolutions irrégulières. Il excède dans le *blennius gattorugine* deux fois la longueur du corps. Cependant celui du *percepierre* proprement dit (*blennius pholis*), est court, et ne forme que deux sinuosités.

e. *Les thorachiques.*

Dans les *chabots* (*cottus*), le canal intestinal est court, et divisé par une valvule en gros et petit intestins, ayant de quatre à neuf appendices à son origine. Dans le *chabot du Nil* (*cottus Niloticus*), ce canal a trois courbures ; près du pylore, jusqu'à quelque distance au-delà, son diamètre est beaucoup plus grand que dans le reste de son étendue, et ses parois sont plus épaisses, à cause d'une couche de substance glanduleuse, placée entre la membrane musculeuse et l'interne. Depuis cette première partie, qui finit à la première courbure, jusqu'au rectum, le diamètre de l'intestin grêle est le même : celui du rectum est une fois aussi grand, et sa longueur, le sixième environ de celle de tout le canal. Les cœcums sont au nombre de neuf. La membrane interne a des replis fins, formant un réseau à mailles profondes, qui subsiste encore au-delà de la valvule du *rectum*, où les mailles sont plus grandes et moins profondes.

Ces mailles sont plus fines dans les appendices pyloriques que partout ailleurs, et reposent sur une substance glanduleuse, semblable à celle indiquée dans le commencement du canal intestinal. La membrane musculeuse est remarquable dans le rectum par ses fibres longitudinales ; elle est très-mince dans toute son étendue.

Dans les *scorpènes*, c'est aussi un canal court, à parois minces, délicates, un peu plus dilaté dans le petit intervalle qui est entre le pylore et sa première courbure, divisé par une valvule en gros et petit intestin. Dans le *scorpène l'horrible* (*scorpæna horrida*), il y a quatre appendices au pylore. La membrane interne est légèrement plissée et veloutée, et la musculeuse peu marquée dans l'intestin grêle. Dans le rectum, cette membrane est un peu plus sensible, l'interne a des plis longitudinaux ondulés. Cet intestin est d'ailleurs un peu plus dilaté que le grêle : ils forment ensemble trois courbures.

Dans les *trigles*, le canal intestinal est également pourvu d'appendices pyloriques, dont le nombre et la grandeur varient suivant les espèces, à parois minces et transparentes, divisé par une valvule en gros et petit intestin.

Dans le *rouget* (*trigla cuculus*), les appendices pyloriques sont très-longs et au nombre de cinq, de chaque côté du pylore. Dans la *lyre* (*t. lyra*), ils sont en même nombre, mais très-courts et très-petits. Dans celui-ci, le rectum commence par un cul-de-sac de même longueur que lui, mais peu profond; il est séparé de l'intestin grêle par un pli sémi-lunaire. La membrane interne y forme quelques plis longitudinaux peu prononcés; elle est unie dans le reste de l'intestin.

Dans le *remora* (*echeneis remora*), le canal intestinal est fort court et à membranes médiocrement épaisses. L'intestin grêle, un peu moindre que le rectum, reçoit dès son commencement les six orifices des cœcums; sa surface interne est hérissée de rugosités : cette surface est lisse dans le rectum.

Dans les *pleuronectes*, le canal intestinal varie pour bien des choses, suivant les espèces. Les appendices pyloriques sont ordinairement deux culs-de-sac coniques ou arrondis, larges et peu profonds. Ils sont très-courts et arrondis dans la *plie*, la *barbue*, le *picaud*, le *flez*, la *limande*, plus longs et coniques dans le *turbot*. Dans le *flétan* (*fl. hippoglossus*), il n'y en a qu'un, qui est long et grêle. On n'en trouve pas dans la *sole*, ni dans le *pleuronecte rayé* (*Pl. lineatus*). La longueur du canal intestinal est quelquefois beaucoup moindre que celle du corps, comme dans le *flétan*; d'autrefois elle lui est à peu près égale, et même elle la surpasse un peu, comme dans la *limande*. Dans d'autres espèces, elle est une fois aussi longue, comme dans la *sole*. Toutes les espèces n'ont pas évidemment un rectum séparé de l'intestin grêle par une valvule, et distinct à l'extérieur par un plus grand diamètre. Dans le *turbot* et la *plie*, le rectum a un diamètre beaucoup plus grand que l'intestin grêle, dont il est séparé par une valvule circulaire, très-saillante dans sa cavité. Dans la *sole*, le rectum n'est sensible à l'extérieur que par un diamètre un peu plus grand; il y a une valvule circulaire qui indique ses limites à l'intérieur. Dans la *limande*, le canal intestinal augmente un peu de volume avant de se terminer; mais cette partie n'est point distinguée par une valvule, de celle qui la précède.

Dans le *picaud* et le *pleuronecte rayé*, la fin du canal intestinal est même plus petite que son commencement, et on n'y trouve pas d'indice d'un rectum.

Dans le *turbot*, le canal intestinal n'a que deux courbures; il se porte d'abord en avant, puis se recourbe en arrière et se replie vers l'anus. Son diamètre diminue depuis la première courbure jusqu'au rectum. La longueur de celui-ci égale le cinquième de l'intestin grêle, il est beaucoup plus dilaté et semble un sac qui le termine. La membrane interne forme, dans l'intestin grêle, un grand nombre de lames fines et frangées, pressées les unes près des autres, qui ont l'air d'être composées d'un nombre infini de vaisseaux sanguins. Ces lames diminuent beaucoup de largeur au-delà de la première courbure, où elles sont aussi moins nombreuses et ne forment plus que des ramifications. Dans le *rectum*, on retrouve de larges plis épais, à surface lisse, enduite de mucosités. La membrane musculeuse est plus marquée entre la première courbure et le pylore; elle est très-mince dans le reste de l'intestin grêle, et reprend de l'épaisseur dans le rectum. Dans la *plie*, dont l'estomac n'est pas à cul-de-sac, comme dans le *turbot*, et dont l'intestin ne forme avec le premier qu'un canal continu, cet intestin est aussi large à son origine que l'estomac; il va en se rétrécissant, et ses parois s'amincissent jusqu'au rectum. Celui-ci a le double de diamètre de l'extrémité de l'intestin grêle qui s'y insère. La membrane interne a la même apparence que dans le *turbot*. Dans la *sole*, elle présente de petits plis ridés et serpentant dans le sens de la longueur, dont la direction est moins sinueuse à mesure qu'ils approchent du rectum, près duquel ils ne forment plus que quelques rides parallèles et longitudinales. Les parois du canal intestinal de la *sole*, sont d'ailleurs très-minces, ce qui a lieu aussi dans la *limande*, le *pleuronecte rayé*, le *picaud*, etc. Dans la *limande*, l'intestin est très-large au commencement, comme dans la *sole*, et diminue beaucoup en s'éloignant du pylore; près de l'anus il reprend un peu de volume. Sa membrane interne a des rides légères, formant des losanges dans sa première moitié; plus loin elle est unie et sans rides. Dans toutes les espèces qui ont des cœcums au pylore, les parois de ceux-ci sont semblables à celles de la partie du canal intestinal à laquelle ils sont joints.

Dans les *scombres*, les appendices pyloriques sont quelquefois très-nombreux, comme dans le *maquereau*, où ils s'ouvrent dans le commencement du canal intestinal sur plusieurs rangs, depuis le pylore jusqu'à plusieurs centimètres plus loin. Dans le *scomber sansun*, ils sont en petit nombre; dans le *thon*, il y en a seulement deux qui se divisent trois fois, de manière qu'ils forment seize vaisseaux. Dans le *pilote* (*sc. ductor*), on en trouve vingt-cinq, et dans le *maquereau bâtard* (*sc. trachurus*), douze ou treize. Ils sont toujours longs, grêles et à parois minces. Le canal intestinal est généralement court dans les espèces de ce genre, et divisé en intestin grêle et en rectum. Dans le *maquereau*, ce canal est replié deux fois sur lui-même. Sa surface interne est presque lisse, mais elle a dans le rectum des plis en zigzag. Celui-ci est un peu plus gros et a des parois plus fortes, comme d'ordinaire.

Le canal intestinal est très-court dans les *épinoches* (*gasterosteus*). Dans l'*épinoche* proprement dite (*g. aculeatus*), il est courbé en *S* entre les deux ovaires; très-dilaté à son origine, il se rétrécit bien vîte, et conserve un petit diamètre jusqu'à l'anus. Il a deux petits appendices situés de chaque côté du pylore.

Dans les *perches* et les *sciènes*, ce canal a également très-peu de longueur; les appendices pyloriques sont peu nombreux dans la plupart des espèces et fort petits. Ils varient de cinq à dix dans la *perche de mer* (*sciæna labrax*). Dans d'autres *sciènes*, il y en a bien davantage. Il n'y en a que sept à huit dans le *corbeau de mer* (*sciæna nigra*), six dans le *sandre* (*perca lucio perca*), et quatre dans la *perche du Nil* (*perca Nilotica*); le nombre est réduit à trois dans la *perche ordinaire* (*perca fluviatilis*), dans laquelle ils sont gros, alongés et coniques. Leur diamètre est à peu près celui que le canal conserve à quelques centimètres du pylore. Un peu dilaté d'abord, il se rétrécit ensuite et présente la même grosseur jusqu'au rectum, dont le diamètre est une fois plus grand que celui de l'intestin grêle à son extrémité postérieure, mais moindre que cet intestin près du pylore. La longueur du rectum égale le cinquième de celle de l'intestin grêle. La membrane interne forme, dans ce dernier, des plis nombreux, interceptant des aréoles polygones, ondulés à leur bord, ne tardant pas à prendre une direction parallèle et longitudinale, qu'ils conservent jusqu'à la valvule du rectum. Celle-ci est elle-même recouverte de ces plis, qui rendent son bord élégamment dentelé. La même membrane forme des *zigzags* en travers, dans le rectum; l'angle de ces *zigzags*, qui est dirigé vers l'anus, a son pli plus large et creusé en cuillère. La membrane musculeuse est médiocrement épaisse; elle a des fibres longitudinales dans les cœcums et le rectum, et circulaires dans l'intestin grêle. La valvule du rectum est saillante de 0,003, et formée en entonnoir.

Dans la *dorée* (*zeus faber*), le canal intestinal

est court et sans renflement. Le rectum en est séparé par une valvule conique, comme dans les précédens ; il a un peu plus du cinquième de la longueur de l'intestin grêle. Le pylore est entouré d'un grand nombre de petits appendices, qui s'ouvrent par plusieurs orifices dans le commencement de la cavité intestinale, et dont les parois sont les mêmes que celles du commencement de l'intestin. La membrane interne a une foule de petits plis ramifiés comme des vaisseaux, qui sont moins prononcés à mesure qu'ils s'approchent du rectum.

Dans plusieurs *bandouillères* (*chœtodon*) la proportion du canal intestinal est plus grande que celle de tous les *thorachiques* que nous venons de nommer. Dans la *bandouillère en arc* (*chœtodon arcuatus*) ce canal a des parois minces, délicates, transparentes, dilatées aux endroits où elles contiennent des matières fécales, un peu plus consistantes dans le rectum, où elles sont boursouflées. Cet intestin n'a que la onzième partie de la longueur de l'intestin grêle. La membrane interne de celui-ci est plissée en zigzag. Il est entouré au commencement d'environ trente cœcums grêles et alongés. Il n'y en a que cinq dans le *zèbre* (*ch. zebra*) plus courts et plus larges. Les membranes du canal intestinal, dans cette espèce, sont également minces et transparentes. L'interne est aussi plissée en zigzag. Ces membranes s'épaississent à quelques centimètres de l'anus, où la surface de la cavité intestinale est hérissée d'aspérités.

Dans la *theuthie* (*theutis hepatus*) le canal intestinal est très-long. Il est entouré, à son origine, de quatre petits cœcums. A peu de distance de l'anus son diamètre augmente de plus du double, puis il diminue de nouveau avant de se terminer. Il n'y a point de valvule qui le divise en rectum et intestin grêle. Ses membranes sont minces et transparentes. L'interne est légèrement veloutée.

Cette membrane paroît lisse dans le canal intestinal du *sogo* (*holocentrus sogo*), dont les parois sont également minces et transparentes, et le diamètre plus grand dans la première moitié que dans la seconde. Ce canal est loin d'ailleurs d'avoir la longueur proportionnelle de celui des bandouillères.

Dans les *labres* et les *spares* la présence et le nombre des appendices pyloriques, la longueur du canal intestinal, sa division en gros et petit intestin, varient comme dans beaucoup d'autres genres. Cependant les cœcums sont généralement, lorsqu'ils existent, peu nombreux, le canal court dans les *labres*, plus long dans les *spares*, et le *rectum* marqué par son plus grand volume et par une valvule circulaire. Celui du *labrus melops* est si gros qu'il semble être un sac, dans lequel s'insère l'intestin grêle. Celui-ci fait deux circonvolutions avant de s'y unir. L'un et l'autre sont séparés par une valvule. Dans d'autres espèces cette valvule manque, mais la dilatation brusque que forme le canal, et l'apparence différente de sa membrane interne, à cet endroit, indiquent suffisamment les limites du rectum.

Dans le *sparus spinifer* les membranes de l'intestin sont minces, transparentes. L'interne est lisse, sans velouté ni rides. Il n'y a point d'appendices pyloriques. Ces appendices manquent aussi dans la *girelle* (*labrus julis*).

Dans la *saupe* (*sparus salpa*) le canal intestinal est très-long, et entouré à son origine de quatre appendices pyloriques.

f. *Les abdominaux*.

Dans les *cyprins*, dont la plupart des espèces se nourrissent, en grande partie, de substances végétales, le canal alimentaire ne présente cependant aucune dilatation ni valvule qui puisse retarder la marche des matières qu'il contient. Mais ses parois renferment dans leur épaisseur une couche glanduleuse assez épaisse, qui remplit sa cavité de mucosités abondantes. Ce canal fait plus ou moins de sinuosités, selon sa longueur, qui varie dans les différentes espèces. Dans la *carpe* et le *barbeau* il a trois circonvolutions et demie, tandis qu'on n'en compte qu'une et demie dans la *dobulo* et la *tancho*. Son diamètre diminue ordinairement depuis l'arrière-bouche jusqu'à l'anus, de sorte qu'il n'a, près de cette dernière ouverture, que la moitié de l'étendue qu'il présente vers la première. Ses parois, également plus épaisses dans le premier tour, le deviennent beaucoup moins en s'éloignant davantage de l'arrière-bouche. Sa membrane interne n'est pas semblable dans toutes les espèces. Le plus ordinairement elle est veloutée et plissée en zigzags. Mais dans la *carpe* cette membrane présente en petit, dans la première partie de l'intestin qui est près de l'arrière bouche et dans sa première courbure, la structure que nous avons décrite dans l'*esturgeon*. C'est un réseau de mailles très-fines qui forment les trois quarts de l'épaisseur des parois du canal. Ce réseau subsiste dans le reste de l'intestin, mais ses mailles deviennent plus fines et moins profondes à mesure qu'il s'approche de l'anus, près duquel cependant elles grossissent de nouveau.

Dans le *barbeau* la même membrane est finement veloutée dans toute son étendue, et plissée en zigzags longitudinaux. Le velouté est beaucoup plus épais dans son premier tiers, et les zigzags plus rapprochés vers la fin, où ils ont l'air de canelures, ayant des dents latérales qui s'engrenent alternativement.

Dans le *rotangle* cette membrane forme partout de jolis plis en zigzags transversaux, plus pressés, plus larges dans le commencement, plus grossiers et moins réguliers près de l'anus, où leur bord libre semble frangé.

Dans la *dobule* la membrane interne est partout veloutée, sans zigzag.

Dans la *tanche* les *zigzags* sont irréguliers, à bord libre frangé, plus longs dans le premier tiers du canal, plus courts dans le second tiers, plus transversaux dans la dernière portion. Ces plis en *zigzag* se voyent également dans le *cyprin du Nil* (*cyprinus Niloticus*).

Dans l'*orphie* (*esox belone*) le canal alimentaire n'a, comme dans les carpes, ni dilatation, ni appendices; mais il va droit de la bouche à l'anus sans former de sinuosité, et présente à-peu-près le même diamètre et la même structure dans toute son étendue. Ses parois sont transparentes, et sa surface interne paroît lisse, sans velouté sensible. Dans le *brochet*, dont l'estomac forme une partie bien distincte du canal alimentaire, l'intestin parcourt d'abord d'arrière en avant la cavité abdominale, puis se replie en arrière pour aboutir à l'anus, et conserve à-peu-près le même diamètre. Au commencement du dernier sixième de son étendue, il y a une valvule circulaire, qui indique de ce côté les limites du rectum. Ses parois sont épaisses. Sa surface interne est veloutée, hérissée de sinuosités, mais sans pli. Dans le *rectum* le velouté est fort long, et comme frangé.

Dans les *harengs* le canal intestinal est généralement fort court, d'un diamètre à-peu-près égal par-tout, à parois minces, délicates, transparentes. Il ne forme aucune sinuosité dans le *hareng* proprement dit et le *pilchard*. Il en a deux dans l'*anchois.* Dans celui-ci il est entouré de dix-huit appendices pyloriques longs et grêles. On en compte vingt-quatre dans le *hareng*, qui s'ouvrent dans l'instestin par douze orifices rangés sur une même ligne. Il y en a quatre-vingt dans l'*alose.*

Dans les *saumons* le canal intestinal est aussi fort court, et n'atteint pas la longueur du corps dans plusieurs espèces. Les appendices pyloriques varient beaucoup pour le nombre. Il n'y en a que six dans l'*éperlan*, tandis qu'on en compte jusqu'à cent cinquante dans la grande *marène* (*salmo marœna*). Dans le *saumon* il y en a environ soixante-dix, placés sur plusieurs rangs, d'un côté de l'intestin, depuis le pylore jusqu'à quelques centimètres plus loin. Le canal intestinal forme plusieurs circonvolutions dans cette espèce. Dans l'*éperlan* il n'a que quelques légères sinuosités, et va presque droit à l'anus. Le canal diminue un peu de diamètre dans le *saumon*, au-delà du lieu où sont les cœcums. Sa membrane interne est, à cet endroit, veloutée de longs filamens. La musculeuse est très-épaisse. Elle est peu marquée dans les *cœcums*, dont la surface interne est également veloutée. Le velouté continue jusqu'à l'anus, mais les filamens deviennent moins longs et plus rares à mesure qu'ils s'approchent de cette ouverture. Dans la dernière moitié de ce canal il y a, de distance en distance, de larges plis en travers, formant autant de valvules, qui sont d'autant moins larges et plus éloignées l'une de l'autre, qu'elles sont plus près de l'anus. Dans la *truite* le velouté n'est pas sensible, mais les plis en travers existent, et sont placés régulièrement de distance en distance.

Dans le *bichir* (*polypterus niloticus*) le canal intestinal va sans détour du pylore à l'anus. Sa structure ressemble beaucoup à celle du canal intestinal de l'esturgeon. Il a de même une valvule spirale, qui commence immédiatement au-delà du pylore, et forme huit tours de spire, qui se rapprochent en se prolongeant en arrière. Elle ne s'étend pas jusqu'à l'anus, et l'intervalle qu'elle laisse entre cette ouverture pourroit être pris pour le *rectum*, comme dans l'*esturgeon*. Entre la membrane musculeuse et l'interne il y a, au commencement du canal, une couche glanduleuse, qui double l'épaisseur des parois de l'intestin, jusqu'à la distance d'un décimètre, où elle n'est presque plus sensible. Dans cet espace la membrane interne forme un réseau, comme dans l'*esturgeon*, dont les mailles deviennent moins profondes en s'éloignant du pylore, et s'effacent presque entièrement au-delà de la glande. Ce ne sont plus que de fines ramifications après le premier tour de la valvule et sur celle-ci. Les parois du rectum sont très-minces. Sa membrane interne forme quelques rides légères dans le sens de la longueur.

Dans le *gros-yeux* (*anableps tetrophtalmus*)

le canal alimentaire forme, depuis la valvule du pylore jusqu'à l'anus, une circonvolution et demie. Il conserve à-peu-près le même diamètre dans cet espace. A quelques centimètres de l'anus il y a une valvule circulaire, qui indique le commencement du rectum, dont les parois sont plus épaisses, et dont la membrane interne est plissée longitudinalement. La surface de celle-ci présente, dans l'intestin grêle, un réseau semblable à celui que nous avons vu dans le commencement de l'estomac, mais à mailles beaucoup plus fines.

Dans les *mormyres* le canal intestinal est court, à parois médiocrement épaisses, à diamètre égal, sans valvule, lisse intérieurement. Dans le *mormyre herse* et le *mormyre à lèvre* il a deux appendices pyloriques longs et grêles.

Dans les *mulets* (*mugil*), le canal est long, formant plusieurs circonvolutions concentriques, à membranes très-minces, transparentes, ayant le même diamètre dans presque toute sa longueur. Il a six appendices pyloriques dans le *mulet* proprement dit (*mugil cephalus*). Nous n'en avons trouvé qu'un seul dans le *mugil albula*; la partie du canal dans laquelle il s'ouvre est renflée en vessie.

Dans les *silures*, le canal intestinal est long, faisant des circonvolutions irrégulières, à parois minces extrêmement dilatables par les excrémens. Dans le *silure bagre*, la première portion, qui passe

passe sous l'estomac de gauche à droite, est d'abord large et va en diminuant de grosseur; ensuite le canal intestinal conserve un diamètre semblable, jusqu'à environ la moitié de sa longueur. A cet endroit il grossit tout à coup, ses parois s'amincissent, et il y a une sorte d'insertion de l'extrémité de la première moitié, qui s'ouvre dans la seconde par un très-petit orifice bordé d'une valvule circulaire. Environ huit centimètres plus loin, ses parois s'épaississent et sa cavité se rétrécit, comme auparavant. Enfin, à huit centimètres de l'anus l'intestin grêle s'insère dans le rectum, qui est beaucoup plus gros et comme renflé à cet endroit. La valvule de cet intestin fait une saillie de plusieurs millimètres. Ses parois sont plus fortes, plus musculeuses; sa membrane interne y forme des plis longitudinaux. Il y en a de semblables vers la fin de l'intestin grêle; ils sont ramifiés plus près du pylore.

ARTICLE V.

De l'anus et de ses muscles.

LES animaux pourvus d'un canal alimentaire ont, comme nous l'avons vu, deux orifices aux extrémités de ce canal; l'un pour l'entrée des alimens, l'autre pour la sortie des excrémens. C'est à ce dernier, dont il va être question, qu'on a donné le nom d'*anus*.

A. *Position et rapports de l'anus.*

Dans tous les animaux vertébrés, quelques poissons exceptés, l'anus est placé à l'extrémité postérieure du tronc, immédiatement sous l'origine de la queue et dans une direction généralement opposée à celle de la bouche.

Celui de l'homme et de presque tous les autres mammifères ne donne issue qu'aux excrémens solides ; les urines, les liqueurs séminales, ou les fétus, s'échappent par d'autres ouvertures situées plus bas ou plus en avant. Nous parlerons en détail des relations de celles-ci avec l'anus, en traitant des organes de la génération. Qu'il nous suffise de savoir à présent que l'orifice du vagin est toujours très-rapproché de ce dernier, et que celui du prépuce en est assez souvent éloigné. Ce dernier paroît au-devant du bassin, dans les *quadrumanes*, la plupart des *carnassiers* et plusieurs *édentés*, les *pachydermes*, les *ruminans*, les *solipèdes*, les *mammifères amphibies*, les *cétacés*, tandis que dans la plupart des *rongeurs* et dans les *pédimanes*, le prépuce s'ouvre très-près de l'anus, en arrière du bassin. Ces différences en déterminent quelques autres dans la connexion des muscles de ces parties. La position et la direction de l'anus, telles que nous les avons indiquées plus haut, n'en présentent que de fort légères. Il est presque dirigé en haut dans quelques *singes*, le *mandril* par exemple, dont le bassin a son détroit postérieur ouvert à peu près dans la même direction. Le rectum se prolonge un peu, dans la *marmotte* et la plupart des autres espèces de la famille des rats, sous la queue et au-delà du bassin. Il s'ouvre dans l'*ichneumon* au centre d'une poche glanduleuse, que nous décrirons à l'article des sécrétions. Nous réservons, pour le même article, l'histoire des glandes ovales que l'on trouve de chaque côté du rectum dans un grand nombre de *carnassiers* et dans plusieurs *rongeurs*, et dont l'humeur passe ordinairement dans l'extrémité de cet intestin, un peu en-deçà de l'anus.

Dans l'*échidné* et l'*ornithorinque*, l'anus n'est plus simplement l'orifice du rectum et l'issue des excrémens solides. L'extrémité du rectum du dernier, une fois parvenue hors du bassin, se dilate en une poche ovale, dans laquelle viennent se rendre, par un seul orifice percé à la partie inférieure, l'urine et la semence du mâle ou les produits de la génération de la femelle. Cette poche a dans le premier, du même côté, mais plus près de l'anus, une seconde ouverture plus large que la précédente, par laquelle la verge débouche pour sortir ensuite par l'anus. Celui-ci sert donc d'issue aux excrémens solides, aux urines qui s'amassent dans la vessie, et sont amenées dans le cloaque par le canal de l'urètre, à la verge et à la semence dans le mâle, aux produits de la génération de la femelle, et donne entrée, dans celle-ci, à la semence et à la verge du mâle. La membrane interne du rectum se prolonge dans cette sorte de cloaque pour le tapisser : il est entouré par des muscles que nous décrirons bientôt.

L'anus des *oiseaux* est percé de même, à l'extrémité, d'une dilatation du rectum, suspendue sous les vertèbres du coccyx, et dans laquelle viennent s'aboucher les uretères, les oviductus dans la femelle, et les canaux déférens dans le mâle. La verge de celui-ci, lorsqu'il en est pourvu, s'y retire aussi dans quelques cas.

Le cloaque des *oiseaux* (car c'est ainsi que l'on appelle cette dilatation) ne diffère donc de celui que nous venons de décrire, qu'en ce qu'il sert de véritable réservoir aux urines et aux excrémens, qui s'y mélangent, tandis que les premières, amassées d'abord dans la vessie, ne sont versées que par intervalle dans le cloaque de l'*échidné* et de l'*ornithorinque*, et ne font que le traverser pour sortir par l'anus. Mais dans ce cas, comme dans l'autre, l'anus est la seule issue extérieure par où peuvent entrer ou sortir toutes les parties que nous avons indiquées plus haut.

Tous les *oiseaux* ont un semblable cloaque. Celui de l'*autruche* cependant présente quelques particularités qui méritent d'être décrites. Il forme une très-grande poche de figure ovale. Le rectum, un peu dilaté dans sa dernière portion et à parois plus épaisses que dans le reste de son étendue, se rétrécit beaucoup avant d'y déboucher par un petit orifice, autour duquel la membrane interne de cette cavité est plissée et redoublée en valvule. L'ouverture extérieure du cloaque, opposée à la première, donne sur la base de la verge qui est fixée un peu plus en arrière, et se replie contre elle, dans l'état de repos, de manière à la boucher entièrement. Par cette disposition, les matières fécales ne passent du rectum dans le cloaque qu'au gré de l'animal; et les urines amassées continuellement dans ce dernier, qui leur sert exclusivement de réservoir, n'en sont de même expulsées que lorsque l'animal fait effort pour cela, et débouche l'anus interne en déployant sa verge en dehors. L'anus proprement dit, ou l'anus externe, est une large ouverture qui répond non-seulement à la première, mais encore à celle d'un sac placé entre le cloaque et le sacrum, et dans lequel se replie une partie de la verge.

Les *reptiles* ont un cloaque semblable à celui de l'échidné, c'est-à-dire, que l'extrémité du rectum offre une dilatation plus ou moins marquée, dans laquelle se rendent les liqueurs ou les produits de la génération, les urines qui se sont amassées dans la vessie, et les excrémens solides. Toutes ces parties sortent par l'anus. Cette dernière ouverture est placée, dans les *crapauds* et les *grenouilles*, à l'extrémité du dos, et par conséquent en dessus de l'animal; disposition singulière qui tient à celle du bassin, dont le second détroit regarde en haut. L'anus des *tortues* est quelquefois sous l'extrémité de la queue, le long de laquelle le rectum se prolonge. Dans les *batraciens* et les *chéloniens*, cette ouverture est ovale ou arrondie; dans la plupart des *sauriens* et des *ophidiens*, elle forme une fente transversale, placée sous l'origine de la queue.

La position de l'anus, dans les *poissons*, varie avec celle des nageoires ventrales. Elle est généralement bien indiquée par la nageoire dite *anale*, au-devant de laquelle cet orifice est toujours percé. Il n'y a que les *raies* et les *squales* dans lesquels il donne issue aux excrémens solides et liquides, et où il y ait par conséquent une sorte de cloaque où viennent aboutir les œufs ou la laite, les urines et les excrémens solides. Dans les autres poissons, il n'y a que ces derniers qui sortent par l'anus, tandis que les urines, les œufs et la laite ont une issue distincte de celle-là, et placée immédiatement après elle.

B. *Des muscles de l'anus.*

Ces muscles sont, dans l'*homme*, 1°. un *sphincter* cutané, dont les fibres elliptiques, placées immédiatement sous la peau, entourent l'anus de chaque côté, et se réunissent en pointe en arrière et en avant; il s'unit de ce côté au bulbo-caverneux et au transverse du périnée, ou au constricteur de la vulve dans la femelle, et tient, en arrière, aux dernières vertèbres du coccyx. Il fronce, en se contractant, les bords de l'anus, et ferme cette ouverture, aidé par un second anneau charnu, plus intérieur et plus profond, que quelques anatomistes distinguent du premier, sous le nom de *sphincter interne.*

2°. Deux *releveurs de l'anus;* muscles pairs, larges et minces, qui viennent de l'intérieur du bassin, où ils sont fixés par une aponévrose, depuis la symphise du pubis jusqu'à l'épine de l'ischion, et dont les fibres charnues descendent obliquement, d'avant en arrière, contournent le rectum, l'embrassent et s'y perdent en partie, en dessus du sphincter de l'anus. Une autre partie, les postérieures, viennent se fixer aux côtés du coccyx, et quelques-unes des plus antérieures s'arrêtent sur le col de la vessie et sur la prostate. Dans la femme, une bonne partie de ces fibres s'attache aux côtés du vagin. Ce muscle comprime l'extrémité du rectum, en la tirant obliquement en haut et en avant, et sert ainsi à l'expulsion des matières fécales. Il soulève, en général, et soutient les parties qu'il embrasse.

3°. Deux *transverses du périnée*, fixés au périnée au-devant de l'anus, et y ayant des connexions entre eux et avec le sphincter, le releveur et le bulbo-caverneux; ils transversent cette partie de dedans en dehors, et s'insèrent par leur autre extrémité, à la branche ascendante de l'*ischion.* Dans la femme, ils se joignent au constricteur de la vulve; ils aident un peu à l'expulsion des matières fécales, en comprimant légèrement l'anus d'avant en arrière, lorsqu'ils agissent de concert.

Les muscles de l'anus sont assez variables dans les *mammifères;* ce qui dépend des variétés qui existent chez ces animaux, dans la position des organes de la génération. Nous ne ferons qu'indiquer les principales, parce que nous serons obligés d'y revenir en traitant de ces derniers organes. Le *sphincter* et les *releveurs* sont ceux des muscles que nous venons d'indiquer, qui s'y retrouvent le plus communément. Le *transverse du périnée* paroît manquer dans la plupart des cas.

Le *sphincter de l'anus*, de l'*ichneumon*, recouvre en même temps la poche au milieu de laquelle cet orifice est percé, et sert à la fermer. Dans la *civette*, il envoie des fibres à la poche, qui est plus bas que l'anus, et il en reçoit du *bulbo-caverneux.*

Dans le *lapin*, le muscle qui sert de *sphincter*, a une disposition particulière qui le rend commun au rectum, au canal de l'uréthre et aux parties de la génération. Nous le décrirons avec les muscles de celles-ci. Celui de l'*écureuil* n'est, pour ainsi dire, qu'un demi-anneau, formé par des fibres du bulbo-caverneux, qui passent d'avant en arrière autour du rectum, et ramènent le bord postérieur de l'anus d'arrière en avant. On retrouve une disposition analogue dans le *lérot;* mais l'analogue du *sphincter* est bien distinct de ces muscles, dans la plupart des autres espèces de la famille des *rats*, dont le rectum s'étend sous la queue, jusqu'à quelque distance du bassin. La partie de cet intestin, prolongée sous la queue, dans le *rat d'eau*, est embrassée par un large muscle, dont les fibres transversales descendent de chaque côté des premières vertèbres coccygiennes, passent sous le rectum et le compriment de bas en haut; elles servent puissamment à en expulser les matières fécales. Outre ce muscle, quelques fibres de même nature entourent le bord de l'anus et répondent au sphincter interne. Les mêmes fibres se retrouvent dans le *surmulot* et le *rat vulgaire*, dans lesquels l'analogue du premier est assez différent. C'est un large muscle dont les attaches sont de chaque côté aux angles du bulbe et au bassin, et dont les fibres se glissent entre la queue et le rectum, et compriment cette partie de haut en bas, en sens opposé de ce que nous venons de dire dans le rat; mais il est clair que l'effet pour l'expulsion des matières fécales en est le même.

Dans le *phascolome* et les autres *animaux à bourse*, chez lesquels le prépuce ou la vulve s'ouvrent immédiatement en avant de l'anus, le *sphincter cutané* embrasse et ferme à la fois les deux ouvertures.

Les *cétacés* n'ont d'autre muscle qu'un sphincter.

Dans l'*échidné*, le cloaque est maintenu dans sa position par deux bandes musculeuses assez étroites, qui descendent du coccyx sur ses côtés, et viennent s'unir par des fibres tendineuses à sa partie inférieure. Un autre muscle, dont l'aponévrose couvre la même partie, et dont les fibres charnues partent de chaque côté, pour faire le tour de cette partie, sert, avec les premiers, à en contracter la cavité et à en expulser les corps qu'elle renferme.

Dans l'*ornithorinque*, ce n'est pas tout-à-fait la même chose. L'analogue du *suspenseur du cloaque* est simplement une languette qui se sépare du *caudo-tibien*, et se fixe à la peau qui recouvre ce réservoir en dessous. Le même *caudo-tibien* fixé d'un côté au tibia, et de l'autre aux premières vertèbres du coccyx, fournit la plus grande partie des fibres qui recouvrent le cloaque en travers. Il suit de cette disposition, que celui-ci doit être comprimé toutes les fois que la queue ou la jambe sont mises en mouvement. Les fibres transversales du cloaque sont recouvertes elles-mêmes par un muscle fort mince, qui vient de l'arcade du pubis et se porte jusqu'à l'anus. En ramenant cet orifice vers le bassin, il doit resserrer en même temps le cloaque dans ce sens, et aider le muscle transverse à en expulser tout ce qu'il contient.

Les muscles du cloaque des *oiseaux*, que nous devons ranger ici parmi ceux qui appartiennent à l'anus, ne sont pas non plus uniformes dans tous. L'*autruche* et le *casoar* les ont assez compliqués, tandis que la plupart des autres oiseaux n'ont qu'un sphincter pour resserrer l'anus, et des languettes qui se séparent de l'*ischio-coccygien*, et se fixent sur les côtés du cloaque, qu'ils tiraillent d'arrière en avant. Au reste, les *abaisseurs* du coccyx qui descendent en s'avançant jusqu'au pubis, en comprimant la partie la plus reculée du rectum, doivent servir puissamment à l'expulsion des matières fécales.

Les parois du cloaque de l'*autruche* sont entièrement enveloppées de faisceaux musculeux, qui suivent plus ou moins obliquement le sens de la longueur. Ils sont renforcés par plusieurs muscles, dont les fibres s'épanouissent sur celles-ci : l'un impair s'attache en arrière sous les vertèbres du coccyx, et se porte en avant à la partie supérieure et moyenne du cloaque ; ces fibres se prolongent même jusqu'au rectum. Il est épais et fort, et sert à suspendre le cloaque, à le ramener d'avant en arrière et à le resserrer dans ce sens. Le cloaque est encore comprimé de bas en haut dans sa partie la plus postérieure par un muscle pair, qui s'attache aux apophyses transverses des vertèbres du coccyx, et dont les fibres descendent obliquement en avant et en arrière sur les côtés du cloaque, et s'y dispersent. Ce muscle paroît destiné particulièrement à en faire sortir la verge du mâle.

Il y a l'analogue du releveur de l'anus des mammifères, qui vient de l'intérieur du bassin, et dont l'aponévrose soutient la portion du cloaque qui est dans l'échancrure du pubis, tandis que ses fibres charnues partent des ischions pour envelopper les parois de ce réservoir. Il les soulève en les comprimant de bas en haut, et d'avant en arrière. Enfin, l'anus externe est entouré par un cercle épais et fort de fibres musculaires, qui reçoit en haut et sur les côtés beaucoup de fibres attachées au coccyx.

Le même muscle dans le *casoar* forme un anneau beaucoup plus large, mais moins épais, qui enveloppe une bonne partie du cloaque. Il a des connexions avec plusieurs autres muscles qui appartiennent à ce réservoir, et servent à le suspendre ou à le tirailler en différens sens.

Un d'eux, fixé au coccyx, à l'intérieur des muscles de la cuisse, descend en arrière sur les côtés du cloaque, et se partage en deux portions, dont la postérieure croise les fibres du sphincter et se confond avec elles, et l'antérieure se porte parallèlement à ce muscle, à la rencontre de celle du côté opposé. Elle est précédée d'un autre muscle, qui a la même direction que le précédent, recouvre et croise, comme lui, l'*ischio-coccygien*, mais s'attache plus en avant au sacrum. Il y en a un troisième plus étroit, plus foible que les précédens, qui se glisse sous eux, de l'avant-dernière vertèbre de la queue, et dont les fibres se perdent sur les côtés du cloaque. Les trois muscles resserrent cette cavité en tirant ses parois de bas en haut et d'arrière en avant. Elles sont tiraillées dans ce dernier sens, mais en même temps de haut en bas, par un quatrième muscle, qui remonte de l'aponévrose du bas ventre et se glisse entre le sphincter et le cloaque, sur les côtés duquel ses fibres se perdent, en se confondant avec celles du sphincter.

Les muscles de l'anus présentent dans les *reptiles* des différences essentielles, suivant que l'anus n'est qu'une fente transversale, ou forme un anneau complet. Dans le premier cas, cet orifice a deux lèvres, dont l'une se meut contre l'autre et ferme l'ouverture à la manière d'un couvercle à charnière. Ce jeu est exécuté par plusieurs muscles très-distincts et très-remarquables dans l'*iguane ordinaire*. C'est dans cet animal la lèvre postérieure qui est mobile. Elle est bordée par un anneau musculeux, sur lequel la peau se redouble, et dont les extrémités vont s'attacher dans l'angle que fait la cuisse avec la queue. Il applique cette lèvre contre l'antérieure et ferme l'anus. Quatre autres muscles rendent cette ouverture béante en ramenant la même lèvre en arrière. Ils sont fixés à ses angles; les deux internes se rapprochent l'un de l'autre à mesure qu'ils se portent en arrière, deviennent contigus, et s'attachent d'autre part sous la ligne moyenne de la queue. Les deux externes remontent obliquement sur les côtés de la queue, et s'étendent plus loin que les premiers. Enfin, il y a un dernier muscle qui n'appartient pas proprement au cloaque, mais qui doit beaucoup contribuer à en faire sortir ce qu'il contient. Ce muscle a son bord antérieur fixé à l'arcade du pubis; ses fibres vont en travers (depuis une apophyse qui se prolonge de la symphise de cet endroit jusqu'à l'anus), et se changent sur les côtés du cloaque en un tendon très-fort qui s'unit aux adducteurs de la cuisse. Les deux muscles embrassent ainsi l'extrémité du rectum et le cloaque, qu'ils doivent fortement presser de bas en haut; ce sont d'ailleurs de véritables adducteurs de la cuisse. Ils envoient dans le *lézard vert* une languette qui remonte sur les côtés du cloaque, et doit le tirailler en sens contraire, c'est-à-dire, de haut en bas.

Deux petits muscles, qui vont du pli de la cuisse vers la commissure du cloaque, servent à l'ouvrir. Ces animaux ont d'ailleurs un releveur de l'anus analogue à celui des mammifères.

Les *batraciens* n'ont qu'un sphincter, dont le bord antérieur se joint au coccyx.

Les *chéloniens* ont l'analogue de ce dernier muscle extrêmement large, lorsque l'ouverture de l'anus est placée sous l'extrémité de la queue. Il s'étend du bassin à cette ouverture, et ses fibres remontent en travers sur les côtés du cloaque et se fixent à la queue.

Dans les *poissons*, les muscles de l'anus paroissent se réduire à un seul sphincter, qui ferme cette ouverture.

Fin du troisième volume.

BIBLIOTHÈQUE ROYALE

ERRATA.

PAGE 12, ligne 1, gnathoptères; *lisez :* gnathaptères.
Pag. *id.*, l. 7, Ce sont les oursins et les astéries; *lisez :* Ce sont les oursins;
Pag. 19, l. 13, l'échidna; *lisez :* l'échidné.
Pag. *id.*, l. 28, ascendante; *lisez :* descendante.
Pag. 20, l. 28, formé; *lisez :* fermé.
Pag. 24, l. 2, à laquelle se fixe le digastrique; *lisez :* à laquelle se fixe quelquefois le digastrique, mais plus souvent une portion du zygomato-maxillaire.
Pag. 30, l. 7, nous le verrons dans; *lisez :* nous le verrons, dans.
Pag. 32, l. 5, désigné; *lisez :* désignée.
Pag. *id.*, l. 16, mâchore; *lisez :* mâchoire.
Pag. 33, l. 4, sur; *lisez :* sous.
Pag. 40, l. 26 et 27, d'enfoncement; *lisez :* d'enfoncemens.
Pag. 41, l. 12, d'apophyse; *lisez :* d'arcade.
Pag. *id.*, l. 17, prononcés; *lisez :* plus prononcés.
Pag. 43, l. 23, facette; *lisez :* face.
Pag. 58, l. 2, se recontrent; *lisez :* se rencontrent.
Pag. *id.*, l. 17, mais s'attache à l'apophyse; *lisez :* mais s'attache, dans la plupart, au bord inférieur de la mâchoire, immédiatement au-delà du masséter. Dans le *phoque* il se fixe à l'apophyse.
Pag. 61, *titre*, *Mâchoirees; lisez : Mâchoires.*
Pag. *id.*, l. 16, maxillaire; *lisez :* mandibulaire.
Pag. 62, l. 4, postérieur; *lisez :* antérieur.
Pag. 63, après la ligne 18; mettez en titre : b. *Arcades palatines.*
Pag. 66, au-dessus de la première ligne, mettez en titre : c. *Arcades zygomatiques.*
Pag. *id.*, après la ligne 5, mettez en titre : d. *Os omoïdes.*
Pag. *id.*, après la ligne 27, mettez en titre : e. *Os quarrés.*
Pag. 68, l. 27, 2°. *Des muscles; lisez :* II. *Des muscles.*
Pag. 76, l. 27, présente; *lisez :* représente.
Pag. 77, au-dessus de l'avant dernière ligne, mettez en titre : A. *Dans les quadrupèdes ovipares.*

Pag. 80, au-dessus de l'avant-dernière ligne, mettez en titre : B. *Dans les serpens.*

Pag. 81, lig. 2 et 3, par cette seule disposition ; *lisez :* en même temps.

Pag. 103, l. 1, dans la ; *lisez :* dans ou sur la.

Pag. 108, l. 26, comme les autres ; *lisez :* comme aux autres.

Pag. 145, case des molaires supérieures dans les chauve-souris. Museau ; *lisez : murinus.*

Pag. 150, première case, hamsler ; *lisez :* hamster.

Pag. 167, l. 25, de *Montmartre ; lisez :* de *Montmartre* ou *palæotherium.*

Pag. 169, l. 1, marqué ; *lisez :* marquées.

Pag. 191, l. 9, *auxtus ; lisez : auratus.*

Pag. 197, l. 18, pareils ; *lisez :* pareil.

Pag. 207, A. *Dans les mammifères ; lisez :* A. *Dans l'homme.*

Pag. 301, l. 14, les *gnathoptères ; lisez :* les *gnathaptères.*

Pag. 369, A. *De l'homme ; lisez : Dans l'homme.*

Pag. 371, l. 8, masqués ; *lisez :* marqués.

Pag. 374, l. 8, le singe (*hasna drias*) ; *lisez :* le *babouin à museau de chien*, Buff. (*s. hamadryas*, L.).

Pag. 376, l. 6, l'*erinaceus setosus ; lisez :* le tendrac (*erinaceus setosus*).

Pag. 393, l. 6, Le premier de ces estomacs, est très-vaste, appelé la *panse*, l'*herbier* ou la *double ; lisez :* Le premier de ces estomacs, appelé la *panse*, l'*herbier* ou la *double*, est très-vaste.

Pag. 401, Art. IV ; *lisez :* Art. V.

Pag. 409, l. 7 et 8, renferme la plupart des glandes dans l'épaisseur de ses parois ; *lisez :* renferme dans l'épaisseur de ses parois la plupart des glandes.

Pag. 447, l. 14, portion ; *lisez :* proportion.

Pag. 470, l. 2, la division ; *lisez :* sa division.

Pag. 473, l. 28, *zingal ; lisez : zingel.*

www.ingramcontent.com/pod-product-compliance
Ingram Content Group UK Ltd.
Pitfield, Milton Keynes, MK11 3LW, UK
UKHW020149250726
13967UKWH00002B/956

9 782012 986596